진통이 시작되던 날 아내와 나는 손을 맞잡고 함께 호흡했다. 마치 내가 진통하는 듯 내 배도 함께 아프고, 출산의 기쁨도 함께 느낄 수 있었다. 그러면서 나는 아내가 존경스럽고 더 사랑스러워졌다. 열 달 동안 출산 준비를 함께 해서 새 가족을 맞이한 그 감동과 환희의 순간을 나는 잊을 수 없다. 그 감동은 우리 가족의 삶까지 변화시켰다. 경험해 보지 않으면 알 수 없는 그 감동과 기쁨을, 다른 예비 아빠들도 '출산 동반자'가 되어 느껴보시길 적극 권한다.

—주영훈(가수)

우리는 종종 "첫 단추를 잘 끼워야 한다"고 말한다. 나에게 자연주의 출산은 행복한 육아의 첫 단추였다. 두 아이 모두 내 손으로 받을 때의 그 감격이란…… 그저 눈물이 뚝뚝 흘렀다. 처음엔 아내의 권유로 출산 동반자 교육을 받았지만, 결국은 인생에 대한 내 가치관마저 바뀌었다. 부부가 함께 출산을 준비하고 평화로운 출산을 공유함으로써 부모라는 이름의 첫 단추를 바르게 끼우도록 도와줄 멋진 책이다.

—정상훈(배우)

여행을 떠나기 전, 즐거운 시간을 상상하며 필요한 것들을 조목조목 함께 준비했을 때 그 여행이 더욱 소중한 추억이 되듯, 우리 부부에게 자연주의 출산은, 계획부터 준비물 챙기는 일까지 모든 과정을 함께한 뒤 떠난 여행과도 같았다. 이 책을 읽은 부부라면, 출산은 물론 출산 후의 모든 순간까지도 함께하고 싶어질 것이다.

—박광현(배우)

육아에 지치고 힘들 때면 내 아이들을 만나기 위해 자연주의 출산을 공부하던 때의 설레던 마음을 곱씹곤 한다. 아내와 함께 준비한 자연주의 출산은 내 삶에서 가장 값지고 경이로운 기억이다. 좋은 아빠 좋은 남편이 되는 데 무엇보다 강한 원동력이 되어주고 있기 때문이다. 엄마 혼자만의 외로운 출산이 아니라 온 가족이 함께 이루어낸 행복한 출산, 말로 설명할 수 없는 이 멋진 경험을 다른 분들도 맛보길 진심으로 바란다.

—박은태(뮤지컬 배우)

내게 가장 행복했던 순간을 물을 때마다 난 주저 없이 자연주의 출산을 통해 내 아이를 만난 때라고 말한다. 그 얼마나 경이롭고 황홀한 순간이던지…… 그 순간을 남편과 함께할 수 있었던 건 크나큰 축복이었다. 지금도 남편은 출산 이야기가 나올 때마다 마치 본인이 출산한 것마냥 목소리를 한껏 높인다. 그건 남편 역시 그 경이로운 순간에 적극적으로 동참했다는 자긍심 때문일 것이다. 자연주의 출산은, 내 아이가 세상에 나오는 모습만이 아닌 나 자신이 새롭게 태어나는 모습을 보게 되는 값진 경험이다. 형언할 수 없을 만큼의 아름답고 숭고한 경험 말이다.

—김효진(개그맨)

자연주의 출산은 내 생애 최고의 선택이었다. 자연주의 출산에서는 부부간의 노력, 서로를 향한 격려가 필수인데, 출산 과정을 통해 우리 부부는 남자 여자에서 아빠 엄마로도 태어났지만, 더 깊은 애정을 지닌 동지로도 다시 태어난 기분이다. 이 책을 통해 실질적인 도움을 받으며 사랑 깊어진 남녀로, 또 부모로 태어나는 기쁨의 날을 꿈꿔보시길 진심으로 바란다.

—이윤지(배우)

평화로운 출산뿐 아니라 모유 수유까지 생각하는 산모라면 남편과 함께 읽기를 권한다. 성공적 '완모'에 가장 필요한 건 남편의 정서적 지원과 격려이기 때문이다. 남편이 '출산 동반자'로 출산의 전 과정을 함께했다면, 그는 이미 모유 수유를 도울 준비를 갖춘 것이다.

—김혜숙(국제 모유 수유 전문가)

조산사로서 5년간 3천여 건의 자연주의 출산 현장을 지켜오면서 가장 크게 깨달은 건 "출산은 질병이 아니고, 의료적 중재가 필요한 산모도 그리 많지 않다"는 점이다. 오히려 산모의 감정 상태나 정서, 환경 조건, 가족과 남편의 역할이 컸다. 산모와 출산 동반자들을 상담하고 교육하면서 가장 시급하다 여긴 것이 잘 정리된 교재였다. 적절한 때에 아주 자세하고 친절한 가이드북이 나와 얼마나 기쁜지 모른다. 산모뿐 아니라 출산에 함께하는 의사, 간호사, 조산사, 남편, 가족, 둘라 들에게 정말 큰 도움을 줄 것이다.

—박지미(메디플라워 산부인과/자연출산센터 수석 조산사 겸 간호부장)

놀라운 책이다. 지금까지 많은 출산 현장에서 아빠의 역할에는 별 관심이 없었는데, 이 책에는 아빠가 되기 위해 할 수 있는 일들이 얼마나 많고 또 중요한지, 그런 일들이 산모에게 얼마나 큰 도움이 되는지 잘 나와 있다. 이 책을 읽으면 누구나 출산 동반자가 될 수 있다. 산모와 아기를 위해 좋은 병원과 유명한 의사를 찾기에 앞서 먼저 이 책을 읽어보길 강력히 권한다.

—김희경(메디플라워 산부인과/자연출산센터 전속 수석 둘라)

자연스러운 탄생을 위한
출산 동반자 가이드

자연주의 출산을
생각하는
산모와 동반자가
알아야 할 모든 것

자연스러운 탄생을 위한 출산 동반자 가이드

2016년 3월 10일 초판 1쇄 발행. 2022년 1월 5일 초판 4쇄 발행. 페니 심킨이 쓰고, 정환욱이 옮겼습니다. 도서출판 샨티에서 이홍용과 박정은이 기획하여 펴냅니다. 유윤희가 편집을, 전혜진이 디자인을 하였습니다. 인쇄 및 제본은 상지사에서 하였습니다. 출판사 등록일 및 등록번호는 2003. 2. 11. 제25100-2017-000092호이고, 주소는 03421 서울시 은평구 은평로3길 34-2, 전화는 (02) 3143-6360, 팩스는 (02) 6455-6367, 이메일은 shantibooks@naver.com입니다. 이 책의 ISBN은 978-89-91075-02-3 03510이고, 정가는 22,000원입니다.

이 도서의 국립중앙도서관 출판시도서목록(CIP)은 e-CIP홈페이지(http://www.nl.go.kr/ecip)와 국가자료공동목록시스템(http://www.nl.go.kr/kolisnet)에서 이용하실 수 있습니다.(CIP제어번호: CIP2016005415)

자연스러운 탄생을 위한

출산 동반자 가이드

The Birth Partner

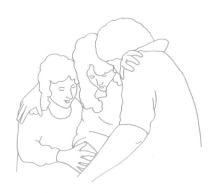

페니 심킨 지음 | 정환욱 옮김

【샨티】

나는 이 책을 이 땅의 모든 예비 아빠 엄마에게 바칩니다.
수백 명의 산모와 그들의 배우자에게 바칩니다.
그분들은 출산하는 동안 내게 그들을 도울 특권을 허락해 주었습니다.
제가 그분들을 가르쳤다기보다,
오히려 그분들에게서 많은 것을 배웠습니다.
여덟 명의 내 손자들에게 이 책을 바칩니다.
할머니로 그들의 출산에 직접 참여할 수 있었다는 게
뿌듯하고 가슴 벅찹니다.
어른이 된 네 명의 내 아이들에게 바칩니다.
그들 덕분에 자랑스러운 엄마로 살아올 수 있었습니다.
며느리와 사위 들에게 바칩니다.
그들로 인해 내 삶이 더욱 풍성해졌습니다.
마지막으로 남편 피터에게 이 책을 바칩니다.
아이들의 아빠와 사랑하는 남편으로
지난 50여 년간 나와 함께해 주어서 고맙습니다.

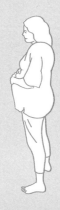

이 책의 서문을 세 번째로 쓰게 된 감회가 남다르다. 이 책은 1989년에 처음 출간되었다.[1] 그때는 출산이 여성들에게, 그리고 그들 곁에서 출산을 돕는 출산 동반자에게 어떤 의미가 있는지 알게 된 직후였다. 내가 확실히 아는 사실 하나는 여성의 출산 경험이 아기와 가족(배우자를 포함하여)뿐만 아니라 여성 스스로의 자존감과 자부심에 큰 영향을 미친다는 것이다. 이것은 1989년 당시나 지금, 또 앞으로 수 세대(수천 년)를 지난 뒤에도 마찬가지일 것이다.

또 하나 알고 있는 중요한 사실은, 출산시에는 임신부의 육체적인 문제만큼이나 정서적인 부분도 민감하게 다루어져야 한다는 것이다. 의료적 조치에 기울이는 관심에 비해 임신부의 정서적 건강이나 배우자와의 관계, 그리고 부모가 되기 위한 준비는 그다지 중요하게 여기지 않는 게 현실이다. 진통 과정이 순조롭지 않으면 쉽게 의료적 중재가 이루어지고, 그 과정에서 임신부와 가족의 정서적인 측면은 간과되거나 무시되기 일쑤다. 의료 수준이 높아질수록 임신부를 향한 배려와 존중, 보살

---

1 이 책의 원서는 3차 개정판으로, 저자는 출산 동반자인 남편의 역할과 또 다른 전문 출산 동반자인 둘라의 역할을 더욱 강조했고, 내용 이해를 위해 그림을 더 첨가했다고 밝히고 있다.—옮긴이.

핌은 줄어들고 있다.

1980년대 후반, 나는 '출산 경험에 대한 여성들의 장기 기억'을 주제로 연구하면서 진통중에 받는 정서적인 관심이 얼마나 중요한지 알게 되었다. 연구 대상은 1968~1974년 사이에 내 강의를 들은 출산 교실 수강생 중 일부였다. 그들은 출산 직후 내게 편지를 보내 자신의 출산 경험에 대해 이야기했다. 나는 15~20년이 지난 시점에 그들에게 다시 연락을 해서 두 가지를 부탁했다. 하나는 기억나는 대로 자신의 출산 이야기를 다시 써달라는 것이고, 또 하나는 당시를 되짚어보고 자신의 출산 경험 만족도에 등급을 매겨달라는 것이었다.

두 가지 요청에 대한 답변을 보고 나는 놀라지 않을 수 없었다. 15~20년이라는 세월이 지났음에도 그들은 매우 정확하고 일관되게 진통의 순간을 기억하고 있었다. 면담 결과는 더 놀라웠다. 그들은 당시 무슨 일이 있었고, 무슨 말이 오갔는지 매우 구체적인 것까지 생생하게 기억해 냈다. 많은 사람들이 의료진이 했던 말까지 그대로 인용할 정도였다! 일부는 기억을 떠올리면서 눈물을 보이기도 했다. 자신들이 받은 친절과 사랑에 감사해서, 또는 무신경하고 불친절한 대접을 받은 것에 분노해서 흘리는 눈물이었다.

출산 경험 만족도의 경우, 전문가로부터 좋은 대우를 받았다고 느낀 이들에게서 가장 좋은 결과가 나왔다. 진통이 길고 난산인 경우도 마찬가지였다. 또한 만족도와 성취감은 비례하는 것으로 나타났다. 그들은 자신의 출산 경험이 자존감 형성에 좋은 역할을 했다고 생각하고 있었다. 그 반면에 만족도가 낮은 여성들은 그러한 긍정적 감정을 느끼지 못했다.

당시만 해도 남편이 출산실에 들어오는 일이 드물었고, 출산 강의를 듣는 남편 또한 거의 없었다. 남편들은 허락되는 범위 안에서만 주어진 역할을 감당하려고 노력할 뿐, 대개 출산 현장에는 함께하지 못했다.

아내들은 남편에 대해서도 매우 생생하게 기억했다.

"남편 덕분에 진통을 잘 이겨낼 수 있었어요."

"그때가 우리 부부의 삶에서 최고의 순간 중 하나였어요."

"남편은 내가 생각했던 것보다 더 끈기 있고 신중했어요."

"남편은 나의 코치이자 경쟁자였죠. 출산은 그에게도 큰일이었어요."

"남편은 내가 아파하는 것을 차마 보지 못했어요."

"그는 내게 진통이 오는 걸 금방 알아차렸지요."

"남편은 계속 내 옆에 있었어요."

"그는 두려워하면서도 나와 함께 있고 싶어 했어요."

"그때 나는 아무도 믿을 수 없었어요. 오직 남편만이 내게 힘이 되었어요."

이 연구에서 나는, 여성들은 자기 삶에서 가장 의미 있는 순간인 출산의 경험을 공감해 줄 아주 가까운 누군가를 필요로 하고 그 사람을 감사히 여긴다는 것을 알았다. 또한 진통중에 주위 사람들로부터 전문적인 도움과 정서적인 지지를 받은 임신부는 출산을 통해 만족감과 성취감을 얻지만, 그렇지 않은 경우 출산은 실망과 슬픔, 분노로 기억된다는 것도 알았다. 그러나 오늘날의 산부인과 의료진들은 진통과 출산을 하는 임신부에게 지속적으로 정서적·신체적 위로를 해주기엔 너무 바쁘다.

이 연구에서 얻은 결과는 내가 둘라Doula(전문 출산 동반자)로서 함께한 수백 건의 출산을 통해서, 그리고 출산 교실에서 가르친 수천 명의 여성들과 그 동반자들의 경험을 통해서 거듭거듭 확인되었다. 그것이 이 책을 처음 펴낸 동기였다. 나는 출산을 돕는 사람들이 자신의 역할에 대해 더욱 많은 지식과 자신감을 갖고 임신부를 지지할 수 있도록 돕고 싶었다. 그렇게 하면 여성들은 그 동반자에게 평생 감사할 것이다. 그래서 나는 둘라를 훈련시키기로 결정하고 다른 훌륭한 후원자들과 함께 출산지원협회Pacific Association for Labor Support와 북미둘라협회Doulas of North America(현재는 DONA International로 개칭)를 창립하였다.

임신부는 출산 과정에서 여러 명의 의사와 조산사, 간호사를 만난다. 의사 한 명이 여러 명의 임신부를 담당하며, 임신부는 순환 근무로 인해 매번 바뀌는 의료진에 적응을 해야 하는 어려움이 있다.

그렇기에 만족스러운 출산을 경험하고 싶다면 사랑하는 사람들과 출산 전문가들로 구성된, 오직 자신만을 위해 꾸려진 팀의 지원과 돌봄을 받아야 한다.

북미에서는 소수의 임신부들이 병원이 아닌 가정이나 출산 센터에서 아기를 낳는다. 왜 그런 선택을 하는 걸까? 병원에서 기대하기 어려운 서비스를 이곳에서 받을 수 있기 때문이다. 임신부들은 자신을 잘 아는 이들에게 집중적인 도움을 받으며, 과학 기술에 지나치게 의존하지 않고 압박감도 덜한 친숙한 환경에서 진통을 하게 된다. 그의 곁에는 고비를 만날 때마다 끊임없이 자신을 지지해 주는 동반자들이 있다.

나는 여러분이 이 책을 통해 출산 동반자로서의 자신감과 즐거움을 발견하기를 원한다. 출산은 한 여자가 엄마가 되는, 삶의 여정 가운데 가장 행복한 순간이다. 이 의미 있는 여행길을 함께할 수 있다는 것은 얼마나 감사한 일인가?

우리나라에 자연주의 출산을 소개하고 알리기 시작한 지 만 5년, 역자가 이 책을 처음 접한 것도 그 무렵입니다. 당시만 해도 '분만'이라는 의료 현장에 의료진이나 보호자가 아닌 제삼자가 함께 들어가 있기란 매우 어려운 일이었습니다. 자연주의 출산을 경험한 산모들의 이야기가 여러 커뮤니티를 통해 소개되면서 자연주의 출산이 조금씩 자리를 잡아가고 있습니다. 놀랍도록 감사한 것은 자연주의 출산 방법을 배우고 싶어 하는 산부인과 의사와 조산사, 그리고 둘라가 날로 늘어나고 있다는 것입니다.

이 책은 미국에서 둘라doula라는 직업을 처음 시작한 페니 심킨이 쓴 책입니다. 의료인이 아닌 실제 출산 동반자가 쓴 책이라는 점에서 이 책이 갖는 의미는 매우 특별합니다. 둘라라는 직업이 아직도 생소합니다만, 행복하고 평화로운 출산에서 둘라는 빠질 수 없는 중요한 사람입니다.

이 책에서 출산 동반자는 주로 '산모의 남편 또는 가족'을 의미합니다. 그러나 조금 넓은 의미로는 '출산하는 산모와 아기를 지지하고 돕는 사람' 모두를 포함할 수 있습니다. 아기와 산모가 온전히 자신의 출산을 평화롭고 행복하게 해내기 위해서는 출산 동반자가 반드시 필요합니다.

안전한 출산에 필요한 것은 산과적 전문 지식을 갖고 있는 의료진과 시설뿐이라고 믿는 분들에게 '출산을 돕는' 출산 동반자의 의미가 생소하게 들릴지 모르겠습니다. 그러나 한 아기와 산모를 중심으로 본다면 의료진이든 출산 동반자든 우리는 모두 돕는 사람들입니다. 그렇기 때문에 자연주의 출산에서는 '출산 동반자'를 이 책에 제목으로 쓰인 'The Birth Partner'보다 더 넓은 개념인 'The Birth Companions'로 부릅니다.

흔히들 자연주의 출산이라고 하면 '아무것도 안 하는' 출산 또는 '산모가 즐겁고 행복하기만 하면 저절로 되는' 출산이라고 오해하곤 합니다. 자연주의 출산은 의료진과 병원이 아닌, 엄마와 아빠, 아기가 주체가 되는 출산입니다. 우리가 알고 있던 '의료진이 알아서 해주는' 분만과 좀 다릅니다. 산모와 출산 동반자 모두 많은 준비가 필요합니다. 진통과 출산 그리고 이어지는 모유 수유와 아기와의 적응 과정은 육체적으로나 정신적으로 매우 힘든 일입니다. 그렇기 때문에 산모 곁에는 안전을 담당하는 의료 전문가만큼이나 산모를 지지하며 돕는 사람, 이른바 'hand on care'를 하는 출산 동반자가 꼭 필요한 것입니다.

이 책에는 산모와 출산 동반자들이 팀플레이를 하는 데 구심점으로 삼을 만한 지식과 정보가 담겨 있습니다. 물론 여기에 실린 내용들이 출산을 모두 설명한 것이라고는 얘기할 수 없습니다. 다만 출산을 너무 행복한 쪽으로만 치우쳐 이해한다거나 너무 공포스러운 분위기로만 몰아가지 않고, 출산의 심리적인 측면과 의료적 관점이라는 양면을 균형 있게 보여준다는 점에서 이 책이 지니는 의미가 큽니다.

또한 비의료인은 어떤 관점과 태도로 의료 현장을 바라보는지, 의료인에게는 어떤 태도와 관점이 필요한지를 알려준다는 점에서 조산사나 의사들에게도 꼭 필요한 책이라 생각합니다.

우리나라 의료 환경에서 엄마와 아기라는 두 생명을 책임져야 하는 의사들의 부담감은 매우 큽니다. 특히 열악하고 힘든 환경에서 두 생명의 건강을 지키기 위해 불철주야 애쓰는 산부인과 전문의와 조산사, 간호사들의 힘든 상황은 말로 다 하기 어려울 정도입니다.

이 책이 그들에게 소통의 길을 열어주고, 가뭄 끝에 내리는 단비가 되어주길 바랍니다. 나아가 이 땅에 건강하고 평화로운 출산 문화를 정착시키고, "아기 잘 낳고 잘사는 사회"를 실현하는 데 주춧돌이 되길 소망합니다.

2016년 2월
정환욱

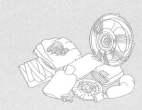

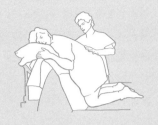

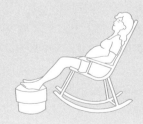

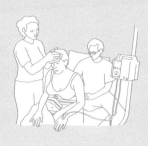

PART 3 출산의 의료적 측면

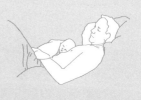

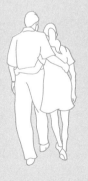

PART 1

출산 전

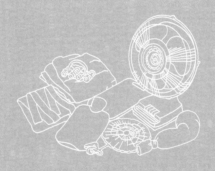

출산 동반자birth partner란 임신부의 출산을 실질적으로 돕는 사람을 말한다. 크게 남편, 가족, 친구 등이 포함된다.[1] 출산 동반자의 역할은 임신부가 실제로 진통을 하기 전부터 시작된다. 임신 후반기가 되면 출산 동반자는 진통 과정에 관해 미리 숙지해야 하며, 임신부가 계속해서 건강한 습관을 유지할 수 있도록 격려해야 한다. 또 마지막까지 임신부가 진통을 잘 넘기고 순산하도록 옆에서 도와야 한다.

이 기간에 임신부는 의료진과 의논하여 출산에 관한 중요한 결정들을 내린다. 출산 교실이나 산전 검진에 참여하여 필요한 정보를 얻고, 출산 동반자의 역할에 관한 밑그림을 그려볼 수도 있다. 이때 출산 동반자는 의료진의 역할을 파악하고, 임신부와 아기를 돌보는 데 자신이 할 수 있는 일이 무엇인지 실질적인 정보를 얻게 된다. 또 임신부와 가족의 불안감이나 두려움을 다루는 지혜로운 방법도 배울 수 있다.

1 이 책에서는 산모 곁에서 진통과 출산, 산후 관리 및 모유 수유를 돕는 남편이나 배우자를 '출산 동반자 birth partner'로 지칭하고 있다. 아기와 산모, 아빠를 출산의 주체로 보는 '자연주의 출산'에서는 출산 동반자인 남편이나 둘라뿐 아니라 의료진 및 출산을 돕는 모든 사람을 출산 동반자birth companions로 본다. —옮긴이.

1. 임신 후반기

출산을 앞두고 나는 더욱 흥분했다. 마침내 내 딸을 만날 그날이 다가오고 있었기 때문이다. 우리 부부가 말을 하거나 웃을 때면 아내의 배가 불쑥불쑥 솟아올랐다. 도대체 어떻게 생겼을까? 어떤 모습일까? 도저히 궁금해서 견딜 수가 없었다.

아내는 스스로의 힘으로 아기를 낳고 싶어 했다. 나는 걱정스러웠다. '왜? 병원도 있고, 편안하게 출산을 할 수 있는 약물들도 있는데? 왜 그런 것들을 거부해?'라고 생각했다. 그러나 아내는 출산에 대해 선택할 권리를 갖고 싶다고 말했다. 여기서 내 생각이 완전히 바뀌었다. '여성에게는 자신의 몸이 원하는 대로 출산을 시도할 권리가 있다'는 아내의 결정을 믿고 지지하게 되었다.

—스코트, 새내기 아빠

임신 초기에는 아홉 달의 임신 기간이 마치 영원할 것처럼 느껴지며, 준비할 시간 또한 충분하다고 생각한다. 그래서 대부분의 경우, 특히 바쁜 사람들은 '본격적인 준비'를 미뤄두기 십상이다. 그러나 시간은 화

살처럼 빠르다. 어느덧 출산 예정일이 다기온다. 출산 동반자는 임신부가 출산 과정에서 자신에게 의지할 것을 잘 안다. 그렇다면 당신은 그런 준비가 되어 있는가? 당신은 임신부를 도와줄 수 있는가? 진통에 관해 알고 있는가? 언제 무엇을 해야 할지 알고 있는가? 아기를 맞이하기 위해 지금 어떤 준비를 해야 하는가?

지금이라도 늦지 않았다. 바로 시작하라. 지금이 예정일 몇 주 전이라면 정말 '최후의 순간'이다. 예정일보다 일찍 태어나는 아기들도 많기 때문이다. 1장에서는 진통이 시작되기 전에 출산 동반자가 해야 할 일과 아기를 위해 필요한 것에 관해 제안하고 점검해 본다.

어떤 출산 동반자가 될 것인가?

대개는 아기의 아버지, 즉 임신부의 남편이나 가까운 지인이 출산 동반자가 된다. 하지만 임신부의 어머니나 동생 혹은 친구가 그 역할을 할 수도 있으며, 경우에 따라 조산사나 둘라가 출산을 도울 수도 있다.[1] 누가 됐든 출산 동반자는 진통을 하는 임신부를 정신적으로나 육체적으로 돕게 된다.

둘라는 임신부와 출산 동반자를 돕는 경험 많은 안내자이자 지원자가 된다. 이 책은 둘라가 진통과 출산의 다양한 상황에서 어떻게 임신부와 출산 동반자를 돕는지도 소개할 것이다.

---

1 둘라doula는 의료인이 아니라 의료 행위 외의 진통과 출산 그리고 모유 수유를 돕는 일을 하는 비의료 전문가인 데 반해, 조산사midwife는 의사와 함께 진통과 출산의 과정을 돕는 의료 행위를 할 수 있는 전문 의료인이라는 점에서 서로 구별된다. 우리나라에서 조산사가 되기 위해서는 간호사 면허를 취득한 후 조산사 훈련을 받아야 한다.—옮긴이.

출산 동반자의 역할은 개인적인 요인과 임신부와의 관계에 따라 달라진다. 임신부는 당신이 어떤 역할을 해주길 바라는가? 또 당신은 어떤 역할을 할 것인가? 당신과 임신부는 진통 완화를 위해 어떤 노력을 기울일 것인가? 의사 결정의 순간에 임신부는 어느 정도 참여할 것인가? 임신부는 의료진이 대기하는 자연주의 출산을 원하는가? 아니면 의료진 주도의 병원 분만을 원하는가?

자연주의 출산natural birth을 원하는 임신부라면 출산의 기본에 대해 이해하고, 진통을 견딜 다양한 방법을 배우는 등 현실적인 노력을 기울일 것이다. 이들은 진통과 출산이 힘든 도전이란 걸 안다. 그러나 힘든 만큼 큰 만족감과 성취감이 뒤따른다는 것도 알고 있다. 또한 의료진과 주변의 도움으로 그 도전을 거뜬히 이겨낼 수 있을 것이라 믿는다. 이들은 진통과 출산 과정에서 약물과 의료 처치를 우선적으로 선택하기보다는 스스로의 힘으로, 생명의 힘으로 출산하고자 노력한다.

어떤 느낌이 들까?

당신이 접하게 될 상황과 감정에 대비해 다음 질문을 해보자.

- 임신부가 산전 관리 진료에 같이 가달라고 한다면?
- 자연주의 출산 교실에 등록했다고 한다면?
- 출산 관련 도서를 읽으라고 요구한다면?
- 임신부의 양수가 먼저 흐른 뒤 곧바로 길고 고통스러운 자궁 수축이 이어진다면?
- 이완을 하라는 당신의 말이나 다른 제안을 따르지 않는다면?
- 당신이 피곤하거나 배가 고픈데도 쉴 틈을 주지 않고 계속 도움을 요청한다면?
- 병원에 가야 하는지 물어온다면?

- 전에 들어보지 못한 고통스러운 신음소리를 낸다면?
- 불편함을 호소한다면?("정말 힘들어요!" "도저히 못 견디겠어요" "언제까지 계속될까요?" "포기하고 싶어요!")
- 당신에게 매달려 "도와줘요!"라고 한다면?
- 구토를 하고 싶어 한다면? 혹은 실제로 구토를 한다면?
- 고통스러워하면서 인상을 쓰거나 운다면?
- 당신을 비난한다면? ("건드리지 마세요" "얼굴에다 숨 쉬지 마세요.")
- 진통이 올 때마다 팔이 아프도록 등을 강하게 눌러달라고 한다면?
- 무통 분만을 하게 해달라고 한다면?
- 진통을 시작한 지 24시간이 지났는데도 아기는 나오지 않고, 당신은 눈을 뜨고 있기에도 힘든데 계속해서 당신이 있어주길 원한다면?
- 병원에서 응급 제왕절개 분만을 해야 한다고 한다면?
- 아기 머리가 나오려고 한다면?
- 태어난 아기를 보니, 주름지고 축축한데다 요란하게 운다면?
- 탯줄을 잘라달라는 부탁을 받는다면?
- 강보에 싸여 여린 몸으로 꼬무락대고 있는 아기를 안아야 한다면?
- 아기 엄마가 "당신이 아니었다면 나는 이 일을 해낼 수 없었을 거예요"라고 말한다면?

임신부가 의료적 중재medical invention[2]가 있는 출산을 원하거나, 부득이하게 그런 조치가 필요한 상황이 발생한다면 임신부는 의사에게 더 많이 의지하게 될 것이다. 출산 동반자의 역할은 진통과 출산에 대한 임신

2 의료 시술 및 약물 사용 등 의사가 주도하는 의료 기술을 말한다. 병원 분만에서 흔히 경험하는 진통제, 촉진제, 무통 분만 등의 약물 사용뿐만 아니라 정맥 주사, 금식, 관장, 회음부 절개, 분만대 출산, 흡입 분만, 제왕절개 분만, 출산 전후 처치, 신생아 처치 등의 각종 의료 행위가 모두 포함된다. 질병이 있는 환자의 치료에서와 달리 스스로 출산을 잘하는 여성의 경우는 의료적 중재가 모두 다 필요하지는 않다.—옮긴이.

부의 접근 방식에 따라 달라진다. 즉 출산 동반자는 임신부가 무엇을 원하며, 무엇을 필요로 하는지, 자신은 임신부가 원하는 대로 도울 수 있는지, 또 기꺼이 도우려는 마음이 드는지 알아야 한다.

이 질문들에 대해 당장 답을 하는 것은 불가능하다. 하지만 이 질문을 염두에 두고 이 책을 읽어가며, 임신부와 이야기를 나누어보자. 부딪히게 될 도전들을 상상하며 '어떤 느낌이 들까?' 하고 묻고 답해보면 크게 도움이 될 것이다. 이 책은 독자가 그런 상황에 대비하여 적절한 전략을 짤 수 있도록 도와줄 것이다.

진통 준비

아래의 준비는 예정일 몇 주 전, 또는 적어도 진통이 시작되기 전까지는 마쳐야 한다.

주치의를 만난다

임신부의 주치의를 만나는 일은 생각보다 훨씬 더 중요하다. 긴 시간은 필요치 않다. 잠깐의 만남만으로도 의사는 당신이 임신부에게 매우 중요한 사람이라는 인상을 받을 것이다. 실제 출산은 다른 의사가 도울 수도 있지만, 이 만남을 통해 당신은 의사가 하는 일을 이해하고, 임신부의 출산에 좀 더 적극적인 역할을 할 수 있게 된다.

출산할 곳을 방문한다

사전에 병원이나 자연주의 출산 센터, 조산원 등을 방문해 대기실,

분만실, 수유실을 둘러보고 진통중에 사용되는 장비들도 살펴보자. 이때 병원의 고객 대응 방식을 파악하고, 임신부의 선택 사항 등에 대해서도 알아보면 좋다.

병원까지 가는 길과 소요 시간(혼잡 시간대와 평상시 교통 상황 둘 다를 염두에 두고)을 알아두고, 낮과 밤에 출입구가 같은지도 파악해야 한다. 낮에는 주출입구를 이용하지만 밤에는 응급실로 출입하는 경우도 있기 때문이다. 만약 임신부가 집이나 조산원에서 조산사의 도움을 받아 출산하길 원한다면, 필요시에 의료적인 조치를 취할 수 있는 근처 병원을 예비로 알아두어야 한다.

병원을 예약한다

병원 예약을 하기 전, 입원 서류와 기타 서류 양식을 꼼꼼히 읽어본 뒤 서명해야 한다. 미리 예약을 해두면 시간도 절약되고, 진통중에 복잡한 일을 처리해야 하는 상황도 피할 수 있다.[3]

둘라와 함께하는 출산을 고려해 본다

진통과 출산 과정에서는 예상치 못한 상황이 종종 발생한다. 진통은 짧게 몇 시간에서 길게는 며칠씩 걸리기도 하며, 느끼는 강도도 각각 다르다. 아무리 준비를 잘했다고 해도 강의실에서 배운 내용을 실제 상황에서 적용하기란 쉽지 않은데, 하물며 준비가 되어 있지 않다면 어떻겠는가? 무척 당황스럽고 두려울 것이다. 바로 이런 이유 때문에 출산 전

---

3 우리나라의 경우, 병원의 규모와 정책에 따라 사전 예약 여부가 다르므로 미리 확인해 둘 필요가 있다. — 옮긴이.

교육⁴이나 둘라가 필요하다.

　물론 의료진이 있겠지만, 이들의 주된 업무는 만일의 상황에 대비한 의료적 중재이다. 즉 분만실 외에 다른 많은 업무가 있고 다른 환자도 돌봐야 하기 때문에 임신부 곁에 계속해서 있어줄 수가 없다. 또 순환 근무를 하기 때문에 여러 의료진이 돌아가면서 임신부를 담당하게 된다. 대부분의 의사들은 진통 관리는 간호사에게 맡기고 필요할 때만 보고를 받는다. 의사들은 정해진 시간에 회진을 할 뿐, 특별한 문제가 없으면 분만 전까지는 임신부에게 오지 않는다.

　미국이나 캐나다의 출산 환경에서 가장 긍정적인 변화 중 하나가 바로 둘라의 활성화이다. 그들은 전화를 받는 즉시 달려와 진통과 출산 과정 내내 임신부와 출산 동반자를 돕는다. 둘라는 임신부에게 정서적·신체적인 안정감을 주고 적절한 조언을 한다. 둘라는 임신부를 안심시키고 위로하기 위해 모든 지식과 경험을 쏟는다. 어떤 때에 어떤 자세를 취할 것인지, 목욕이나 샤워는 어떻게 해야 하는지 등 구체적인 상황들에 관해서도 조언을 해주며, 다양한 진통 완화 조치에 대해서도 알려준다.

　물론 둘라는 남편이나 가족의 자리를 대신할 수 없고, 그러려고 하지도 않는다. 남편과 가족은 임신부와 아기를 가장 사랑하는 사람이기 때문이다. 하지만 실제 진통시 임신부에게는 한 사람 이상의 도움이 필요한 경우가 많고, 출산 동반자에게도 위로와 조언이 필요한 순간이 찾아오게 마련이다. 임신부를 돕는 일 외에도 둘라는 아래와 같은 다양한

4　출산 전 교육prenatal class이란 출산 전에 병원 또는 전문 기관에서 제공하는, 출산에 필요한 사전 교육을 말한다. 병원 시설 및 분만 과정 안내, 무통 분만이 필요한 이유 등 의료적 중재에 대한 사전 설명도 여기에 포함된다. 각종 태교 프로그램, 영양 및 체력 관리, 부부가 참여하는 교육, 모유 수유 교육, 산후 관리 교육, 신생아 관리 등 다양한 내용을 교육하는 곳도 있다. 병원이나 조산원에서 무료로 한두 시간 교육하는 경우도 있고, 비용을 받고 10시간 이상 교육하는 곳도 있다. ─옮긴이.

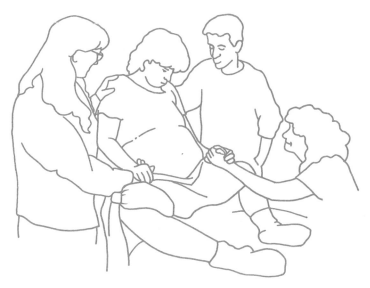

임신부가 남편과 가족, 둘라와 함께 진통하고 호흡하는 모습

도움을 줄 수 있다.

　✛임신부가 출산 교실에서 배운 내용을 실제 진통 상황에서 잘 적
용하도록 돕는다.
　✛진통이 길어져 밤새 계속될 때에 출산 동반자가 식사를 하거나 쉴
수 있게 해준다.
　✛출산 동반자가 임신부 곁을 떠나지 않고 지킬 수 있도록 돕는다.
　✛출산 동반자가 임신부의 건강을 염려하지 않도록 위로한다.
　✛출산 동반자가 임신부의 감정을 이해하도록 돕는다.
　✛출산 동반자가 임신부의 진통 경과를 파악할 수 있게 돕는다.
　✛출산 전에 임신부와 출산 동반자를 미리 만나 임신부가 무엇을 중

요하게 여기는지, 출산 동반자는 어떤 것을 걱정하고 있는지 파악하고, 그것들을 다룰 대책을 세운다.

＋진통과 출산, 또는 출산 이후 사진 촬영이나 비디오 촬영을 돕는다.

둘라는 의사 결정을 대신 해주거나 개인적 취향을 강요하지 않는다. 하지만 출산을 앞둔 부부가 더 나은 결정을 내릴 수 있도록 도울 수는 있다. 임신부가 '만족스러운 출산'을 할 수 있도록 돕는 것이 둘라의 궁극적인 목표이다.

어떤 아기 아빠는 이렇게 말한다.

"둘라는 큰누나 같았어요. 둘라 덕분에 나는 최선을 다해 아내를 도울 수 있었고, 출산 동반자로서 역할도 잘 감당할 수 있었지요. 내게 아내의 등을 쓸어주는 법을 알려주기도 하고 런지lunge[5]를 해보라고 권하기도 하고요. 그리고 내가 배고파할 때 먹을 것을 갖다주고. 둘라는 우리에게 계속해서 용기를 주었어요. 정말 믿음직했죠. 아내가 진통하는 동안 나는 아내를 안고 있었고, 둘라는 아내의 등을 눌러 리듬감 있게 호흡하도록 도왔어요. 둘라 덕분에 저는 밤에 쉴 수 있었죠. 그분은 화장실 갈 때 빼고는 자리를 뜨지 않았어요. 그 사람이 없었더라면 아내와 나에게 출산이 이렇게 훌륭한 경험이 되지는 못했을 거예요."

그렇다면 출산시 둘라가 있는 것과 없는 것은 어떻게 다를까? 제왕절개 분만율과 유도분만율이 높은 병원에서 출산한 여성들을 조사한 결과, 둘라가 함께한 경우가 그렇지 않은 경우에 비해 흡입 분만기 사용률,

---

[5] 허벅지와 엉덩이에 탄력을 주어 하체 근력을 강화하는 운동. 출산시에는 이를 변형하여, 한 다리를 약간 올리고 엉덩이를 천천히 돌리는 방법으로 진통의 완화과 출산의 진행을 돕는다.—옮긴이.

진통제 사용률, 제왕절개 분만율 등이 모두 낮았다. 그에 반해 출산 만족도는 훨씬 높은 것으로 나타났다. 둘라가 있다고 해서 진통이 쉬워지거나 모든 출산이 반드시 원하는 대로 이루어지는 것은 아니다. 그러나 진통중 의료적 중재를 줄이는 데 도움이 된다는 것만큼은 분명하다. 진통 단계별 둘라의 역할은 3장에 소개되어 있다.

둘라 양성 기관에서는 보통 며칠 동안 집중적인 이론 교육과 독서 훈련을 실시한다. 자격증을 받으려면 둘라는 정해진 최소 몇 건의 출산에 참여한 뒤 의뢰인과 의사, 간호사의 평가를 받아야 한다.

미국의 경우 둘라 서비스 비용은 지역별로 차이가 나고, 둘라의 경험 정도에 따라서도 달라진다. 아직까지 둘라 비용에 건강보험은 적용되지 않는다. 일부 병원에서는 자원 봉사 둘라를 두기도 하고, 일부 공공 기관과 자선 단체에서는 사정이 어려운 임산부를 돌봐줄 둘라를 지원하기도 한다. 자격증 취득에 필요한 경험을 쌓기 위해, 또는 같은 민족이나 종교 공동체를 돕기 위해 무료 봉사를 하는 둘라들도 많다.

둘라에 관해서 더 알고 싶거나 둘라를 구하고 싶다면, DONA International(www.DONA.org)로 접속해 'doula' 혹은 'find doula'라고 쳐서 검색하거나, 다른 출산 관련 강사나 주치의 등에게 문의하면 된다.[6]

둘라를 선택하고 만난다

둘라를 두기로 결정했다면 예정일이 임박하기 전에 충분히 시간을 두고 적임자를 찾아보는 것이 좋다. 먼저 소개받은 한두 명의 둘라에게

---

6 우리나라에서 둘라를 양성하는 곳은 많지 않다. 그러나 진통과 출산중에 둘라의 참여를 허락하는 병원이 점점 늘고 있는 추세이다.—옮긴이.

전화를 걸어 출산 예정일 즈음에 시간을 낼 수 있는지, 비용은 얼마인지, 선불제인지 후불제인지, 차등 비용은 적용되지 않는지 등을 확인해야 한다. 이 사람이 적합한지 최종 확인하려면 개인적으로 만나본다.

대개 둘라와의 첫 만남에서 출산 당사자와 동반자는 자신들을 소개하고, 둘라가 제공하는 서비스, 경험, 비용, 이 일을 하게 된 동기, 다른 임신부와는 어떻게 일하고 있는지 등에 관해 물어볼 수 있다. 둘라를 둠으로써 얻게 되는 이점이 무엇인지도 물어본다.

둘라가 정해지면 출산 전 적어도 한 번 이상은 다시 만나야 한다. 둘라와의 두 번째 만남에서는 아래의 이야기를 나눈다.

+ 둘라와 연락을 취할 수 있는 방법

+ 출산 예정일 전후 둘라의 일정(비슷한 기간에 다른 임신부와 겹치지는 않는지, 혹 다른 지역으로 여행할 계획은 없는지 등)

+ 불가피한 사정이 생길 경우를 대비해 예비 둘라가 있는지(만약 있다면 그 예비 둘라도 미리 만나본다.)

+ 임신부의 이전 출산 경험과 다른 자녀에 대해

+ 둘라 자신의 임신 기간은 어땠는지

+ 임신부와 남편 또는 출산 동반자가 염려하는 부분에 대해

+ 출산 교실에 관해

+ 임신부의 출산 계획에 대해

+ 사진이나 동영상 촬영에 대해

+ 임신부를 안심시키기 위해 둘라가 할 수 있는 말과 행동에 대해

+ 임신부를 불안하거나 긴장하게 만들 말이나 행동은 어떤 것이 있는지

╋출산 후 아기를 보기 위해 집으로 둘라가 방문할 것인지

╋비용에 관해

어떤 둘라는 마사지, 출산 관련 카운슬링, 모유 수유, 산후 조리와 같은 서비스를 제공하기도 한다. 이들 서비스에 대해서는 추가 비용이 발생한다.

둘라가 없다면 대안이 될 조력자를 찾아본다

여러 지역에 둘라가 있어도 정작 당신이 사는 지역에는 둘라가 없을 수 있다. 또는 임신부가 둘라 역할을 해줄 사람으로 친구나 가족을 원할 수도 있다. 어쨌든 적당한 사람을 찾기 위해서는 임신부에게 무엇이 필요한지를 먼저 생각해야 한다. 가족이나 친구 중에 출산을 돕고 싶어 하는 사람이 있을 수도 있으니 그런 경우에는 그에게 먼저 물어보는 것이 좋다. 그러나 출산 경험이 전혀 없거나 출산 예비 강좌를 들어보지 않은 사람이라면 좋은 조력자가 되기 힘들다.

둘라 역할을 대신할 사람을 찾을 때는 아래 몇 가지 사항을 참고하자.

╋이 사람이 당신을 기꺼이 돕고 싶어 하는가?

╋시간에 구애받지 않는 사람인가?

╋갑자기 불러도 달려올 수 있는가?

╋그에게 집이나 조산원 또는 병원으로 오는 교통편이 있는가?

╋인내심 있고 낙관적이며 침착하고 다른 사람을 배려하며 남의 말을 잘 들어주는 사람인가?

╋이 사람이 가진 특별한 장점은 무엇인가? 예를 들어 적절한 말과

목소리로 위로를 잘한다거나 타인을 편안하게 한다거나 출산에 대해 긍정적인 태도를 가지고 있는 사람인가?

　　+ 긴 진통 시간을 견딜 만한 체력이 있는가?

　　+ 출산에 대한 경험이 얼마나 있는가?

　　+ 불편한 습관이나 태도를 가지고 있지는 않은가?

　　+ 임신부와의 약속을 중요하게 인식하고 받아들이는가?

한마디로 그 사람이 임신부와 출산 동반자에게 어떤 역할을 할 수 있는지 생각해 보라는 것이다. 오고 싶어 한다고 무턱대고 받아들일 것이 아니라, 정말 필요한 경우에만 부르도록 한다.

임신부와 언제나 통화가 가능하게끔 한다

임신부가 언제 출산 동반자에게 연락을 할지는 알 수 없다. 두 사람 다 휴대전화기의 충전 상태를 확인하고 전원이 늘 켜져 있는지 확인한다. 혹시라도 멀리 가게 된다면 임신부에게 수시로 전화하고, 전화가 안 되는 상황이라면 반드시 다른 사람에게 부탁하라. 언제나 연락 가능한 사람이어야 하며, 임신부가 부르면 낮이나 밤이나 바로 달려올 수 있어야 한다.

출산 교실에서 배운 내용을 점검한다

출산 교실에 참여했다면 그곳에서 나눠준 자료를 검토해야 한다. 진통을 줄여주는 방법을 익숙해질 때까지 연습하고, 진통 중간에 찾아볼 자료(책, 질문지, 병원 안내지, 임신부의 출산 계획서 등)를 모아놓는다.

필요한 물품을 미리 챙긴다

병원이나 출산 센터 혹은 조산원에 가져갈 준비물과 가정 출산에 필요한 물품은 미리미리 챙겨놓아야 한다. 막상 닥쳤을 때 준비하려면 당황하여 빼놓는 것이 많아진다. 다음 39~40쪽의 표에서 필요하다고 생각하는 것들을 선택하고, 가능하면 미리 챙겨놓는다.

임신 기간중 수분 섭취를 충분히 하고 영양 관리를 잘하도록 돕는다

임신부에게 물과 음료를 수시로 권한다. 이 기간에는 하루에 적어도 2리터 정도의 물 또는 음료수(과일 주스, 맑은 수프 등)를 마셔야 한다. 다만 과일 주스를 마실 때는 당분으로 인한 칼로리를 주의한다. 임신부는 단백질, 철분, 칼슘, 비타민, 그리고 약간의 지방이 골고루 들어 있는 균형 잡힌 식단을 유지해야 한다.

임신부가 꾸준히 운동하도록 돕는다

출산 동반자는 임신부가 걷기, 요가, 아쿠아로빅이나 수영 등의 운동을 꾸준히 함으로써 건강을 유지하도록 도와야 한다. 특히 요가는 통증 완화뿐 아니라 진통중에 침착함을 유지하도록 해주는 데도 도움이 된다. 혼자 운동하기 힘들어하면 남편이나 친구가 함께 해도 좋다.

임신 후반기가 되면 임신부의 건강 관리와 진통에 더욱 도움이 되는 몇 가지 운동을 해보자. 스쿼팅squatting [7], 두 팔과 무릎을 바닥에 대고 복부를 말아 올리는 운동(요가의 고양이 자세), 케겔Kegel 운동 등이 있다. 자세한 방법은 아래 내용과 그림을 참조한다.

[7] 우리나라에서 하체 운동으로 알려진 '스쿼트' 혹은 '와이드 스쿼트'와 같은 운동법이다.—옮긴이.

☑ 병원이나 조산원에 갈 때에 필요한 물품

진통시 임신부에게 필요한 물품

☐ 마사지 오일이나 파우더

☐ 립글로스 ☐ 칫솔과 치약 ☐ 빗

☐ 임신부가 원할 경우 병원 환자복 대신 입을 가운

☐ 수중 출산시 입을 가운

☐ 마사지 기구

☐ 허리 통증을 줄이는 데 도움을 주는 핫팩이나 콜드팩

☐ 머리끈이나 핀

☐ 따뜻한 양말과 슬리퍼

☐ 담요나 숄

☐ 음악을 들을 수 있는 장비(병원이나 조산소에 구비되어 있지 않은 경우)

☐ 몸과 마음을 편안하게 해주는 물품들(베개, 꽃 사진 등)

☐ 주스나 이온 음료

☐ 짐볼(병원에 구비되어 있지 않은 경우)

출산 동반자에게 필요한 물품

☐ 출산 계획서 ☐ 분 시계

☐ 칫솔, 가글, 면도기

☐ 샌드위치, 과일, 과자 등 간식과 음료수

☐ 갈아입을 옷, 속옷 ☐ 슬리퍼

☐ 수영복(임신부가 수중 출산을 할 경우 욕조에 함께 들어가야 한다)

☐ 메모할 도구

☐ 여가 시간에 읽을 책이나 신문

☐ 진통중 또는 출산 후 소식을 전할 사람들의 명단과 연락처

☐ 카메라, 휴대전화 충전기 등

산후 조리시 산모에게 필요한 물품

☐ 앞트임 가운(모유 수유용)

☐ 슬리퍼 ☐ 화장품과 위생용품

☐ 과일 등 간식 ☐ 수유 브라

☐ 비상금 ☐ 집에 갈 때 입을 옷

아기에게 필요한 물품

☐ 집에 갈 때 입힐 옷(배냇저고리, 가운, 담요, 외투, 모자)

☐ 겉싸개 ☐ 유아용 카시트

이동시 필요한 것

☐ 자동차 연료를 채워놓을 것

☐ 자동차에 담요와 베개를 구비할 것

☐ 양수가 흐르거나 출혈이 있을 때를 대비한 방수 깔개

☑ 가정 출산시 필요한 물품[8]

출산에 필요한 물품

☐ 일회용 방수 깔개

☐ 가로세로 4인치의 살균 거즈 패드

☐ 코나 입에서 양수를 빼낼 석션 스포일러

☐ 제대 결찰기

☐ 회음부를 세척할 생리 식염수

☐ 방수 매트리스 커버(샤워 커튼으로 대체 가능)

☐ 젖은 수건과 체온계

☐ 태반을 담을 그릇

☐ 천, 수건, 비치타월

☐ 깨끗한 침대보 두 장 이상

☐ 구부러지는 빨대

☐ 휴지통

☐ 최소 60센티미터 깊이의 수중 출산용 욕조나 어린이용 이동식 풀 (조산사나 둘라에게 대여업체가 있는지 물어보거나 인터넷에 '휴대용 욕조' 또는 '어린이용 이동식 풀'을 검색해 본다)

기타 물품들

☐ 아기 배꼽 등을 소독할 이소프로필 알코올

☐ 보충 수유용 분유

☐ 산모용 위생패드

☐ 아기 모자

☐ 진통 사이에 먹을 음식

☐ 출산 후 먹을 음식과 음료수

☐ 집의 위치가 표시된 약도(둘라에게 미리 전해준다)

가정 출산 준비의 마지막 단계에 해야 할 일들

☐ 물을 데운다.

☐ 집을 청소한다.

☐ 침대 시트를 새로 깐다. (침대 시트 까는 법: 1. 매트리스 위에 방수 커버를 씌운다. 2. 방수 커버 위에 깨끗한 면 시트를 깐다. 3. 면 시트 위에 다시 방수 커버를 덮는다. 4. 그 위에 다시 깨끗한 면 시트를 깐다. 5. 출산 후 맨 위의 시트와 방수 커버를 재빨리 걷어냈을 때 밑에 깔린 새로운 시트가 나오도록 한다)

---

8 가정 출산에 필요한 의료적 도구들은 가정 출산을 지원하는 조산원, 자연주의 출산 센터 등에서 별도로 준비하거나, 이와 관련해 사전 교육을 시키기도 한다.—옮긴이.

스쿼팅

이 자세는 출산 단계에서 아기가 내려오도록 하는 데 큰 도움이 된다. 하루 열 번, 매회 1분씩 반복하면 임신부는 이 자세를 취하는 것이 익숙해진다.

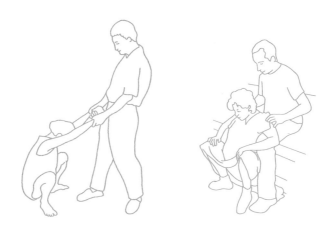

출산 동반자가 임신부의 스쿼팅 자세를 돕는 모습

<u>주의할 것!</u> 무릎이나 발목, 엉덩이 등의 관절이 좋지 않거나, 이런 부위나 치골(골반 앞뼈)의 통증이 커진다면 스쿼팅을 중단해야 한다.

고양이 자세

이 운동은 복부 근육을 강화하고, 허리 통증을 완화하며, 하체의 혈액 순환을 개선하는 데 도움이 된다. 또 태아가 엄마의 엉덩이 방향을 바라보는 전방두정위occiput anterior 자세를 잡도록 하는 데 효과가 있다.

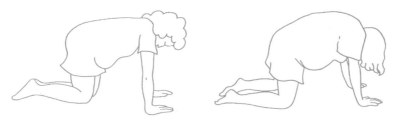

고양이 자세

임신부는 두 손과 무릎을 바닥에 대고 천천히 다섯을 세면서 허리를 둥글게 말고 골반은 내린다. 그 다음 편안한 자세로 돌아온다. 이 동작을 하루에 열 번씩 반복한다.

케겔 운동(골반저 근육 수축 운동)

이 운동은 여성의 골반 기관을 지지하는 근육을 강화하는 데 도움이 되며, 성적 즐거움을 배가시킨다. 방광 기능을 개선해 주고, 남성의 전립선 비대증을 예방하는 효과도 있다.

아기가 산도를 통해 내려오도록 밀어내는 단계에서 이 근육을 잘 이완한다면 출산에 큰 도움이 된다. 또한 평소 골반저 근육을 잘 관리한 여성은 그렇지 않은 여성보다 산후 회복이 한결 빠르다.

운동법은 생각보다 쉽다. 마치 소변을 참거나 아니면 이미 시작된 소변을 멈추려는 것처럼 골반저 근육을 수축한다. 몇 번 가볍게 수축을 할 수 있게 되면, 한 번 수축할 때 약 30초 동안 참는 연습을 한다. 길게 참는 '슈퍼 케겔'이 처음에는 어렵게 느껴질지 모르지만 익숙해지면 나아진다. 길게 참았다가 완전히 이완하지 말고 다시 조여본다. 그런 다음 20~30초 후에 완전히 이완하고 휴식한다. 이때 다리나 엉덩이, 아랫배의 다른 근육은 수축하지 않도록 한다. 이렇게 하루 열 번씩 해본다.

케겔 운동은 차 안에 있을 때, 혹은 줄을 서서 기다리는 동안, 아니면 전화 통화중에도 할 수 있다. 심지어 손을 씻으면서도 한두 번은 할 수 있다.

체력 강화 운동을 한다

진통은 임신부뿐 아니라 출산 동반자에게도 정신적·육체적으로 매우 힘든 일이다. 임신부가 자세를 바꾸거나 특정한 자세를 유지하고자 할 때, 또는 허리나 엉덩이의 통증을 줄이기 위해 지속적인 압력이 필요할 때 출산 동반자의 힘이 꼭 필요하다. 게다가 임신부가 진통하는 내내 출산 동반자는 깨어 있어야 하므로 누구보다 강한 체력이 필요하다. 따라서 체력 강화 운동을 시작하는 것이 좋다. 팔굽혀 펴기, 윗몸 일으키기, 허리와 다리 강화 운동을 비롯한 각종 웨이트 트레이닝이 당신의 체력을 길러줄 것이다.

회음부 마사지

임신 후반기의 회음부 마사지는 출산시에 회음의 긴장을 늦추고 회음부 열상을 줄이는 데 도움을 준다.

어떤 출산 교실에서는 예정일 4~6주 전부터 일주일에 4~5번씩 회음부 마사지를 하라고 권한다. 어떤 이들은 마사지를 하면 기분이 좋아지고, 심지어 성적인 흥분까지도 느낀다고 한다. 그러나 회음부 마사지를 불쾌해하는 임신부들도 일부 있다. 분명한 것은 주기적으로 마사지를 한 임신부의 경우, 출산 후 회음부가 쓰라린 증상이나 회음부 열상이 확연히 줄어늘었다는 것이다.

회음부 마사지하는 법

회음부 마사지는 임신부 스스로도 할 수 있지만, 아무래도 배가 부르면 혼자 하기가 쉽지 않기 때문에 남편이 해주는 게 좋다.

1. 먼저 손톱을 짧게 자르고, 손을 깨끗이 씻는다.

2. 손톱에 회음부가 손상되는 일이 없도록 수술용 장갑 또는 비닐 장갑을 낀다.

3. 임신부를 침대나 소파에 편안한 자세로 기댄 채 다리를 펴고 앉게 한다. 천연 식물성 마사지 오일이나 수용성 젤리를 검지에 바른다. 달맞이꽃 종자유나 의료용 젤리도 좋다. 그러나 베이비오일이나 미네랄오일, 혹은 석유 성분이 들어 있는 젤리는 세포를 건조하게 하므로 사용하지 않는다.

4. 임신부의 질 안에 둘째손가락 두 번째 마디까지 넣은 뒤 손가락을 펴거나 약간 구부린 채로 항문 쪽을 향해 눌러본다. 이를 임신부가 따가운 느낌을 호소할 때까지 반복한다. 그런 뒤 따가운 느낌이 완화될 때까지 시간을 준다. 통증이 잘 가시지 않는다면, 임신부가 이완할 때까지는 강한 압박을 가하지 않는다.

5. 같은 압박을 유지하면서 U자 모양으로 돌리다가 다시 가운데로 왔다가 오른쪽으로 돌리기를 3분 동안 한다. 내린 상태를 6시라고 가정한다면 4시 방향에서 8시 방향으로 움직인다. 압박이 느껴지면 임신부는 회음부의 긴장을 푸는 데 집중해야 한다. 회음부와 질은 매우 부드럽고 예민한 부위이므로 아주 조심스럽고 부드럽게 문지르는 것이 좋다.

6. 한 손가락으로 하는 마사지에 임신부가 익숙해지면 동시에 양 손의 검지를 사용해서 서로 반대 방향으로 돌리기를 한다. 즉 왼손가락은 6시에서 8시 방향으로, 오른손가락은 6시에서 4시 방향으로 움직인다.

7. 마사지에 익숙해지면 따가움을 느낄 때까지 압박을 더 가한다.

8. 마사지를 하면서 궁금한 점이 생기면 의료진이나 출산 강사에게 물어본다.

회음부 마사지는 질 조직과 주변 근육, 그리고 피부에 자극을 준다. 사나흘 동안 연속해서 마사지를 하면 임신부는 처음보다 한결 익숙해져서 잘 견디게 될 것이다. 그렇게 되면 따가운 느낌이 들 때까지 압박의 강도를 키운다. 출산 도중에 임신부는 회음부가 타는 듯한 느낌을 받을 수 있는데, 이 훈련은 그 순간을 잘 넘기도록 도와준다.

회음부는 임신 말기에 잘 이완되어 아기 머리가 나올 정도로 넉넉한 공간이 된다. 회음부 마사지는 진통과 출산 과정에서 예민한 회음부를 진찰할 때 생기는 두려움을 극복해 긴장을 완화하는 데 도움이 된다.

태동을 주의 깊게 관찰한다

산전 관리의 주된 목적은 '혹시라도 생길 수 있는 문제를 예방하거나 찾아내 해결하기 위함'이다. 드물기는 하지만 엄마한테서 아기에게 가는 산소와 영양분의 공급이 줄어드는 경우가 있다. 그렇게 되면 태아의 성장이나 활동이 느려진다. 태동을 주의 깊게 관찰하는 것은 그런 문제를 알아내는 데 도움이 된다.

건강한 아기는 활발하게 움직인다. 그러나 만약 충분한 산소가 공급

되지 않으면 아기는 산소를 아끼기 위해 느리게 움직일 수 있다. 때로는 아기가 심각한 문제에 이르기 전 일정 기간 동안 태동이 줄어드는 현상이 나타나기도 한다. 이는 대처할 시간을 주는 일종의 신호이다.

태동은 다양한 느낌과 양상을 나타내며, 임신 주수에 따라서도 그 패턴이 다양하다. 병원에서는 전자 태아 심음 장치를 이용하여 태동과 심박동의 반응을 관찰하고 기록하여 태아의 건강 상태를 평가한다. 태동이 일시적으로 줄어들었다고 해서 아기가 모두 위험에 처한 것은 아님을 기억해야 한다.

태동을 날마다 정확하게 기록해 두면 태아의 건강 상태를 평가하는 데 도움이 된다.

가장 대표적인 방법은 날마다 시간을 정해놓고(예를 들어 식후 1시간쯤 뒤) 정확한 태동을 측정한 뒤 기록하는 것이다. 보통 열 번의 태동을 느끼는 데 시간이 어느 정도 걸리는지 확인해 본다.

어떤 의사는 임신 약 32주차부터 모든 임신부에게 혹은 고위험군 임신부에게 날마다 혹은 이틀에 한 번씩 태동을 기록하라고 한다. 임신부에게 태동을 세라고 하지는 않지만, 아기의 움직임이 줄어들면 반드시 병원으로 오라고 한다. 꼭 의사가 요구하지 않아도 부부가 함께 태동을 세어본다면 태아의 건강 상태를 살피는 데 도움이 될 것이다.

많은 엄마들은 태동을 세는 것이 즐겁고 감동적인 일이라고 한다. 무엇보다 아기에게 집중하는 시간을 가질 수 있어 좋다고 한다. 태동을 세고 기록하면서 가끔은 움직임의 양상이 다른 것을 알아낼 수도 있고, 아기가 잠을 자거나 깨어 있는 주기를 알게 되기도 한다.

임신부가 태동을 기록하기로 결정했다면 출산 동반자는 옆에서 도와주는 게 좋다. 이 일을 도우며 아기에 대해 더 많이 알게 되고, 임신부가 스트레스를 느낄 때는 정서적으로 지지해 줄 수도 있다.

태동을 세는 방법에는 여러 가지가 있다. '10까지 세기'는 간단하면서도 임신 후반기 어느 때나 시작할 수 있다.

태동 세기

태동 세기는 임신 32주가 지나면 언제든지 시작할 수 있으며,[9] 매일 같은 시간에 세는 것이 중요하다. 아기가 깨어나서 활동할 때 세어야 하는데, 아기는 대개 식사 후에 가장 활발히 움직인다.

먼저, 임신부는 세기 시작한 시각을 적어둔다. 짧은 발차기나 움찔하는 것, 길게 계속해서 꿈틀거리는 것을 모두 움직임으로 보고, 움직임이 멈추면 이것을 한 번의 태동으로 적는다. 움직임이 멈추는 시간은 짧게는 몇 초 정도에서 그보다 더 길 수도 있다. 딸꾹질 같은 반복적인 움직임은 태동으로 세지 않는다.

어떤 아기는 10분에 열 번을 움직일 것이고, 그보다 시간이 좀 더 걸리거나 덜 걸리는 경우도 있을 것이다. 총 열 번의 태동이 있었다면, 그 열 번째 태동이 일어난 시각을 적어 거기까지 걸린 시간을 계산한다. 이것을 나타낸 48쪽의 표에는 '걸린 시간'이 모두 20분으로 되어 있다.

열 번의 태동에 걸린 시간이 긴지 짧은지는 중요하지 않다. 중요한 것은 아기가 날마다 같은 정도의 활동을 유지하고 있는가이다. 만약 아기의 움직임이 갑자기 느려지거나, 열 번의 태동에 걸리는 시간이 며칠

---

9 아기의 움직임을 느끼는 시기는 대개 18주가 지나서이다. 아기의 움직임이 일정한 패턴을 나타내며 강하게 느껴지려면 아기가 충분히 자라야 하는데 그 시기가 대개 32주 부근이다.—옮긴이.

태동의 세기

날짜	시작 시간	태동	10번째 태동 시간	걸린 시간
2016년 2월 1일	오전 8:45	///// /////	오전 9:05	20분

이상 길어지거나, 12시간이 지나도 열 번의 태동을 느끼지 못한다면 담당 조산사나 의사에게 알리는 것이 좋다.[10] 의사는 아기의 이상 여부를 전자 태아 심음 장치, 초음파, 기타 검사로 평가한다. 대부분 별 문제가 없지만, 문제가 있는 경우 빠른 대응은 좋은 결과를 가져오기도 한다.

아기와 함께 대화한다

태아는 들을 수 있다. 심지어 좋아하는 소리도 있다. 아기에게 노래를 불러줘라. 아기가 태어나기 전 몇 주 동안 태아에게 "너는 나의 태양"이라는 노래를 불러준 한 부부가 있었다. 아기가 태어난 직후 아기가 울자 아빠가 그 노래를 불러주었더니 즉시 진정되었다고 한다. 아기는 그 노래를 기억하고 좋아했던 것이다. 내 딸은 임신 기간 내내 첼로를 연주했다. 손자는 엄마가 첼로를 연주하기만 하면 이내 조용히 집중한다. 사실 첼로 연주를 하지 않을 때면 달래기가 힘든 아이였다.

노래나 악기 연주 외에 간단한 동화책을 소리 내어 읽어주는 것도 좋다. 아기가 소리에 익숙해지도록 같은 이야기를 거듭해서 읽어주는 것이 가장 좋다.

어떤 아빠는 뱃속의 아기에게 자신의 어린 시절 이야기를 들려주고 좋아했던 영화에 대해 말하면서 즐거운 시간을 가졌다고 한다.

다른 자녀들을 준비시킨다

초산이 아닌 경우, 새로운 아이가 태어나기 전에 다른 아이들을 준

---

[10] 태동이 적다고 생각되면 물 또는 주스나 사탕, 초콜릿 같은 당분이 든 음식을 먹으면 움직임이 활발해질 수 있다. 또한 옆으로 눕거나 자세를 바꿔가면서 긴장을 풀고 상황을 더 관찰하는 것도 좋은 방법이다. —옮긴이.

비시켜 놓으면 일이 훨씬 더 쉽게 진행된다. 아이들은 엄마가 출산하는 동안 어디에서 누구와 함께 있을지 미리 알고 있는 것이 좋다. 그래야 안심을 하기 때문이다. 그리고 가능하다면 출산을 준비하는 일에 아이들도 참여시키는 것이 좋다. 병원 투어와 산전 진료에 데려가고, 동생 맞을 준비를 도와주는 강좌가 있는지도 알아보라. 이런 강좌에서는 출산에 관해 쉽게 설명해 주고 큰아이가 동생과 잘 지낼 수 있도록 준비시켜 준다.

만약 아이가 원하고, 아이 성격이 침착하며, 보채는 편이 아니라면, 그리고 엄마가 진통할 때 아이를 살펴줄 다른 어른이 있다면, 동생이 태어나는 순간을 지켜보게 하라. 이는 아이에게 의미 있고 특별한 경험이 될 것이다.

중요 연락처들을 적어둔다

출산시 연락할 사람들의 이름, 전화번호, 이메일 주소를 적어둔다. 출산 센터, 조산사, 병원 임산부 병동과 분만실, 둘라, 가족, 친구, 직장 상사, 다른 자녀를 돌봐줄 베이비시터, 애완동물을 돌봐줄 사람, 소아과 의사와 모유 수유 전문가 등이 포함될 것이다. 휴대전화나 컴퓨터에 목록을 저장해 두고 임신부와 출산 동반자 모두가 잘 볼 수 있는 곳에다 복사본을 붙여둔다.

출산 계획서를 작성하고 검토한다

임신부는 직접 출산 계획서를 작성하는 것이 좋다. 출산 계획서를 통해 어떤 것이 중요한지, 우선순위는 무엇이고 걱정되는 것은 무엇인지, 그리고 어떤 서비스를 받고 싶은지 의사와 간호사에게 알려줄 수 있다. 여기에는 출산이 잘 진행되지 않거나 엄마와 아기에게 문제가 있을 경우, 기타 의료적 중재가 필요한 상황이 발생할 경우 어떤 조치를 원하는지도 반드시 포함시켜야 한다. 의료진이 임신부에 대해 잘 모르는 경우 이런 계획서는 특히 유용하게 쓰일 수 있다. 가정이나 조산원에서의 출산을 계획하고 있다면 출산 계획서는 더더욱 필요하다.

출산 동반자가 임신부의 배우자라면 함께 계획서를 작성하는 것이 좋다. 둘라가 있다면 부부의 의견이 충분히 반영되도록 작성을 도와줄 것이다. 출산 동반자가 임신부와 아주 친밀한 관계가 아니라면 임신부가 주도적으로 작성해야 한다. 이 경우 출산 동반자가 출산 계획서의 내용을 잘 알아두어야 임신부를 잘 도울 수 있다.

출산 계획서는 짧고 간략할수록 좋다. 글머리표나 간단한 문장을 사용하여 각 항목마다 적절한 설명을 보충하면 된다.

출산 계획서 도입부

+ 개인 정보
+ 병원 직원들이 자신에 관해 알았으면 하는 내용. 예를 들어 자신의 신념이나 선호하는 것, 과거 병원이나 보건소 이용 경험, 기타 자신을 아는 데 도움이 될 만한 정보들
+ 의료진에게 하고 싶은 말이나 감사의 표현
+ 출산에 참여할 사람들의 이름을 적은 목록

진통시 선택 사항

+ 움직임: 진통중에 걷거나 자세를 바꾸거나 샤워를 하거나 걸어다

니기를 원하는지, 아니면 그냥 침대에 있기를 원하는지

✛음식물 섭취: 적어도 진통 초기에는 마음대로 먹고 마시길 원하는 지, 아니면 수액을 맞고 얼음 조각을 입에 물고 있기를 원하는지

✛태아의 심박 감시 장치: 전자 태아 심음 장치를 지속적으로 부착해 놓기 원하는지, 아니면 간헐적으로 상황을 체크하기 원하는지

✛진통 완화제: 진통 완화 약물을 사용하기 원하는지 그렇지 않은 지. 원한다면 진통에 들어가자마자 사용하기를 원하는지, 아니면 진통 의 중반 혹은 후반까지 기다리기를 원하는지(8장에 상세한 내용이 나온다.)

출산시 선택 사항

✛출산 자세: 자유로운 움직임과 다양한 자세를 원하는지(4장의 '진 통과 출산에 도움이 되는 자세와 동작' 참조)

✛밀어내기: 밀어내기 단계에서 충동을 따르며 스스로의 호흡으로 자연스러운 출산을 하기 원하는지, 아니면 숨을 길게 참으면서 힘주는 방법을 지시받고 싶은지(4장의 '밀어내기 기법' 참조)

✛회음부 보호: 회음절개를 피하기 위해 회음부에 따뜻한 압박이나 다른 조치를 취하는 것을 원하는지, 원한다면 그 강도는 어느 정도인지. 회음절개를 하기보다는 자연스러운 열상이 생기게 할 것인지

출산 후 선택 사항

✛출산 직후 아기 보호: 출산 직후에 아기와 맨살을 맞대고 싶은지

✛아기와의 만남: 아기와 계속 함께 있고 싶은지 아니면 아기를 신 생아실로 보내기 원하는지

✦ 아기 아빠가 병실에서 함께 있기를 원하는지

✦ 수유: 아기에게 모유 수유를 할 것인지, 처음 젖 물리기는 언제 하고 싶은지. 모유 수유를 원하는 경우 아기에게 모유 이외에 물, 설탕물, 분유를 주는 것에 대해 어떻게 생각하는지. 아기가 배고픈 신호를 보내자마자 수유하기를 원하는지 그렇지 않은지. 만약 아기에게 분유를 먹인다면 부모가 직접 먹이기를 원하는지, 아니면 간호사들이 먹이기를 원하는지. 젖병을 물려도 좋은지, 다른 도구를 사용하여 빠는 힘을 유지하기를 원하는지

✦ 포경 수술: 남자아기일 경우 포경 수술을 할 것인지 말 것인지. 한다면 언제 하고 싶은지

예기치 못한 일

다음과 같은 어려운 일들이 일어날 가능성도 생각해 두어야 한다.

✦ 진행 장애: 출산 계획서는 진통중에 합병증이나 다른 어려운 문제들이 생길 것을 대비하여 탄력적으로 작성하였는지.("진통이 일반적으로 진행되는 한" "의료적인 지시가 없는 한"과 같은 문구를 사용하여 안전이 문제가 될 때 출산 계획서의 내용을 변경할 여지를 남겨둔다.) 만약 어려운 일이 생길 경우 의료적인 절차가 이루어지기 전에 상의받기를 원하는지, 아니면 모든 결정을 의료진에 맡겨두기를 원하는지. 진통이 길어질 경우 출산 동반자가 먹고 자고 쉴 수 있도록 도와줄 다른 사람이 있는지

✦ 병원 이송: 합병증이 발생하여 다른 병원으로 이송해야 할 경우 출산 동반자와 조산사, 둘라, 그리고 다른 돌보는 이들이 곁에 남아 있

기를 원하는지. 계획상 여전히 가능한 것들을 그대로 유지하기를 원하는지. 문제 상황에 대해 자세히 듣고 정보가 있는 상태에서 결정을 내리기를 원하는지

✛제왕절개 분만: 제왕절개 분만을 해야 한다면 출산 동반자와 둘라가 함께 있기를 원하는지. 부분 마취를 원하는지 아니면 전신 마취를 원하는지. 제왕절개 분만 후 가능하면 빨리 아기를 보고 만지고 싶은지. 출산 후에 아기와 함께 있기를 원하는지, 아니면 아기를 신생아실로 보내기를 원하는지. 수술 후 수면제나 진통제를 투여받기 원하는지, 아니면 약간의 오한과 구토증을 참고 아기를 돌보기 원하는지(9장 참조)

✛미숙아 혹은 의료적 중재가 필요한 신생아: 아기가 특수 병실에 있어도 가능한 한 직접 아기를 돌보고 수유하기를 원하는지, 아니면 출산 동반자가 돌봐주기를 원하는지. 아기에게 행해질 절차와 필요한 결정에 대해 설명을 듣기 원하는지. 아기가 이송되어야 한다면 출산 동반자가 동행하기를 원하는지. 만약 수유할 수 없다면 초유(출산 후 첫 2~3일 사이에 나오는 산모의 젖)를 아기가 먹을 수 있을 때까지 병이나 튜브 등에 담아 보관하기를 원하는지

✛태아의 진통중 사망 혹은 출생 후 사망: 드물기는 하지만 그런 비극이 생기면 부모는 말할 수 없는 슬픔에 휩싸여서 중요한 결정을 못하게 된다. 상상하고 싶지도 않겠지만, 그런 가능성에 대해 생각해 보는 일은 매우 중요하다. 아기가 사망한 후 행해진 일들(혹은 하지 못한 일들)은 몇 주, 몇 달, 혹은 몇 년 후까지 계속 기억에 남기 때문이다. 다음의 제안들을 실제로 행할 필요가 결코 없기를 바라지만, 만에 하나 그런 일이 있을 경우를 대비하는 차원에서 차분하게 생각해 보았으면 한다.

▸ 아기를 조용히 안고 작별을 고한다.

▸ 아기에게 옷을 입힌다.

▸ 기념품들(사진, 아기의 옷이나 포대기, 머리카락 뭉치, 손이나 발 지문)을 정리한다.

▸ 상담자나 종교인의 도움을 받는다.

▸ 출산과 아기의 문제를 의사, 조산사, 간호사, 둘라와 얘기한다.

▸ 사망 원인을 밝히는 부검에 대한 의논을 한다.

▸ 장례식(가족과 친지가 아기의 생명과 죽음을 알게 되고, 아기에게 사랑과 지지와 애도를 표현하는 기회이다.)

개인적인 취향에 따른 기타 선택 사항들

좀 더 편안하고 아름다운 출산이 되게 하려면 취향과 성향에 따라 다음과 같은 선택을 할 수 있다.

✛좋아하는 음악, 낮은 조명 등으로 편안한 환경 조성

✛둘라, 친척, 친구, 다른 자녀 초대

✛인턴이나 견습생들의 참관 여부(참관이 결정된다면 그들에게 정중히 자신을 소개하고 출산에 참여할 것을 요청하라고 요구한다.)

✛출산 순간이나 탯줄을 자를 때 아기 아빠의 참여

✛출산 장면 촬영

✛개인용품, 칫솔, 립글로스, 안경, 마사지 도구, 오일, 수면 양말, 담요 등을 사용해도 되는지 여부

✛아기와 둘만의 시간을 갖고, 노래를 불러주거나 음악을 들려주거

나 기도를 하는 등의 개인적인 환영식

출산 계획서는 임신 34~35주쯤 만삭 주수로 들어가기 전에 의사에게 직접 전달하면 좋다. 그래야 의사가 출산 계획서를 검토하고 그것이 현실적으로 가능한지, 임신부의 건강 상태에 맞는지 등을 살펴볼 수 있다.

진통시 옆에 두고 참고하여도 좋다. 심한 진통이 오면 사전에 결정했던 주요 사항들을 잊어버리기가 쉽다. 이때 병원 직원이나 둘라 등 도우미들에게 읽어달라고 요청하면 계획서의 내용을 상기하게 될 것이다. 다만 출산 계획서를 주요 지침으로 삼되 의료적 상황이 요구될 때에는 탄력적으로 받아들일 마음의 준비를 하는 지혜도 필요하다.

아기와의 생활을 준비한다

다음은 출산 전에 해야 할 일들을 적어놓은 것이다. 출산 후에는 시간과 체력에 한계가 있기 때문에 미리 준비를 해두는 게 현명하다. 출산 동반자가 임신부의 배우자라면 함께 준비하는 것이 좋다. 배우자가 아니라면 임신부에게 해야 할 일들을 알려주면 된다.

신생아 건강 교실에 등록한다

신생아의 체온을 재고 상태를 체크하는 법, 아기들의 의사 표현 방식, 신생아 달래는 법, 기저귀 가는 법과 목욕시키는 법, 안전하게 재우기 위한 지침, 아기가 아픈지 알아내는 법, 집에서 안전하게 아기를 돌보는 법, 신생아 심폐 소생술CPR 등에 대해 알아둘 필요가 있다. 관련 강좌를 찾아 듣거나 책을 읽는 것이 도움이 될 것이다.

필요한 아기용품을 준비한다

58쪽의 목록을 점검해 보고 혹 빠뜨린 것은 없는지 확인해 보자.

아기에게 맞는 의사와 병원을 선택한다

아기는 출생 후 3~7일에 첫 진료를 받으러 병원에 간다. 이후 정기 검진을 받거나, 예방주사를 맞으러 혹은 아플 때 병원에 가야 한다. 출산 동반자는 건강보험 약관을 살펴보고 임신부가 원하는 병원이 있는지를 먼저 알아본다. 친구나 출산 교육 강사 혹은 주치의에게 추천을 부탁할 수도 있다. 의사와 병원을 선택할 때는 다음과 같은 사항을 고려해야 한다.

✦ 병원의 위치와 거리: 병원은 집에서 가까운가? 병원은 집에서 가까워야 한다. 아기를 데리고 먼 거리를 가는 것은 정말 힘든 일이다. 아기가 아플 때는 더욱 그렇다.

✦ 현실적인 문제: 병원비는 얼마나 되는가? 보험 처리가 가능한가?

✦ 의사의 전문성: 의사는 자격과 전문성을 갖췄는가? 모유 수유와 육아에 대한 산모의 의지를 이해하고 도울 수 있는가? 그 의사가 불가피하게 자리를 비울 경우에는 누가 진료를 하는가?

✦ 신생아 진료에 관한 의사의 철학: 모유 수유와 이유식, 포경 수술, 예방주사, 입고 자는 것 등에 대한 의사의 소견은 어떠한가? 이 중 가장 중요하다고 생각하는 주제를 두 가지 정도 골라서 물어본다.

☑ 출산 전 준비할 아기용품

신생아 용품

- □ 유아용 카시트(정확하게 장착되었는지 확인한다)
- □ 유아용 침대, 요람, 혹은 엄마의 침대 옆에 연결된 아기 침대(안전 기준에 부합한 제품인지 확인한다)

침구류

- □ 방수 패드
- □ 요람의 크기에 맞는 따뜻한 담요
- □ 가벼운 싸개 두세 장(사방 약 1미터 크기)

옷(백일 때까지 입을 수 있도록 넉넉한 크기의 옷을 산다)

- □ 앞여밈을 할 수 있는 배냇저고리 서너 벌
- □ 우주복 서너 벌
- □ 통으로 되어 있는 신발이 달린 잠옷 두세 벌
- □ 스웨터류 □ 실내용 모자
- □ 외출용 모자 □ 방한복
- □ 양말과 신발 □ 아기용 목욕 수건
- □ 찍찍이가 달린 기저귀 커버 서너 개
- □ 넉넉한 개수의 천 기저귀와 일회용 기저귀

보건용품

- □ 손톱 가위 □ 체온계
- □ 기저귀 발진 방지용 크림
- □ 아기용 비누

수유용품

- □ 편안한 수유 브라 석 장 이상(수유에 대해 아는 매장 직원의 도움을 받아 몸에 잘 맞는 것으로 사야 한다)
- □ 브라 안에 착용할 수유 패드 (완제품을 사거나, 순면으로 된 천을 10센티미터 크기로 둥글게 잘라 6장 정도 덧대어 꿰맨 뒤 사용한다)

분유를 먹일 경우 필요한 용품들

- □ 분유 □ 젖병 8~12개
- □ 고무 젖꼭지 세척을 위한 브러쉬

기타 선택 사항

- □ 모빌 □ 영아용 카시트
- □ 부드러운 아기 캐리어나 슬링
- □ 유모차 □ 아기 그네 □ 아기 목욕통
- □ 공갈 젖꼭지 □ 유축기
- □ 전자 아기 모니터(아기를 따로 재울 경우)
- □ 심장 박동 소리, 자연의 소리, 자장가 등 아기를 안정시키는 소리를 녹음한 CD 혹은 파일
- □ 수유, 아기 양육, 영아 발달에 관한 책들(추천 자료 참조)

✦ 개인적인 태도: 내 아이를 믿고 맡길 만큼 의사가 친절하고 세심한가? 내 얘기를 듣고 이해하려는 태도를 보이는가? 신뢰하는 의사에게 아기의 발달과 건강 문제를 상담할 수 있다면 마음이 한결 편안해질 것이다.

아기를 위한 공간을 준비한다

아기 방을 따로 마련해 줄 수도 있고, 안방 한쪽에 아기를 위한 공간을 마련할 수도 있다. 아기를 위한 공간, 즉 아기를 재우고 기저귀를 갈고 아기용품을 놓을 공간을 마련해 둔다.

부모 교실이나 지원 단체에 등록한다

새내기 부모를 지원하고 교육하는 단체나 강좌가 있다면 등록해 두는 게 좋다. 출산 교육 강사나 둘라 혹은 의사의 추천을 받을 수도 있다. 그곳에서 아기 엄마는 육아 노하우, 즉 우는 아기를 달래는 기술, 운동, 노래, 영유아 마사지, 아기와 함께 노는 방법 등을 배울 수 있다. 또한 같은 상황에 있는 엄마들과 함께 비슷한 경험과 고민을 나누는 기회가 되기도 한다. 부부가 함께 참여할 수 있다면 더욱 좋다.

먹을 것을 미리 준비해 둔다

아기를 집에 데리고 온 후 몇 주 동안은 장 보러 가기가 힘들 수 있다. 어쩌면 무엇을 먹을 것인가 생각하는 일조차 쉽지 않을 것이다. 산후 조리를 집에서 해야 하거나, 남편이 산후 도우미가 되어야 하는 상황이라면 더욱 그렇다. 따라서 쉽고 간편하게 조리할 수 있는 영양식을 미리 준비해 놓는 지혜가 필요하다. 이러한 음식을 취급하는 가게를 알아두는 것도 좋고, 미리 조리해서 얼려둔 뒤 나중에 데워 먹어도 좋다. 손쉽게 조리할 수 있고 영양도 풍부한 음식에 관해서는 10장 마지막 부분에 정리되어 있다. 친구들이 출산 후에 돕고 싶어 하면 한두 가정에 음식을 만들어달라고 도움을 청할 수도 있다.

책임을 나눈다

초보 엄마에게 아기 돌보는 일은 만만치가 않다. 특히, 생후 몇 주 동안은 잠시도 쉴 틈이 없다. 아기 돌보는 일에만 매달려도 힘든데 살림까지 한다면 몸에 큰 무리가 갈 것이다. 더군다나 엄마는 진통과 출산을 거치면서 육체적으로 이미 지쳐 있는 상태. 합병증이 있었거나 출혈이 예상보다 많았던 경우, 의료적 시술을 많이 받았거나 진통과 출산 과정이 힘들었던 경우, 제왕절개 분만이라는 큰 수술을 받은 경우라면 회복하는 데 더욱 오랜 시간이 걸릴 수도 있다.

혼자서 모든 걸 떠안으려고 하기보다 아기 보살피는 일과 집안일(청소, 요리 등)을 남편과 상의해서 잘 나눌 필요가 있다. 아니면 도와줄 사람을 찾아야 한다. 가족이나 친구, 가사 도우미 등 주변의 도움을 기꺼이 받는 지혜가 필요하다.

미국에서는 산후 둘라가 새내기 부모에게 도움을 주는 경우가 많다. 산후 둘라는 약 1~2주 동안 날마다 와서 가벼운 집안일, 식사 준비, 심부름, 다른 자녀 돌보기 등을 해준다. 또한 신생아 돌보기에 대한 유익한 정보를 주기도 한다. 산후 둘라를 채용하면 초보 엄마 아빠는 아기와의 시간을 즐길 수도 있고, 잠시 쉬거나 낮잠을 잘 수도 있다. 출산 둘라 중에 산후 둘라를 겸하는 경우도 종종 있다.[11]

출산 전 준비를 마쳤다면

출산 전 준비를 어느 정도 마쳤다면, 이제 진통이 시작되기 전의 시간을 즐겨보자. 만삭의 아내 모습을 사진에 담아두고, 외식을 하거나 영화, 콘서트, 연극 등을 관람해도 좋다. 친구나 친척을 방문하는 것도 의미 있는 일이 될 것이다. 다른 자녀가 있다면 함께 즐거운 활동을 계획할 수도 있다. 긴장을 풀고 마음을 편안하게 하여 임신 마지막 단계를 즐겁게 보내자.

---

11 진통을 돕는 진통 둘라도 산후에 수유를 도울 수 있다. 산후 둘라는 진통을 돕는 일보다는 산후의 모유 수유와 집안일 등을 돕는 일이 주이다. 이 두 역할을 겸하는 둘라가 있기도 하다.―옮긴이.

PART 2

진통과 출산

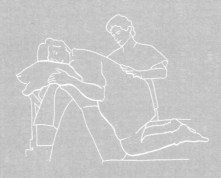

"아기 아빠는 아내와 아기를 가장 사랑하며, 누구보다 친밀하게 출산 동반자 역할을 해줄 수 있는 사람이다."

아기 탄생의 순간은 임신과 출산의 절정부이다. 의사나 간호사, 조산사에게는 하루의 일과 중 한 부분일 뿐이지만, 출산을 겪는 엄마와 가족들에게는 평생 기억에 남을 중요한 순간이다. 출산 동반자의 중요한 역할 중 하나가 출산이 엄마에게 좋은 기억으로 남도록 최대한 돕는 것이다. 많은 엄마들이 자신의 출산 경험을 이야기할 때 사건 그 자체뿐 아니라 그때 느꼈던 감정까지도 고스란히 기억해 낸다. 아기를 낳을 때 어떤 사랑과 지지를 받았느냐에 따라 출산은 행복한 기억이 되기도 하고 괴롭고 슬픈 기억이 되기도 한다. 출산 동반자의 역할이 중요한 이유가 바로 여기에 있다.

좋은 출산 동반자가 되려면 이런 것들이 필요하다.

✤ 임신부에 대한 사랑과 연대감, 헌신과 책임감이 있어야 한다.

✤ 임신부의 취향과 버릇 등을 알아야 한다. 그녀를 걱정하게 하고 짜증나게 하는 것이 무엇인지 파악하고 위로한다.

✤ 진통과 출산 내내 그녀를 돕고자 하는 마음을 가져야 한다.

✤ 일어날 가능성들에 대해 공부하고 준비해야 한다. 즉 출산의 진행과정, 출산 절차와 의료적 중재의 내용, 중재가 필요한 시점과 임신부의 선택을 도울 수 있는 지식을 갖춰야 한다.

✤ 진통과 출산의 정신적·영적 측면을 이해하고, 임신부의 정서적 필요와 감정의 변화를 파악한다.

✤ 임신부를 어떻게 도울 것인지에 대한 실질적인 지식이 필요하다.

즉 언제 무엇을 해야 하는가를 알아야 한다. 숙련된 둘라가 있다면 둘라의 도움을 받아도 좋다.

✦ 예기치 못한 상황에 대한 융통성이 필요하다. 진통이 진행되다 보면 임신부는 수시로 입장을 바꿀 수 있다. 전에는 좋다고 했던 방법을 싫다고 할 수도 있다. 그녀를 설득하려고 하기보다, 무엇을 필요로 하는지 파악하고 맞춰주는 융통성이 필요하다.

이후에 다룰 내용은 합병증과 위험 요인이 적은 출산, 즉 의료 중재의 필요성이 적은 일반적이고 건강한 출산 과정에 관해서이다. 여기서는 임신부의 대응 방식, 의료진이 해야 할 일, 출산 동반자의 역할 등이 소개될 것이다. 또 임신부와 출산 동반자에게 일어날 수 있는 특별한 상황에 대해서도 다룰 것이다. 이 내용들은 진통과 출산 현장에서 친절한 안내서가 될 것이다.

2. 진통이 시작되다

나는 공사 현장에서 일하고 있었어요. 아침 일찍 나가 트럭에서 동료와 함께 아침을 먹고 있었죠. 전화벨이 울리더군요. 나는 전화를 받아 건성으로 대답했어요. "음. 알았어. 알았다고." 전화를 끊고는 밥을 계속 먹었죠. 동료가 묻더군요. "누군데?" 내가 말했어요. "마누라. 양수가 터졌다나……" 갑자기 정신이 퍼뜩 들었어요. "뭐? 양수가 터졌다고? 당장 가봐야겠어!"

—칼, 새내기 아빠

출산 예정일이 며칠 지나자 아내는 진통을 시작했다. 처음에는 세 시간 정도의 간격이었다. 나는 이제 시작이고 곧 출산할 것이라고 생각했다. 며칠이 지나자 진통은 조금 더 잦아져, 10분에 한 번꼴로 규칙적으로 오기도 했다. 또 한 주가 흘렀고, 더욱 심한 진통이 4~6분 간격을 두고 찾아왔다. 나는 아내에게 아기가 나올 것 같은지 물었다. 아내는 모르겠다고 답했다. 진짜 진통이 오면 모를 리가 없다고 했던 사람들의 말이 떠올랐다. 그날 밤 한시에 아내가 일어나 앉더니 말했다. "지금은 정말 달라. 진짜 진통인 것 같아."

—스코트, 새내기 아빠

진통이 어떻게 시작되고 진행되는지 궁금해 하는 사람이 많다. 심지어 경험이 있는 이들조차 정확히 언제 진통이 시작되는지 구별해 내지 못한다. 진통은 임신부가 정확하게 인지하지 못하는 상황에서 슬그머니 찾아오곤 한다. 여러 날에 걸쳐 출산의 징후가 하나둘씩 나타나면, 출산 동반자는 뭔가 다르다는 것을 깨닫게 된다. 올 것이 왔다! 단계적으로 임신부의 몸은 출산할 수 있는 정신적·신체적인 준비를 갖추어가게 된다. 이 기간 동안 많은 임신부들이 '정말 진통이 시작된 건가?'라는 의심과 함께 불안한 감정 상태를 경험한다.

진통이 확실히 시작되었다는 징후 중 하나는 양막이 열리고 양수가 흐르는 것이다. 하지만 모든 임신부가 다 그런 것은 아니고, 열 명 중 두 명 정도는 진통이 없는데 양수가 흐르기도 한다. 이를 보통 조기 양수 파수라고 하는데, 이 경우 진통이 시작되지 않아도 바로 병원에 연락하고 가는 것이 좋다.

사전에 충분히 교육을 받았다면 초기의 애매한 진통에도 잘 대응할 수 있다. 대개의 경우 진통이 본격화되어도 병원이나 출산 센터로 이동하기까지는 시간이 충분하다. 하지만 간혹 임신부가 너무 놀랄 수도 있고, 예상했던 것보다 빠른 속도로 진통이 진행될 수도 있다. 그렇기에 진통의 다양한 양상에 대해 이해해 둘 필요가 있다.

이번 장에서는 임신부가 신체적·정신적으로 진통을 맞이하는 방법과 출산 동반자의 역할에 대해 살펴보고자 한다.

진통(출산)의 과정

진통(출산)의 과정은 다음과 같다.[1]

1. 여성의 몸에서 가장 크고 강한 근육인 자궁이 반복적이면서도 규칙적으로 수축하기 시작한다.
2. 자궁 경부가 부드러워지고, 종잇장처럼 얇아지며, 열린다.
3. 아기 머리(선진부)를 싸고 있던 양막이 얇아지면서 열리고 양수가 흐른다.
4. 아기의 머리가 회전하면서 엄마의 골반 안쪽으로 진입한다.
5. 아기가 자궁에서 나와 산도를 통과하여 회음부 밖으로 나온다.
6. 태반이 분리되어 나온다.

보통 진통은 임신 37~42주에 시작된다.[2] 따라서 임신부는 임신 막바지 몇 주 동안은 출산과 모유 수유, 양육 준비에 집중하는 게 좋다. 이 기간에 아기는 자궁 수축의 스트레스를 이기고 자궁 밖의 세상으로 나와 적응할 준비를 한다. 진통을 시작하는 것은 대개 아기이며, 위에 기술한 단계로 이끌 호르몬의 분비와 자율 신경계의 조절이 엄마 몸에서 일

---

1 준비 진통이 시작되고 나면 출산은 일련의 과정에 따라 진행된다. 의학적으로 자궁 경부가 열리는 1기, 아기가 내려서 나오는 2기, 태반이 나오는 3기로 구분한다. 이러한 과정은 임신부와 태아의 육체적 특성에 따라 조금씩 다른 양상으로 나타난다. 세부 과정에 대해서는 이 책 3장 '진통의 진행 단계'에서 자세히 설명된다.—옮긴이.

2 건강한 임신부와 태아의 경우 만삭 때 주로 진통이 시작된다. 여성들마다 진통이 오는 날짜는 달라서 약 5주간의 차이를 보인다. 진통은 임신부의 특성에 따르기도 하지만, 태아의 특성도 영향을 미친다. 따라서 '분만 예정일due date'을 정확하게 예측할 수는 없다. 흔히 산과학에서 말하는 예정일은 여러 산모들의 제태 기간의 평균을 계산한 것이다. 즉 마지막 생리를 한 날로부터 40주를 계산하거나 초기 임신 때 초음파로 본 배아의 크기로 계산한 것이다.—옮긴이.

어나고 서로 소통한다.

조기 진통(37주 이전)과 조산은 엄마의 건강 상태, 감염 여부, 과도한 스트레스, 흡연, 영양 불량, 약물 남용과 기타 알려지지 않은 몇몇 이유들로 인해 일어난다. 다태아도 미숙아의 가능성이 있는데, 이는 태아의 비정상 발육이 원인일 수 있다.

이와 반대로 아기가 42주를 넘어서 태어나는 과숙아도 있다. 대부분은 별 이상이 없지만 그 기간이 길어지면 과숙 증후군 가능성이 높아진다. 과숙 증후군이란 제태 기간이 길어지면서 태아 또는 신생아에게 나타나는 현상을 말한다. 이는 태반 기능의 쇠퇴, 혈류와 영양 등의 감소나 양수 양의 감소 등 자궁 내 환경의 변화와 함께, 태어난 신생아가 피하 지방과 수분이 적어 피부에 주름이 지고 손톱이 자라는 등 영양 결핍 증상을 보일 수 있다. 이와는 반대로 평균보다 더 큰 체중을 보이기도 한다. 많은 병원에서 42주가 넘기 전에 유도분만을 하기 때문에 과숙아 출생 빈도는 점차 줄어드는 추세다.

진통은 얼마나 오래 지속되는가?

진통이 얼마 동안 지속될지는 예측하기 힘들다. 통상적인 진통 시간은 2~48시간이나, 때론 일주일 동안 휴식과 진통을 반복하다 출산하는 경우도 있기 때문이다. 어떤 임신부는 며칠씩 진진통 같은 가진통을 경험하기도 한다. 진통 시간에 영향을 미치는 요인들은 다음과 같다.

✚ 임신부와 아기의 상태는 어떠한가?

임신부의 몸의 구조

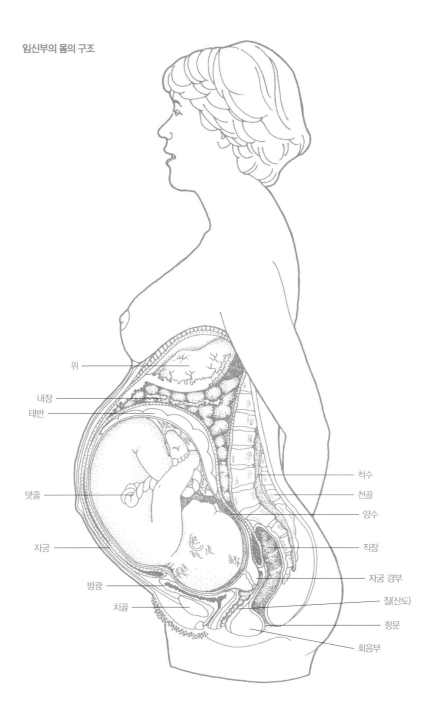

위

내장
태반

척수
천골
양수

탯줄

직장

자궁

자궁 경부

방광
치골

질(산도)
항문
회음부

70

+ 초산인가 경산인가?

+ 조산인가 과숙 상태인가?

+ 양막이 열렸는가 열리지 않았는가?

+ 수축이 시작될 때 자궁 경부의 두께는 어떠한가?

+ 임신부의 골반 크기 대비 아기 머리의 크기는 어떠한가?

+ 아기 머리의 골반 진입 상태와 위치는 어떠한가?

+ 자궁 수축의 강도와 빈도는 어떠한가?

+ 임신부의 감정 상태는 어떠한가?(임신부가 침착한지, 혹은 외로워하거나 두려워하는지. 진통이 길어지는 현실에 화를 내는지, 아니면 편안히 받아들이는지)

+ 임신부의 움직임은 어떠한가?(병원 침대에 바로 누워 있는지, 걷거나 엎드리거나 물에 들어가는 등 자유로운 움직임을 할 수 있는지)

+ 자연적으로 유발되는 진통인가? 자궁 수축제를 사용하였는가?

'태아의 위치'란 처음 세상으로 나오게 될 부분(정수리, 이마, 얼굴, 엉덩이, 다리, 어깨)이 어디인지를 일컫는 말이다. 즉 산도를 향하고 있는 선진부를 말한다. 대부분의 아기는 정수리부터 나오지만 때로는 엉덩이를 아래로 향한 상태에서 진통이 시작되기도 한다.

'태아의 방향'이란 아기가 어느 쪽 방향을 향하고 있는가이다. 진통이 진행되며 태아는 골반과 산도를 통과하기 위하여 방향을 자연스럽게 바꾼다. 대개의 방향은 다음과 같다.

+ 후전방 두정위: 아기 얼굴이 엄마의 엉덩이를 보고, 뒤통수가 엄마의 배 쪽을 향하는 경우

✤후방후두위: 아기 얼굴이 엄마의 배를, 뒤통수가 엄마의 엉덩이 쪽을 향하는 경우

　건강하게 출산한 많은 아기들은 스스로 위치와 방향을 잡고 나온다. 아기의 위치와 방향은 조산사나 의사에 의해서 측정될 수 있다. 태아의 위치, 즉 선진부가 어느 부위인지는 진통 전에 주로 고려하게 되며, 태아의 방향은 진통 과정에서 고려하게 된다. 즉 아기의 위치와 방향은 진통과 진행의 과정이 다소 느리다고 판단될 때 그 이유를 추정하는 지표가 될 수 있다.

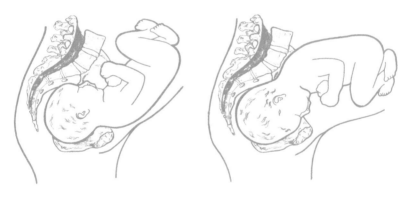

후전방 두정위(왼쪽)와 후방후두위(오른쪽)

진통의 징후

　진통이 시작되었음을 알려주는 몇 가지 신호가 있지만 이보다 더 중요한 것은 진진통과 가진통을 구별하는 것이다.[3] 진통인 줄 알고 병원에 갔다가 진진통이 아니라고 해 발을 돌리는 경우가 종종 있기 때문이다.

아래의 징후들을 잘 숙지한다면 알아차리기가 한결 쉬울 것이다. 진진통이 시작되는 징후는 크게 가능성 있는 징후와 예비 징후, 그리고 본격 징후로 분류할 수 있다.

✦가능성(준비) 징후: 다른 징후는 없으며, 흥분할 만큼 분명하지도 않다. 처음 갖는 느낌이기에 임신부는 당황스럽고 혼란스러울 수 있다. 자궁 경부가 얇아지지만, 대부분 바로 강한 진통으로 이어지지는 않는다. 다만 임신부의 몸이 진통에 들어갈 준비가 되어간다는 뜻이다. 자궁 경부가 얇아지기 시작할 때까지 며칠 혹은 몇 주가 걸릴 수도 있다. 이런 징후가 나타나면 여행은 삼가는 것이 좋다. 언제라도 출산으로 이어지는 진통이 시작될 수 있기 때문이다. 이전 출산에서 진통과 분만이 빠른 속도로 진행된 임신부라면 특별히 이 가능성 징후에 주의해야 한다.

✦예비(초기) 징후: 가능성 징후보다는 좀 더 중요하지만 진짜 진통은 앞으로도 몇 시간 혹은 며칠을 더 기다려야 올 것이다.

✦본격 징후: 임신부가 진진통에 들어갔다는 확실한 징후, 즉 자궁 경부가 얇아지고 열리며 아기가 골반으로 진입하기 시작했다는 징후이다.

위와 같은 징후의 의미를 안다면 진통이 와도 정확하게 해석할 수 있을 것이다. 때로 임신부가 정말로 진진통중인지 아닌지를 알아내기 위

3 자궁은 심장과 같이 자율적으로 움직이는 근육이다. 자궁 수축을 임신부가 느끼는 양상은 다양하다. 임신 전에는 '생리통'과 같은 양상을 띠며, 임신 초기에는 '팽창통'을 느낀다. 자궁이 커지면서 자궁 수축은 더 강하고 길게 느껴지는데, 규칙성이 없고 자궁 경부가 열리는 조산의 가능성이 없으면 '가진통'이라고 한다. 만삭이 되어 출산 시기가 되면 가진통은 점점 더 강하고 규칙적으로 되다가 어떤 시점에 도달하면 멈추지 않고 반복적으로 계속 수축한다. 이러한 수축은 결국 아기를 낳는 것으로 이어지는데 이를 '진진통'이라고 한다.— 옮긴이.

진진통의 징후들

1. 가능성(준비) 징후: 임신 후기의 변화

징후와 증상	설명
• 애매하게 계속되는 허리 통증으로 가만히 있기 어렵다.	• 임신중 흔히 발생하는 피로에 의한 허리 통증과는 다르다. 자세를 계속 바꿔줄 필요가 있다.
• 몇 번의 부드러운 장 움직임이 있다. 때때로 독감에 걸렸을 때처럼 아픈 느낌을 동반하기도 한다.	• 이러한 징후가 다른 증상을 동반한다면, 혈액에 프로스타글란딘과 같은 호르몬이 증가해서 그런 것일 수 있다. 이 호르몬은 자궁 경부를 부드럽고 얇게 하며 장 운동을 촉진한다. 그러나 장 움직임만 있으면 단순히 소화 관련 문제일 수 있다.
• 생리통과 비슷한 통증이 생겼다 사라지기를 반복한다. 불편한 느낌이 넓적다리(대퇴)까지 이어질 수 있다.	• 프로스타글란딘의 작용이나 초기 자궁 수축과 관련될 수 있다. 본격적인 징후가 나타날 때까지 수 주간 나타났다 사라지는 과정을 반복하거나, 지속적으로 진행될 수도 있다.
• 예외적으로 힘이 솟아서 청소나 정리 같은 힘든 일을 하기도 한다. 이를 둥지 본능nesting urge이라고 한다.	• 임신부가 진통을 견딜 수 있는 힘과 에너지가 충분하다는 것을 보여준다. 하지만 임신부는 너무 힘든 일로 지치지 않도록 주의해야 한다.

2. 예비(초기) 징후

징후와 증상	설명
• 질에서 이슬이라고 하는 점액질이 흘러나온다. 진통을 겪는 동안 이슬이 흐르다 멈추기를 반복할 수 있다.	• 자궁경부가 얇아지는 것과 관련이 있다. • 다른 징후가 나타나기 전에 며칠 동안 지속될 수도 있고, 자궁 수축이 진행되고 나서야 나타날 수도 있다. • 산전 내진이나 성 관계 이후 며칠 내에 분비물이 나올 수도 있다. 이는 종종 이슬로 오인되지만 진통의 징후는 아니다. 이슬은 색이 분홍이거나 빨갛고 점성이 있다. 내

징후와 증상	설명
	진이나 관계 후의 분비물은 갈색을 띠는 경향이 있다.
• 양막이 열려서 질에서 조금씩 양수가 흐른다.(왈칵 쏟아지는 것은 아님)	• 임신부 다섯 명 중 한 명꼴로 진통 전에 양수가 흐르기도 한다. 일단 의료진에게 알려야 한다.
• 진통이 지속적으로 나타나나, 더 길어지거나 강해지거나 간격이 좁아지지는 않는다. 이를 보통 초기 진통 또는 브랙스톤 힉스 수축이라고 한다.	• 자궁 경부가 열릴 준비를 할 수 있도록 자궁을 부드럽고 얇아지게 한다. • 자궁 경부가 열리지 않았다고 낙담할 필요가 없다. • 일반적으로 아프지는 않으나, 오랜 시간 지속되면 임신부가 지치거나 낙담할 수 있다.

3. 본격 징후

징후와 증상	설명
• 자궁 수축이 더 길어지고 강해지며 간격이 짧아진다. 대개 출산 호흡을 할 시기가 될 때까지 지속된다. • 경산부의 경우 지속적인 패턴으로 들어가기 전 며칠간 자궁 수축이 나타났다 사라지기를 반복하면서 진행하기도 한다.	• 자궁 경부가 열리고 있다면 10~12번의 진통 동안 다음과 같은 특징이 아나타난다. ① 한 번 진통이 오면 평균 1분 정도 지속된다. ② 5분 이하의 간격으로 온다. ③ 강도가 매우 세게 느껴지고 아프기도 하다. • 진통과 함께 이슬(점액질)이 보이면 더 분명한 징후이다. • 임신부는 진통에 집중하게 된다. • 또한 이러한 수축의 파도를 복부나 허리 혹은 양쪽 모두에서 느낄 수 있다.
• 자연스럽게 양막이 열리고 양수가 흘러나온다. 수 시간 내에 강한 수축이 온다.	• 흔히 급속한 진행으로 이어질 수 있다. • 양막은 보통 진통 후기에 열린다. 약 10퍼센트의 임신부가 진통 전 양수가 많이 흐르는 경험을 한다.

▶**주의할 것!** 임신 37주 이전에 2시간 이상 뚜렷한 진통을 느끼고 간격이 15분 이하이면서 위에서 살펴본 예비(초기)/본격 징후 중 하나라도 보이면 바로 의료진에게 문의해야 한다. 이는 조기 진통일 가능성이 있으며 조산으로 이어질 수 있기 때문이다. 조기에 발견할 경우 적절한 조치를 취할 수 있다.

해 조산사나 의사의 도움을 받아야 할 경우도 있다. 37주 전에 위의 예비 또는 본격 징후 중 하나라도 보이면 의사에게 반드시 문의해야 한다. 조산이 시작된다는 의미일 수도 있기 때문이다.

진통이 시작되기 전 양수가 흐른다면

진통이 시작되기 전에 양막이 열리거나 양수가 흐른다면 아래의 양상을 관찰하여 그 결과를 의료진에게 알린다.

1. 양수의 양: 뚝뚝 떨어지는지, 흐르는지, 아니면 쏟아지는지? '흐른다'는 것은 임신부가 위치를 바꾸었을 때도 양수가 새는 상태를 말한다. 약 20퍼센트 정도의 임신부에게 이 증상이 나타난다. '왈칵 쏟아지는' 상황은 뭔가 퍽 터지는 소리나 느낌과 함께 걷잡을 수 없이 양수가 흘러나오는 것을 말한다. 약 10퍼센트 정도의 임신부에게서 발생한다.

2. 양수의 색: 정상적인 양수는 맑고 색이 없거나 쌀뜨물 같다. 때론 혈액이 섞여 있을 수 있다. 만약 적갈색이거나 푸른색을 띠고 있다면 아기가 변을 본 것일 수 있다. 이는 자궁 안에서 아기가 스트레스를 받는 상황일 수도 있다.

3. 양수의 냄새: 일반적으로 양수는 거의 냄새가 없다. 만약 악취가 난다면 자궁 안에 염증이 있다는 뜻일 수 있다.

이와 같은 정보를 바탕으로 의료진은 임신부를 집에 있게 할 것인지, 아니면 병원에 입원하게 할 것인지 결정한다. 일단 병원으로 가서, 흘러나온 물질이 양수인지 아니면 다른 물질(점액이나 소변)인지 판단한다.

일단 양수가 흐르면 임신부는 외부 박테리아에 의해 자궁이 감염되지 않도록 주의해야 한다. 질 안에는 아무것도 넣어서는 안 된다. 탐폰도 사용하지 말고, 성 관계도 하지 않는다. 손가락으로 자궁 경부를 확인해서도 안 된다. 깨끗한 욕조에서 가볍게 목욕하는 것은 가능하다.

본격 진통에 들어가기 전에 의사는 임신부의 자궁 경부가 얇아져 있는지 알아보기 위해 내진을 하는데, 이때 이미 양막이 열린 경우라면 주의해야 한다. 박테리아 감염 가능성이 커지기 때문이다. 다만 양막 상태를 알아보기 위해 양수를 채취하는 일은 예외이다. 이때 사용하는 질 확대경은 소독된 것이고 이 외에 다른 무엇도 질 안에 넣지 않으므로, 이 절차는 감염의 위험이 거의 없다.

대부분의 의사들은 조기 양수 파수시 어떻게 해야 한다는 가이드라인을 가지고 있다. 어떤 의사는 양수가 흐른 뒤 몇 시간 내에 분만을 유도하고자 할 것이고, 어떤 의사는 기다릴 것이다. 미리 그 병원의 방침에 관해 알아두는 것이 좋다. 만약 임신부가 감염 위험이 낮다면(예컨대 B군 연쇄상구균에 대해 음성 반응을 보이고 내진을 하지 않았다면), 합병증이 없고 임신부와 태아 모두 건강하다면, 유도분만을 늦춰달라고 요구할 수 있다.

주의할 것! 양수가 흐를 때 아주 드물게 아기의 탯줄이 함께 자궁 밖으로 빠져나오기도 한다. 이를 탯줄(제대) 탈출이라고 하는데, 이는 초응급 상황이다. 7장에 자세한 내용이 나와 있다.

준비 진통

임신부는 꽤 강하고 규칙적인 진통을 느끼지만 내진을 해보면 자궁 경부가 전혀 열리지 않은 경우가 종종 있다. 이럴 때 의료진은 출산으로 이어질 진통이 아니라는 뜻에서 이를 가진통이라고 하는데, 실은 준비 진통이라는 말이 더 정확하다. 왜냐하면 그런 자궁 수축에 '가짜'는 없기 때문이다. 이런 준비 진통이 있은 후 진진통으로 이어지는 몇 가지 변화가 나타난다. 이러한 준비 진통을 브랙스톤 힉스Braxton Hicks 수축(예비 징후 또는 초기 징후)이라고도 부른다. 준비 진통을 겪은 많은 여성들은 검사 결과 진통이 아니라는 말을 들으면 낙담하고, 자신이 잘못 안 것에 대해 창피해한다. 혹은 진통을 알아내는 데 자신감을 잃기도 한다. 그럴 때 출산 동반자나 둘라의 역할이 중요하다. 아래의 조언을 참조하면 좋다.

＋먼저 임신부가 경험한 진통이 '가짜'가 아닌 준비 진통이란 사실을 알려준다. 아직 자궁 경부가 안 열렸을 뿐이다.

＋진통은 자궁 경부가 2센티미터 이상 열리면 비로소 본격화되는데, 거기까지 가기 위해 자궁 경부가 부드러워지고 얇아지는 과정을 거친다. 지금 그러한 과정을 거치는 중이니 너무 낙담할 필요가 없다고 격려한다.

＋진행이 더뎌 임신부가 힘들어한다면 아래에 나오는 진진통의 6단계 진행 과정을 상기시킨다.

＋의사에게 자궁 경부가 앞으로 움직였는지, 그리고 더 부드러워지고 얇아졌는지 물어본다.

＋3장의 '준비 진통'(91쪽)과 5장의 '진행이 느린 진통'(228쪽)을 참

조하여 본격 진통이 시작되기 이전의 수축들에 대비한다.

만약 임신부가 위의 본격 징후 가운데 한 가지라도 보인다고 확신한다면 자궁 경부가 열리는 중이다. 자궁 수축이 한동안 ① 더 길어지고 ② 더 강해지며 ③ 간격이 좁아진다면 준비 진통이 아니라고 생각해도 좋다.

진진통의 6단계

진통과 출산은 아래의 6단계를 거쳐 진행된다. 자궁 경부가 얇아지는 것은 4단계에서 일어나는 일임을 주목할 필요가 있다. 첫 3단계는 주로 임신 후반 몇 주에 걸쳐 동시에 그리고 서서히 일어난다.

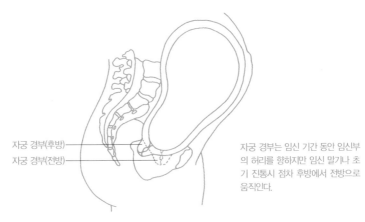

자궁 경부(후방)
자궁 경부(전방)

자궁 경부는 임신 기간 동안 임신부의 허리를 향하지만 임신 말기나 초기 진통시 점차 후방에서 전방으로 움직인다.

진통시 자궁 경부의 움직임

1. 호르몬과 프로스타글란딘의 활동으로 인해 자궁 경부가 더욱 부드러워진다.
2. 자궁 경부 위치가 바뀐다. 자궁 경부는 대부분의 임신 기간 동안

임신부의 허리를 향하지만, 점차 앞을 향해 움직인다. 자궁 경부의 위치는 내진으로 알 수 있으며 허리를 향하는 경우를 '중심 또는 후방에 위치한다'로 표현하고 앞을 향하는 경우를 '전방에 위치한다'로 표현한다.

3. 자궁 경부가 얇아지고 길이가 짧아진다. 약 2~4센티미터 길이의 자궁 경부가 점점 짧아지고, 체다치즈 정도에서 종잇장 정도의 두께가 된다. 얇아지는 정도는 두 가지 방법으로 측정한다.

✦경부의 두께(퍼센트): 경부의 두께가 0퍼센트라는 것은 아직 얇아지거나 부드러워지지 않았다는 뜻이다. 50퍼센트는 자궁 경부가 원래 두께의 반 정도 되었다는 뜻이며, 100퍼센트는 종잇장 두께 정도로 얇아졌다는 의미이다.

✦경부의 길이(깊이): 자궁 경부의 깊이가 2~4센티미터라는 것은 전혀 얇아지지 않았다는 뜻이다. 2센티미터는 50퍼센트 얇아진 것이고, 1센티미터 미만이라면 80~90퍼센트 얇아진 것이다. 단 자궁 경부의 길이와 아래 4번의 자궁 경부가 얼마나 열렸는가 하는 것은 다른 개념이니 혼동하지 말아야 한다.

4. 자궁 경부가 열린다. 자궁 경부는 위에서 말한 변화를 겪은 후 본격 진통의 징후가 나타나기 전에 1~3센티미터 정도 너비로 열리며, 수축이 진행되면서 더 많이 열린다. 지름 약 10센티미터 정도까지 완전히 열려야 아기가 나온다.

5. 아기의 턱은 가슴 쪽으로 당겨져 있고 머리는 회전한다. 이렇게

진통시 자궁 경부의 변화

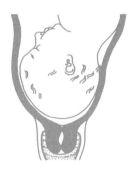 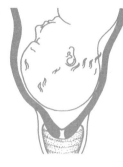 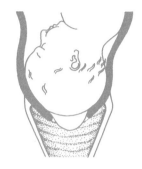

아직 자궁 경부가 얇아지거나 확장되지 않은 상태(두께 10%). 길이(깊이) 3~4센티미터

자궁 경부가 1센티미터 길이에 1센티미터 열린 정도(두께 80%)

자궁 경부가 종잇장처럼 얇아지고(두께 95%) 4센티미터 열린 정도. 양막이 부풀어 있다. 아기의 하강이 더 진행된다.

아기의 하강 정도 측정

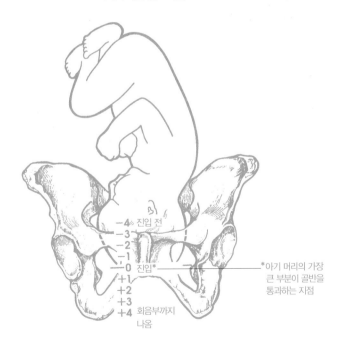

－4 진입 전
－3
－2
－1
－0 진입*
＋1
＋2
＋3
＋4 회음부까지 나옴

*아기 머리의 가장 큰 부분이 골반을 통과하는 지점

해서 아기는 산도를 쉽게 통과할 수 있는 상태를 스스로 만든다. 때로 머리가 큰 아기라면, 회전하기 전에 머리의 모양을 산도에 맞게 만든다. 이로 인해 머리의 모양이 더 길어지고 가늘어진다. 태어난 후 하루 이틀 동안은 이상하게 보일지 몰라도 잘못된 것은 아니며, 이후에는 다시 둥근 모양으로 돌아온다.

6. 아기의 머리가 산도에 맞게 계속 회전하면서 자궁 경부, 골반, 질을 통해 내려온다. 이렇게 아기가 어느 정도까지 내려왔는지를 확인하는 하강의 정도를 스테이션station이라고 한다. 이 스테이션을 통해 아기의 머리(역아인 경우 엉덩이나 다리)가 어디쯤 위치하고 있는지 파악한다. 보통 스테이션은 센티미터로 측정되며, -4~+4의 범위로 표시한다. '0'의 위치는 아기의 머리의 가장 큰 부위가 엄마의 골반을 통과하는 지점을 의미한다. -1~-4는 머리가 골반 중간을 기점으로 위로 몇 센티미터 정도에 위치한다는 뜻이다. 플러스 숫자가 크면 클수록 아기의 머리는 외부와 가깝고 출산이 임박한 상태이다.

위의 4~6단계(자궁 경부가 2~3센티미터쯤 열리고, 아기가 회전하면서 하강하는 단계)는 처음 세 단계가 잘 진행되어야 다음 과정으로 이어진다. 다시 말해 자궁 경부가 단단하고 두텁거나 열리지 않은 상태라면 진통 출산의 준비가 되지 않았다는 뜻이다. 자궁 경부가 열리기 전에는 아기는 회전하지 않으며 더 이상 아래로 내려오지도 않는다. 처음 세 단계는 임신부들이 잘 인지하지 못하는 사이에 진행된다. 때로 비교적 짧은 시간 안에 아주 강한 비진행 수축을 겪기도 하는데, 이것이 위에서 살펴본 준비 진통 혹은 브랙스톤 힉스 수축이다.

수축 시간 재기

초기 진통에서 출산 동반자가 해야 할 중요한 일 중 하나는 수축 시간을 재는 것이다. 수축의 시간, 강도, 빈도의 변화는 진통 진행 상황을 알려주는 중요한 정보이다. 따라서 정확하게 시간을 재는 방법을 알고 기록을 하는 것이 좋다. 이 기록은 이후에 의료진에게 아주 유용한 정보가 된다. 수축 시간 재는 법은 다음과 같다.

1. 초침이 있는 시계를 사용한다.
2. 84쪽의 '초기 진통 기록' 견본을 참고로 작성한다.
3. 모든 수축을 일일이 기록할 필요는 없다. 그 대신 대여섯 번의 수축 시간을 연달아 기록하고, 한동안(수축이 얼마나 빨리 변화하는가에 따라 몇 분 혹은 몇 시간이 될 수도 있다) 멈춘다. 이후 수축이 변화했다고 생각하거나 진통의 다른 징후들이 나타날 때 다시 대여섯 번의 수축을 더 기록한다.
4. 각 수축이 시작된 시각을 정확하게 기록한다.
5. 각 수축이 얼마 동안 지속되었는지는 '지속된 시간'란에 초 단위로 적는다. 수축은 대개 진통 초기에는 20~50초간, 진통 후기에는 1분 30초~2분간 지속된다. 출산 동반자나 의료진은 수축이 언제 시작되고 끝나는지 정확히 알기 어려우므로, 가장 좋은 방법은 임신부 스스로가 수축이 시작되고 끝나는 것을 느낄 때 기록하는 것이다.
6. 하나의 수축에서 다음 수축까지 걸리는 시간을 계산하여 '간격'란에 기록한다.(예를 들어 하나의 수축이 7시 32분에 시작되었고 다음 수축이 7시 38분에 시작되었다면, 그 간격은 6분이 된다.) 다음 수축도 마찬가지로 기

초기 진통 기록

날짜 _____

수축이 시작된 시각	지속된 시간(초)	간격(시작된 시각과 다음 수축 시각까지 걸린 시간)(분)	기타(수축의 강도, 음식물, 대응 방법, 질 분비물 등)

록한다.

7. '기타'란에는 의미가 있을 만한 것은 무엇이든 기록한다. 자궁 수축이 이전에 비해 얼마나 강하게 느껴지는지, 임신부의 식욕이 어떠한지, 무엇을 먹었는지, 진통을 어떻게 대처하고 있는지(4장의 내용을 참조할 수 있다), 양수가 흐르거나 왈칵 나왔는지 등을 출산 동반자가 기록한다.

병원이나 출산 센터에 전화를 할 때에는 여기에 기록한 내용을 알려준다.

'언제 병원에 갈 것인가' 혹은 '언제 조산사를 부를 것인가'에 대한 내용은 3장에 정리되어 있다. 이제 진통의 양상을 알았으니 다음 장에서 진통중에 생기는 일과 대처 방법에 대해 알아보자.

3. 진통의 진행 단계

아내가 진통에 들어가자 나는 서둘러 둘라에게 연락했다. 둘라만 오면 바로 병원으로 이동하는 줄 알았다. 하지만 우리가 병원으로 간 것은 아내가 첫 수축을 느끼고 잠에서 깬 지 16시간 만이었다. 출산은 생각했던 것보다 훨씬 더 오랜 시간이 걸리는 일이었다.

—스코트, 새내기 아빠

출산 교실에서 진통의 단계와 내가 알아야 될 것들에 대해 잘 알려주었다. 하지만 막상 진통이 오면 당황해서 배운 내용을 제대로 기억하지 못할까봐 걱정이 되었다. 그러나 진통이 시작되고 큰 수축이 한 번 오자 배운 내용이 한꺼번에 떠올랐다. 여성은 본능적으로 어떻게 아이를 낳고 길러야 하는지 알고 있다고 한다. 남편들도 진통하는 아내를 돕는 법을 본능적으로 알고 있는 것 같았다. 단지 그런 본능을 다룰 지식과 정보가 부족했을 뿐.

—하워드, 새내기 아빠

진통과 출산은 사람이 할 수 있는 가장 강렬한 체험 중 하나이다. 그렇기 때문에 임신부뿐만 아니라 임신부를 돕는 사람들에게도 육체적으로나 정신적으로 큰 부담이 될 수밖에 없다. 진통은 예측이 불가하다. 때로는 조금 약하게, 때로는 매우 강하게 다가온다. 하지만 진통을 오롯이 견뎌내고 출산한 엄마는 엄청난 성취감과 함께 '나의 아기'라는 무엇과도 바꿀 수 없는 큰 선물을 받게 된다.

진통은 마라톤이다

자연스러운 진통과 출산은 마라톤과 유사한 점이 많다. 출산과 마라톤 모두 참여자에게 육체적인 통증과 심리적인 부담을 줄 수 있다. 둘 다 강인한 체력과 인내력을 요구한다. 또한 참여자가 유연한 태도를 가지고 있고 다음과 같은 준비가 잘되어 있을 때에는 좀 더 관리하기가 쉬워진다.

+ 진행 과정에 대한 지식
+ 경험 많은 안내자와 함께 세운 사전 계획
+ 운동과 건강 관리
+ 주위의 격려와 지원
+ 근육의 통증과 피로는 진행 과정의 부수적인 결과라는 인식
+ 수분과 적절한 영양 섭취
+ 스스로 속도를 조절하는 능력
+ 필요한 경우에 도움을 줄 의료진

마라톤 선수나 임신부 모두 다양한 목표를 갖고 경기나 출산에 임하게 된다. 어떤 선수는 일등으로 들어오는 게 목표지만, 어떤 선수는 완주 자체가 목표이다. 어떤 엄마는 가능하면 의료적인 중재 없이 평화롭게 아기를 낳기를 원한다. 반면 어떤 엄마는 과정이야 어떻든 아기를 낳는 것 자체에 의미를 둔다. 운동 선수와 임신부 모두 진행 과정이 순탄하지 않거나, 앞으로의 여정에 대한 공포가 커지고 자신감이 없어진다면, 혹은 심한 통증을 호소한다면, 적절한 도움을 받아야 한다. 운동 선수라면 속도를 늦추거나 경주를 포기해야 할 것이고, 진통중인 임신부라면 계획을 변경해 안전하고 만족스러운 방법으로 출산을 하도록 해야 한다.

마라톤 주자와 임신부의 차이점도 있다. 가장 큰 차이는 선택의 여부이다. 마라톤 주자는 반드시 그 경주에 참가할 필요가 없다. 뛸지 말지 자신이 결정한다. 반면에 임신부는 반드시 진통과 출산의 과정을 거쳐야 한다. 또 하나 차이는 예측 가능성의 정도이다. 마라톤 주자는 경주가 언제 열리는지, 그 코스의 길이가 어느 정도인지를 알고 미리 연구하고 달려볼 수 있다. 코스는 변경되지 않으며 모든 참가자에게 동일한 조건이다.

하지만 출산은 많은 것이 불확실한 일이다. 임신부는 진통이 언제 시작될지, 얼마나 오래 걸릴지, 혹은 얼마나 아플지 알 수 없다. 친정엄마가 겪은 진통이나 다른 임신부가 겪은 진통과 비슷할 수도 있고 다를 수도 있다. 밤에 진통이 오면 어떻게 해야 할지, 잠을 잘 잘 수 있을지, 산후에는 무엇이 어떻게 진행될지 예측할 수도 없다. 모든 출산은 다르고 고유하기 때문이다.

출산 동반자들의 가장 큰 과제는 이런 다양한 변수가 있는 출산을 도와야 한다는 것이다.

출산 교실에 참가한 출산 동반자들은 종종 이런 질문을 한다.

✦ 자궁 경부가 얇고 부드러워지기 시작하면 보통 얼마 뒤에 진통이 시작되나요?

✦ 수축이 시작되면 바로 병원에 가야 하나요?

✦ 아기를 산도에서 밀어내는 단계는 얼마나 지속되나요?

✦ 언제 직장에 휴가를 내야 하나요?

✦ 진통은 얼마나 아픈가요?

✦ 언제쯤 되면 아기가 밤에 깨지 않고 쭉 자나요?

✦ 모유 수유는 얼마 동안이나 해야 하나요?

이런 질문을 받을 때마다 나는 마치 즉답을 피하는 정치인이 되는 듯하다. "몇 시간, 아니 며칠이 걸릴 수도 있어요. 하지만 잘되고 있는지 그렇지 않은지 정도는 알 수 있을 거예요." "상황에 따라 달라요." "정확히 알 수 없어요." "사람마다 느끼는 게 모두 다릅니다." "말씀드리기 어렵네요."

안타깝게도 그런 질문에 정확한 답을 주기란 불가능하다. 임신부 개개인의 진통은 저마다 다르기 때문이다. 핵심은 그 예측 불가능성을 받아들이고 진통이 진전될 때 조절해야 한다는 것이다. 막연하게 들리겠지만, 분명한 것은 이 모든 예측 불가능성에도 불구하고 의지할 수 있는 몇 가지 예시 답안은 있다는 것이다.

이번 장에는 이런 신비한 과정에서 예상할 수 있는 것들에 대한 정보를 담았다. 출산 동반자는 이 장에서 진통과 출산시 일반적으로 일어나는 일들과 그 과정에서 임신부를 도울 다양한 방법을 배우게 될 것이다. 또한 진통하는 여성들의 경험을 이해하고 육체적·정신적으로 도울 수 있는 구체적인 방법도 배울 것이다.

진통 출산 과정을 이해하려면 다음 용어들을 익힐 필요가 있다.

✦준비 진통: 실제 진통이 시작되는 초기 단계에 찾아오는 수축감을 말한다. 자궁 경부는 열리지 않은 상태이고 불규칙한 수축이 느껴지나, 때로 진진통과 같이 규칙적인 수축이 나타나기도 한다. 출산 1기로 바로 이어져 자궁 경부가 열리기도 한다.

✦출산 1기: 자궁 경부가 완전히(10센티미터) 열리는 시기이다. 진통 간격이 규칙적이고 강도가 세진다.

✦출산 2기: 아기가 산도를 통해 나오는 단계이다.

✦출산 3기: 태반이 나오고 출산이 마무리되는 단계이다.

진통 출산 과정에 관해서는 이 장 후반부에 그림으로 정리되어 있다. 자궁 경부가 열리는 출산 1기와 아기가 산도를 통해 나오는 출산 2기는 각각 세 단계로 다시 구분된다. 각 단계마다 진통의 양상이 다르므로, 임신부는 단계에 맞춰 심리적인 적응을 해나가야 한다. 이 장 마지막에는 이 모든 과정이 표로 정리되어 있다.

준비 진통

준비 진통을 잘 이해하고 준비하는 것은 매우 중요한 일이다. 준비 진통을 할 때 어떤 일이 일어나고 어떻게 임신부를 도와야 할지 잘 알고 있으면, 적절한 시간에—즉 너무 이르거나 너무 늦지 않게—병원이나 출산 센터에 가거나 조산사를 부를 수 있다. 너무 일찍 병원에 가면 집으로 되돌아올 가능성이 높고, 만약 진행을 잘 기다려주지 않는 병원이라면 일찍부터 의료적 중재를 할 수도 있다. 약물을 사용하거나 의료적인 중재를 한다고 해서 모든 진통 출산이 더 빨리 진행되는 것은 아니다. 때로는 하나의 의료적 중재가 또 다른 중재를 불러올 수도 있다. 그렇기에 임신부가 적절한 타이밍에 병원에 가는 것은 자연스러운 진통 출산을 위해 매우 중요한 일이다.

초산의 임신부에게 준비 진통은 어떻게 오는가?

임신부가 초산이라면 준비 진통에 대해 더 잘 알아둘 필요가 있다. 준비 진통이 시작되면 임신부는 자궁이 수축되는 느낌을 갖게 된다. 밤에 자다가 당기는 느낌이 들거나, 내장이 압박을 받는 듯한 느낌이 들기도 한다. 대개는 규칙적이지 않고 왔다 갔다 하지만, 간혹 상당히 규칙적으로 찾아오기도 한다. 준비 진통이 진진통과 다른 점은 시간이 지나도 강도가 그리 강해지지 않는다는 것이다. 진통이 더 이상 진전되지 않고 어느 순간 멈추는 느낌이 든다. 자궁 경부가 부드러워지고 얇아지지만, 1~2센티미터 이상은 열리지 않는다.

모든 임신부가 준비 진통을 경험하는 것은 아니다. 어떤 엄마는 배가 약간 뭉치는 듯한 느낌만 받다가 바로 진진통 단계로 들어가기도 한다. 또 준비 진통의 조짐이 전혀 없이 즉각 진진통에 들어가는 경우도 있다.

출산 경험이 있는 임신부에게 준비 진통은 어떻게 오는가?

경산부經産婦(출산 경험이 있는 엄마)에게 준비 진통은 조금 다른 양상으로 찾아오기도 한다. 밤에는 진진통에 들어간 듯한 느낌이 들 정도로 강한 수축이 오다가 아침이 되면 가라앉고, 다시 밤이 되면 몇 시간 동안 수축이 이어지기도 한다. 나는 이것을 간헐적 수축이라고 부른다. 자궁 경부가 3~4센티미터 열렸더라도 강하고 규칙적인 진통이 오지 않을 수 있다. 또한 강하고 규칙적인 진통이 찾아온 이후에는 진행이 상당히 빨라질 수도 있다. 물론 예외는 있다.

경산부의 준비 진통은 임신부 본인이나 출산 동반자는 물론 심지어 의사까지도 혼란스럽게 할 수 있다. 진통의 조짐과 진짜 진통의 구분이 쉽지 않기 때문이다. 그리고 경고도 없이, 준비 진통의 수축은 본격적인 수축이 된다.

준비 진통은 얼마 동안 지속되는가?

준비 진통이 지속되는 시간은 임신부에 따라 다르다. 몇 시간이 될 수도 있고, 며칠 동안 지속될 수도 있다.

임신부는 어떤 느낌이 들까?

준비 진통을 하는 동안 임신부는 다음과 같은 감정을 경험할 수 있다.

✛진통인지 아닌지에 대한 혼란

✛곧 아기를 보게 되리라는 흥분과 기대

✛생각하는 것보다 자궁 경부가 더 많이 열리지 않았을까 하는 염려

✛진통이 예상보다 빨리 진행되거나 통증이 생각보다 강할 때에 생길 수 있는 두려움

준비 진통이 여러 날 계속된다면 임신부는 다음과 같은 느낌이 들 수도 있다.

✛앞으로 일어날 일에 대한 불안감과 여러 징후들로 인한 혼란스러움

✛오랜 기다림 끝의 낙담

✛잠을 자지 못해 생기는 피로감

✛자궁 수축감은 있지만 진행이 되지 않는 경우, 혹시 내 몸이 적절하게 기능하지 못하는 건 아닌가 하는 걱정

✛본격 진통이 시작될 때 너무 지쳐서 제대로 해내지 못할 것 같은 염려

의료진은 무엇을 할까?

이 단계에서 의사는 문진표나 임신부가 직접 작성한 기록지를 검토하고, 집에서 기다리게 할 것인지 아니면 병원에 내방하도록 할 것인지 혹은 바로 입원하게 할 것인지를 판단하게 된다.

✦임신부가 가정 출산을 계획했다면 집을 방문하여 검진한다.

✦당혹스러운 과정을 잘 보내도록 조언과 격려도 해준다.

✦가벼운 목욕 등 휴식을 돕는 방법을 제안한다. 준비 진통이 장시간 지속된다면 수축 강도를 낮추는 약물을 제안한다. 이때 사용되는 약물에 대한 정보는 8장에 소개되어 있다.

✦진통 속도를 높이는 시도를 할 수도 있다.

출산 동반자는 어떤 느낌이 들까?

출산 동반자는 다음과 같은 감정이 생길 것이다.

✦임신부의 통증 정도를 가늠할 수 없어서 생기는 혼란스러움

✦병원이나 출산 센터에 제 시간에 가야 한다는 염려

✦준비 진통이 오래 지속될 것 같은 막막함

✦진통의 징후가 분명하지 않아 생기는 답답함

✦자신이 임신부를 충분히 도와주고 있는지 혹은 임신부가 잘하고 있는지에 대한 걱정

✦아기를 만날 날이 가까워졌다는 데서 오는 흥분감

✦임신부를 더 잘 돕겠다는 각오나 결심

✦임신부가 밤에 잠을 잘 자지 못해 피곤해하거나 기운이 빠질까봐 걱정하는 마음

✦임신부 옆에서 함께 밤을 새웠을 때의 피로

✦임신부는 준비 진통을 하고 있는데 혼자 잠을 잤을 때에 드는 미안함

출산 동반자는 어떻게 도울 수 있을까?

출산 동반자는 준비 진통을 겪고 있는 임신부를 다음과 같이 도울 수 있다.

✦준비 진통이 길어진다고 해서 의학적으로 문제가 있는 것은 아님을 알아야 한다. 친구나 다른 가족들의 도움을 받을 수도 있다.

✦준비 진통임을 인지하고, 가끔 시간을 재서 수축의 진행 상황을 확인한다. 만약 진행이 되지 않는다면, 임신부가 생각하는 진통과는 다른 양상이며 여전히 준비 진통임을 알려준다.

✦의료진과 통화하고, 필요하다면 검진을 예약한다.

✦배고프면 먹고 목이 마르면 마시도록 임신부를 격려한다.

✦임신부가 수축에만 집중하지 않도록 마사지, 독서, 산책, 친구 만나기 등 다양한 일상생활을 함께 한다.

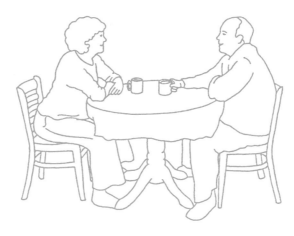

일상생활을 하며 준비 진통 보내기

✦5장의 '진행이 느린 진통'(228쪽)의 내용을 참조하여, 준비 진통이 오랫동안 지속될 경우 구체적인 대처 방법을 찾아본다.

둘라는 어떻게 도울까?

둘라를 고용했다면 준비 진통 단계에서도 조언을 구할 수 있다. 특히 준비 진통이 오랫동안 지속된다면 반드시 연락을 취해야 한다. 전화 통화를 해도 좋고 직접 만나도 괜찮다. 이런 경우 보통 둘라는 임신부와 출산 동반자의 이야기를 들으며 상황에 맞는 조언을 해줄 것이다. 지쳐 있다면 힘이 나는 얘기를 들려줄 것이며, 잠을 못 자 피곤해한다면 쉬도록 도울 것이다. 진통의 진행 과정에 대해 조언하고, 준비 진통에 도움이 되는 진통 완화법도 알려줄 것이다. 집이 가깝다면 임신부와 함께 산책을 가거나, 출산 가방을 싸거나, 과자를 굽는 등의 일상을 함께 해줄 수도 있다. 그러는 동안 출산 동반자는 잠깐 짬을 내어 뭔가를 사러 가거나 눈을 붙이거나 샤워를 할 수도 있다. 의료진에게 전화를 해야 할 때와 병원에 가야 할 때를 정하는 데 도움을 줄 수도 있다. 수축이 약해지고 둘라가 옆에 없어도 괜찮은 상황이면 둘라는 집으로 돌아가도 된다.

자궁 경부의 열림

자궁 경부의 열림

자궁 경부는 출산 1기에 열린다. 보통 자궁 경부가 열릴 때면 진통이 길고, 강해지며, 간격이 좁아진다. 출산 1기는 자궁 경부가 완전히 열려 약 10센티미터 정도가 되었을 때 끝난다. 보통 자궁 경부가 열리는 시기는 3단계로 나누어진다. 초기 진통, 본격 진통, 그리고 자궁 경부가 거의 다 열려 아기가 산도로 진입하는 이행기이다.

준비 진통에서 자궁 경부가 열리는 단계까지는 조금씩 진행되므로, 자궁 경부가 열리는 순간을 정확하게 알기는 어렵다.

교과서적인 진통을 하는 경우, 수축은 점진적이고도 지속적으로 그 강도가 세지고 간격이 좁아진다. 초기 진통은 한 번에 30~40초 정도 지속되며 간격은 5~20분까지 다양하다. 물론 예외가 있지만 대체로 초기 진통은 약물의 도움 없이 호흡과 이완으로 견딜 만하다. 하지만 자궁 경부가 8~9센티미터 열리면 한 번의 진통이 90초 이상 지속될 수 있고, 강도도 매우 강해진다. 진통 간격은 매 2~4분 사이가 된다.

자궁 경부가 완전히 열릴 때까지 얼마나 걸리는가?

자궁 경부가 완전히 열리기까지는 2~24시간이 걸리며, 초산인 경우 4시간 이내는 거의 없다. 이 시기가 얼마나 오래 갈지는 정확히 알 수 없지만 진통이 시작되는 양상을 보면 약간의 예측은 할 수 있다.

수축이 초기부터 아주 길거나 강도가 세고, 간격이 예상보다 좁다면, 생각보다 빨리 진행될 가능성이 있다. 이때는 조산사나 병원에 전화하여 정확한 상태를 알리고 의료진의 조언을 구하는 것이 좋다. 크게 걱정할 필요는 없다. 다만 지나치게 빠른 진행에 관해서는 5장에 자세히 실려 있다.(217쪽) 반대로 수축이 장시간 동안 아주 서서히 견딜 만한 정도로 계속되는 경우도 있다. 진통이 길어지면 낙담하게 되고, 피로가 쌓이며, 걱정이 생길 수 있다. 이때는 긍정적으로 생각하고, 길어지는 진통에 자신을 맞추려는 태도가 필요하다.

의료진에게는 언제 전화해야 하는가?

다음 상황이 진행된다면 바로 의료진과 통화하는 것이 좋다.

✦ 37주 이전에 진통의 징후, 즉 조산기가 있을 때

✦ 산도로 양수가 졸졸 흐르거나 왈칵 쏟아지는 느낌이 들 때

✦ 하나의 진통이 지속되는 시간이 길고 강해지면서 진통 간격은 줄어들 때

✦ 경산인 경우 진통에 들어갔다는 느낌이 들 때(경산은 대개 초산보다 진행이 빠르다.)

✦ 이슬보다는 출혈에 가까운 혈흔이 계속 비칠 때

✦ 기타 궁금하거나 걱정되는 것이 있을 때

초기 진통

초기 진통이란 무엇인가?

진통이 시작된 때부터 자궁 경부가 4~5센티미터로 확장될 때까지를 초기 진통기 또는 잠복 진통기라고 한다. 준비 진통과 달리 자궁 경부가 서서히 열리기 시작하며, 임신부와 출산 동반자는 진통의 양상을 보고 초기 진통이 시작되었는지 파악할 수 있다. 의료진은 보통 내진을 통해 자궁 경부의 상태를 살피고 진행 단계를 확인하게 된다.

초기 진통은 얼마 동안 지속되는가?

일반적으로 초기 진통은 자궁 경부가 완전히 열릴 때까지 걸리는 시간의 60~70퍼센트 정도를 차지한다. 그러나 사람에 따라 달라서, 4센티

미터가 될 때까지 짧게는 몇 시간에서 길게는 20시간까지 걸리기도 한다. 초기 진통의 지속 시간은 자궁 경부의 상태, 진통이 시작된 시간, 골반 안의 아기의 위치와 자세, 그리고 진통의 강도에 따라 달라진다. 만약 다음과 같은 변화가 있다면 진행이 더욱 빨라질 가능성이 있다.[1]

+ 자궁 경부가 앞으로 움직이며, 부드러워지고 얇아진다.
+ 진통 강도가 매우 세지고, 간격이 좁아진다.
+ 아기가 고개를 숙여 턱을 가슴 쪽으로 향하고 있으며 머리 뒤쪽이 엄마의 배를 향하고 있는 두정위 자세이다.
+ 아기의 머리가 엄마의 골반으로 내려오기 시작한다.

위의 조건들이 갖춰지면 평균적이거나 평균보다 빠른 초기 진통의 양상일 수 있다. 하지만 진통 시간에 대해 지나치게 예민하게 생각할 필요는 없다. 조금 길어질 수도 있다고 여유롭게 받아들이는 게 좋다.

임신부는 어떤 느낌이 들까?

초기 진통에 대한 임신부의 반응은 아마 준비 진통 때와 크게 다르지 않을 것이다. 여전히 대부분의 엄마가 진행의 징후를 정확히 알 수 없다.

정서적으로 진통에 적응하는 데는 시간이 필요하다. 임신부의 진통 적응 양상은 주어진 여건—진통이 빠른지 적절한지 혹은 느린지, 초기

---

1 실제로 임신부나 출산 동반자가 준비 진통에서 초기 진통으로 넘어가는 지점을 증상만으로 구별해 내기는 쉽지 않다. 준비 진통에서 본격적으로 진통이 진행되어 바로 출산으로 이어지는 경우(일부 초산모와 대부분의 경산부)가 있는가 하면, 준비 진통, 초기 진통, 본격 진통을 길게 모두 거쳐가는 양상을 보이는 경우(대부분의 초산모)도 있다.—옮긴이.

수축은 강하고 빠른지 혹은 희미하고 느린지—에 따라 다르다.

진통에 대한 반응은 편안함, 들뜸, 설렘 같은 긍정적인 감정에서 믿지 못함, 부정, 공포에 이르기까지 다양하다. 진통이 규칙적인 양상에 들어가면, 임신부는 정서적으로 안정이 되면서 수축의 규칙성을 스스로 찾아내게 된다.

때로는 초기 진통에 당황한 임신부가 심리적으로 힘든 상황을 만나면 상대적으로 약한 수축에도 과도한 반응을 보일 수 있다. 수축이 올 때마다 지나치게 집중하면 진통이 상대적으로 길고 강하게 느껴지므로, 다른 곳으로 신경을 분산시키는 게 좋다. 간혹 빨리 출산하고 싶다는 조급한 마음 때문에, 또는 진통이 어느 정도나 심해질까 하는 두려움에 더 강하게 진통을 받아들이는 경우가 있다. 이때 주변에서 객관적인 조언을 해주지 않으면, 임신부는 자신이 다른 사람보다 더 빨리 진행되고 있다는 주관적인 판단을 하게 된다.

이렇듯 조급한 마음이 들면 너무 일찍 병원에 가고 싶어 하거나, 필요한 것보다 더 일찍 진통 호흡과 진통 완화법을 사용하게 된다. 그리고 이 과정에서 자신의 자궁 경부가 실제보다 훨씬 더 많이 확장되었다고 판단한다. 하지만 내진 결과 생각했던 것만큼 진통이 진행되지 않았다는 것을 알고 나면, 임신부는 쉽게 기운을 잃거나 진통에 대처하는 방법에 대한 자신감을 상실하기도 한다.

그렇다면 임신부가 초기 진통에 과민 반응을 보이고 있는지, 아니면 적절하게 반응하고 있는지, 특별히 어렵거나 빠른 진통을 하고 있지는 않은지 등은 어떻게 알 수 있을까?

가장 확실한 방법은 내진이다. 하지만 의료인이 아닌 출산 동반자가 취할 수 있는 최선의 방법은 지식을 바탕으로 추측하거나 진행에 대한 믿음을 갖는 것이다. 앞의 '진통의 징후' 부분에서 말한 수축 시간을 참고하고, 임신부가 다른 곳에 마음을 쏟을 수 있도록 돕는다. 밖에 나가서 산책을 하거나 친구와 전화 통화를 하거나 만나는 것도 좋다. 실제보다 임신부가 예민하게 반응을 하면 그녀의 주의를 다른 곳으로 끄는 작업을 계속 해줘야 한다. 무엇보다 출산 동반자가 예민하게 반응하지 않는 게 중요하다. 임신부를 따라가다 보면 출산 동반자도 같은 착각을 하기가 쉽기 때문이다.

위와 같은 시도를 해도 임신부의 주의가 분산되지 않거나 진통이 느려지지 않는다면, 임신부가 과민 반응을 하는 것이 아니다. 그럴 때에는 관심을 다른 곳으로 쏟게 하는 일을 멈추고 그녀가 진통에 잘 대처하도록 돕는다. 진통이 올 때 호흡에 집중하도록 돕고, 진통이 지나가면 충분한 휴식을 하도록 격려해 준다. 만약 강한 수축이 쉴 새 없이 밀려온다면 어떤 노력을 해도 크게 효과를 볼 수 없다. 이제 임신부는 강한 진통의 단계로 들어간 것이다.

의료진은 무엇을 할까?

초기 진통시 의료진은 임신부와 출산 동반자에게 다음과 같은 도움을 줄 수 있다.

+ 전화로 조언을 해준다. 초기 진통 기록지가 있다면 임신부와 출산 동반자는 그 내용을 의료진과 공유한다.
+ 언제 병원에 갈지, 혹은 가정 출산을 하면 언제 출산 준비에 들어

갈지 임신부가 판단하도록 돕는다.

＋자궁 경부가 얼마나 열렸는지 알아보기 위해 내진을 한다.

언제 병원에 갈 것인가? 혹은 언제 의료진을 집으로 부를 것인가?

초산인 경우 아래와 같은 수축이 12~15차례 있을 때 출산 준비를 한다.

＋한 번에 적어도 1분 이상 지속되는 수축

＋4~5분 간격의 수축

＋한 번의 진통을 보내기 위해 호흡에 집중하거나 상당한 노력을 해야 할 정도의 강한 수축

수축 시간을 재고 위에서 말하는 사항에 해당되는지 판단하는 데는 약 1시간 정도가 소요된다. 하지만 수축의 간격이 4분 이내이고 진행 속도가 빠르다면 굳이 1시간 이상 지켜볼 필요 없이 바로 병원이나 출산 센터로 이동해야 한다.

'4-1-1' 또는 '5-1-1' 규칙

병원이나 출산 센터에 가기 전에 4~5분 간격의 수축이 1분 이상 진행되는지 1시간 동안 지켜보는 것을 말한다. '4-1-1'을 적용할 것인가 '5-1-1'을 적용할 것인가는 초산인지 경산인지의 여부, 집에서 병원이나 출산 센터까지의 거리, 출산 위험도 등을 고려하여 의료진이나 임신부가 판단해야 한다.

그리고 아래의 사항에 해당한다면, 위의 규칙보다 우선하여 병원에 가야 한다.

+ 집과 병원의 거리가 먼 경우
+ 의료진이 판단하기에 조기 입원을 요하는 의료적인 문제가 있는 경우
+ 경산의 경우 진통이 시작되었다는 느낌이 들 때
+ 임신부가 마음이 조급해져서 병원이나 출산 센터에 가야 한다고 생각하는 경우. 이때 병원이 아닌 조산원에서 출산하는 경우라면 반드시 조산사에게 전화를 하고 이동해야 한다. 개인 조산원은 밤에 직원이 없을 수도 있다.

초기 진통이 길어질 수 있기 때문에 임신부는 위에서 살펴본 패턴이 될 때까지 최대한 집에서 편안하게 진통을 하는 것이 좋다. 너무 일찍 병원에 가거나 의료진을 부르는 것은 아래와 같은 이유로 그다지 좋지 못하다.

+ 임신부는 빨리 진행을 해야 한다는 압박을 느낄 수도 있다. 의료진이 지켜보는 가운데 그들이 바라는 대로 되지 않거나 진통이 길어지면 더욱 당황할 수도 있다.
+ 임신부가 수축과 진행이 되지 않는 것에 대해 강박 관념을 가질 수 있다. 이는 실제보다 진통을 더 길고 힘들게 만든다.
+ 임신부가 지치거나 걱정하거나 낙담할 수 있다.

✦ 진통이 느리게 진행되면 의료진이 의료적인 중재를 제안할 수도 있다. 출산 동반자와 임신부는 이런 의료적인 중재를 고려하기 전에 3부의 도입부에 정리한 '후회 없는 결정을 위해 꼭 해야 할 질문들'(251쪽)을 참조할 수 있다. 대개 이런 의료적인 중재는 성공적이지 못하거나 또 다른 의료적 중재를 가져오는 등의 문제를 수반한다. 이런 중재는 득보다 실이 더 클 수도 있다.

때로 의료진은 임신부에게 일단 집에 돌아갔다가 진통이 강해지면 다시 오라고 하기도 한다. 가정 출산을 하려는 임신부라면 의료진을 돌려보내고 가족 곁에서 편안히 진통을 할 수 있다. 이렇게 해야 임신부는 심리적 부담 없이 자신만의 진통을 이어갈 수 있다.

<u>출산 동반자는 어떤 느낌이 들까?</u>
준비 진통과 비슷한 느낌을 갖게 된다. 그밖에 다음과 같은 느낌도 가질 수 있다.

✦ 수축이 진행되는 것을 느낄 때 희망과 흥분의 감정이 든다.
✦ 통증을 견디느라 지치고 힘들어하는 임신부를 지켜보며 염려의 감정이 든다.
✦ 병원을 가야 하는지 혹은 의료진을 불러야 하는지에 대해 전문가와 대화나 상담을 하고 싶어진다.
✦ 잠을 자지 못했을 경우 육체적·정신적인 피로를 느낀다.

출산 동반자는 어떻게 도울 수 있을까?

초기 진통시 출산 동반자의 역할은 준비 진통 때와 비슷하다. 임신부에게 음식을 주고, 앞서 설명한 대로 패턴의 변화를 확인하기 위해 5~6차례 수축 시간을 기록하며, 임신부가 편안하게 진통을 할 수 있도록 돕는다.

출산 동반자가 다른 일로 자리를 비워야 하는 경우, 다음 사항과 임신부의 의견을 참조하여 최종 결정을 한다.

+ 지금 가야 할 만큼 중요한 일인가?

+ 어느 곳에 있든 연락이 가능한가?

+ 얼마나 멀리 가야 하는가? 시간은 얼마나 걸리는가?

+ 임신부를 바로 도울 수 있는 사람(친구, 친척, 둘라, 이웃)이 주변에 있는가?

+ 출산 동반자가 받고 있는 심리적 압박은 어떤 것들인가?(직장, 학교, 혹은 다른 책임들)

+ 얼마 정도의 시간을 내면 그 이후에는 방해받지 않고 임신부를 도울 수 있는가?

위의 사정을 고려하고도 반드시 자리를 비워야 하는 상황이라면, 그리고 임신부가 그에 동의한다면 부재중에 임신부와 함께 있어줄 누군가를 구하도록 한다. 갑자기 출산할 수도 있기 때문에 반드시 이러한 조치를 해두어야 한다.

진통이 강해지면 임신부는 수축에 대응하는 데 집중하게 된다. 더 이상 산책을 하거나 다른 사람과 편히 대화를 나눌 수 없고 다른 곳에 주의를 돌릴 수 없다. 이 상황이 되면 출산 동반자는 다음과 같이 해야 한다.

◆ 수축이 있을 때마다 임신부에게 집중하고, 질문하지 않는다.

◆ 임신부가 긴장하고 있다면 이완하도록 돕는다.

◆ 리듬을 타는 긴 호흡을 하면서, 숨을 내쉴 때는 긴장감도 함께 나간다는 긍정적인 생각을 하라고 권한다.

◆ 수축이 있는 동안 따뜻한 말과 손길로 격려한다.("좋아. 바로 그렇게. 잘하고 있어" 등) 수축이 끝날 때에는 실질적인 도움이 되는 말을 한다.("이번에 아주 잘했어." 또는 "이번 수축 때는 어깨가 긴장되더라고. 다음에는 긴장을 풀도록 노력해 보자고.")

◆ 의료진에게 연락할 시기를 함께 정한다.

◆ 둘라를 고용했다면 바로 전화해서 와달라고 부탁한다.

둘라는 어떻게 도울까?
당신이 전화를 하면 둘라는 다음과 같이 대응할 것이다.

◆ 상황이 어떻게 진행되고 있는지 물을 것이다. 이때 출산 동반자는 둘라에게 진통의 징후, 수축의 양상, 그리고 현재 어떤 느낌이며, 어떻게 대처하고 있는지 등을 말한다.

◆ 임신부에게 말을 걸고 대답할 수 있는지 알아볼 것이다.

◆ 수축하는 동안 임신부가 어떤 소리를 내고 있는지 알아볼 것이다.(호

흡을 하는지, 신음소리가 긴장되어 있는지, 혹은 이완하고 있는지) 통화중에 수축이 온다면 함께 소리 내어 호흡함으로써 이완을 하도록 격려할 것이다.

　＋가장 중요한 질문을 할 것이다. "수축하는 동안 무슨 생각이 들었나요?" 둘라는 임신부의 대답을 듣고 긍정적으로 잘 대응하고 있는지 혹은 힘들어하는지 평가한다.

　임신부가 잘 대처하고 있고 다른 얘기를 하지 않는다면 둘라는 아마 아직은 자신을 필요로 하지 않는 상황이라고 판단할 것이다. 그리고 앞으로 어떤 일이 있을 것이라고 알려주고, 계속 연락하면서 상황을 지켜보자고 할 것이다.

　임신부가 정신적으로 힘들어하거나 둘라에게 바로 와달라고 부탁한다면, 둘라는 자신이 도착할 때까지 어떻게 하고 있어야 할지 알려주고, 바로 와줄 것이다. 와서 다음과 같이 할 것이다.

　＋손을 씻는다.

　＋임신부의 현재 상태와 무엇이 필요한지를 파악한다.

　＋임신부와 사전에 협의한 사항을 확인하고 적절한 지원을 준비한다.

　＋한두 번의 수축이 있는 동안은 부부가 어떻게 대응하는지 조용히 앉아 지켜볼 것이다. 그런 다음 자신과 출산 동반자의 역할을 조율할 것이다. 임신부와 출산 동반자에게 차를 타주고, 임신부의 어깨나 발을 주물러주는 등 다양한 방법으로 진정할 수 있는 분위기를 조성할 것이다.

　＋언제쯤 병원이나 출산 센터에 갈 것인지를 판단하도록 도와준다.

본격 진통

본격 진통이란 무엇인가?

초기 진통은 점차 본격 진통이라는 강한 수축으로 이어지는데 아기의 머리가 자궁을 빠져나오며 골반으로 이행하는 과정의 진통을 말한다. 진통은 자궁 경부가 3~5센티미터로 확장되면서 그 속도와 강도가 달라진다.

본격 진통은 자궁 경부가 약 5센티미터 정도 열렸을 때 시작된다. 이 지점에서 자궁 경부는 부드러워지고 얇아지며, 수축 간격은 더욱 좁아지고 강도는 세진다. 자궁 경부는 빠른 속도로 확장되며, 본격 진통은 자궁 경부가 8~9센티미터로 확장될 때까지 지속된다.

이때의 수축은 3~4분 간격으로 매회 1분 이상 매우 강하게 지속되며, 임신부는 큰 고통을 호소한다.

하지만 여기서 본격 진통의 긍정적 의미를 아는 것이 중요하다. 수축 자체가 힘든 것은 사실이지만, 그것은 진통이 잘 진행되고 있다는 뜻이고, 엄마의 몸이 출산을 위해 필요한 일을 제대로 잘하고 있다는 뜻이다. 통증 자체가 위험한 징후는 아니다. 통증은 자궁을 압박하는 강한 수축의 여파이고 아기를 세상에 나오게 하려는 자궁의 노력인 것이다.

본격 진통은 얼마 동안 지속되는가?

보통 본격 진통의 지속 시간은 초기 진통보다 훨씬 짧다. 초산인 경우 본격 진통은 대개 3~7시간이 걸린다. 경산인 경우 20분~3시간까지로 더 짧다.

임신부는 어떤 느낌이 들까?

임신부는 진통의 변화와 강도에 따라 심리적인 적응을 해야 한다. 본격 진통이 오면 임신부는 다음과 같은 경험을 할 수 있다.

✦ 힘든 고비가 시작되었다는 것을 깨닫고 지치거나 낙심할 수 있다. 강한 수축을 감당해 낼 수 있을까 하는 두려움도 생길 수 있다.

✦ 아무리 재미있는 얘기를 들어도 웃을 수가 없다.

✦ 출산과 관련이 없는 주변의 대화는 짜증스럽다. 출산 동반자나 다른 사람이 이런 변화를 알아채지 못하고 계속해서 말을 하거나, 나아가 임신부를 무시하고 자기들끼리만 대화를 한다면 정신적으로 힘들어 할 수 있다.

✦ 많은 여성에게 본격 진통 단계는 깨달음의 순간이다. 이제야 비로소 진짜 진통을 한다는 생각에 압박감을 느끼게 된다. 꾹 참고 아기가 나올 때를 기다리는 것밖에 방법이 없다는 것을 깨닫는 순간 임신부는 우울해질 수 있다.

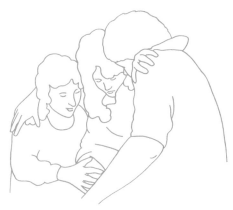

임신부가 힘든 본격 진통을 남편과 둘라와 함께 견디는 모습

✦임신부는 자신이 이 과정을 통제할 수 없다는 사실이 두려울 수 있다. 일시적으로 좌절해 "진통이 너무 심하다" "견딜 수가 없다" 또는 "진통 완화제를 놔달라"는 등의 말을 하면서 울기도 한다.

✦진통에만 집중해 임신부와 방 안 분위기가 잠잠해질 수도 있다.

✦출산 동반자의 이해와 정성어린 지원을 받으면 임신부는 이 위기를 잘 넘길 수 있다. 진통을 통제하려는 마음을 내려놓고, 수축이 올 때 그것과 싸우는 것이 아니라 몸이 그것을 감당하도록 노력한다면, 자신만의 방법을 찾게 된다. 나는 이런 대응을 '본능적 진통 의식spontaneous ritual' 이라고 부른다.(154쪽의 '이완, 리듬, 그리고 나만의 의식'에 자세히 설명되어 있다)

진통 의식이란 임신부가 진통을 보내는 나름의 방법이다. 이때 이미 배워둔 호흡법, 이완, 주의 집중 기법을 사용할 수 있다. 진통 의식은 특히 초기 진통에 큰 도움이 되지만 본격 진통시에도 유용하다. 임신부가 진통을 통제하려는 생각을 내려놓고 자신의 몸과 아기가 보내주는 신호에 순응한다면 자신만의 진통 의식을 찾아내게 될 것이다. 따라서 임신부가 진통을 할 때 이성을 내려놓고 본성에만 귀를 기울일 수 있다면 그것은 어떤 면에서 좋은 신호이다.

임신부가 자신의 몸에 주도권을 넘기고 나면 이제는 자기 자신과 수축에만 집중하게 된다. 모든 관심을 자신의 진통 대응법, 즉 이완, 움직임, 호흡에만 집중하게 되는 것이다. 수축이 지나가고 나면 이전 수축과 앞으로 일어날 일들에 대해 출산 동반자와 이야기를 나눌 수도 있다.

이때 출산 동반자는 가능하면 임신부를 편하게 해주어야 한다. 경우에 따라 안아주거나 등을 쓸어주기를 원하는 임신부가 있고, 반대로 아무

것도 하지 않고 그냥두기를 원하는 임신부도 있다. 이때 임신부는 더 본능적이 되고 더 집중하며 말수는 줄어든다. 본격 진통이 왔다고 해서 임신부들이 매순간 견디지 못할 정도의 고통에 시달리는 것은 아니다. 주변으로부터 정서적·신체적인 지원을 잘 받는다면 많은 임신부들이 진통과 맞서기보다는 진통을 받아들이게 될 것이다.

의료진은 무엇을 할까?

진통이 진행되면 조산사나 간호사는 다음의 내용을 확인하며 임신부를 긴밀히 관찰한다.

+ 임신부의 혈압, 맥박, 체온
+ 수분 섭취량과 소변의 양
+ 태아의 심장 박동
+ 수축의 길이, 강도, 빈도
+ 자궁 경부의 확장 정도
+ 아기의 위치와 자세

의료적 중재의 정도는 의사에 따라 다르다. 어떤 의사는 일상적인 의료적 중재와 기술에 과도하게 의존한다. 예컨대 임신부를 침대에만 누워 있게 하고, 수액을 놓아주며, 태아 심음 장치를 달아 주기적으로 아기 상태를 확인한다. 진행이 안 되면 촉진제를 사용하고, 무통 마취(경막외 마취)를 하며, 양막을 인위적으로 터트리기도 한다. 출산시에는 회음절개를 하거나, 겸자나 흡입 분만기를 통해 아이를 빼내기도 한다. 그리고 잘 진행되지 않으면 제왕절개 분만을 하기도 한다.

반면에 일부 의사나 대부분의 조산사들은 의료적인 중재를 최소화하기를 원한다. 그들은 건강한 임신부에게는 물을 마시고 돌아다니기를 권한다. 태아 심음 장치는 가끔씩만 사용한다. 또한 무통 마취를 하거나 다른 마약성 진통제를 주기 전에 자연스러운 진통 완화법을 사용할 것을 권한다.

조산사들의 경우, 의료적 중재의 사용 빈도가 대부분의 산과 의사보다 적다. 이는 그렇게 훈련을 받았기 때문이기도 하지만, 이들이 의학적으로 문제 가능성이 적은 임신부들의 출산에 참여하기 때문이다. 그에 비해 병원에서 수련을 받은 의사들은 위험도가 높거나 낮은 임신부를 모두 돌봐야 하고, 좋지 않은 상황을 많이 봤기 때문에 정말 위험한 임신부에게만 적용해야 할 절차를 모두에게 적용하려는 경향도 있다. 3부의 도입부와 6장에 진통과 출산시 병원에서 사용하는 검사와 의료적 중재의 내용과 절차를 정리해 두었다. 이 내용을 참조하여 판단을 하고, 필요한 질문을 의료진에게 할 수 있다.

전문성과 경험을 가진 사람—임신부와 출산 동반자 모두가 신뢰할 수 있는—이 있다는 것은 큰 위로가 될 것이다. 진통이나 임신부를 돕는 방법에 대해서 확신이 서지 않을 때면 망설이지 말고 의료진에게 도움을 요청한다.

출산 동반자는 어떤 느낌이 들까?

본격 진통기는 임신부뿐 아니라 출산 동반자도 여러 가지 면으로 힘든 시기이다.

✛임신부가 심하게 고통스러워할 때에 출산 동반자는 무력감을 가질 수 있다. 또 임신부 혼자 고통을 겪게 한다는 생각에 약간의 죄책감마저 들 수 있다.

✛진행이 생각한 만큼 빠르지 않다면 이렇게 강한 진통을 얼마나 더 겪어야 하는지에 대한 걱정도 생길 수 있다.

✛임신부에게 진통을 견디라고 독려하는 자신이 잔인하다고 느껴질 수도 있다. 의사에게 무통 마취(경막외 마취)를 요청하고 싶은 마음이 들기도 한다.

✛진행이 잘되고 있으면 힘이 나고, 임신부가 진통을 잘 견뎌내면 잘 도울 수 있다는 자신감도 생겨날 수 있다.

출산 동반자는 어떻게 도울 수 있을까?

본격 진통기에 출산 동반자의 역할은 매우 중요하다. 이때 출산 동반자가 어떻게 대응하는지에 따라 진통과 출산의 만족도가 달라진다. 이 단계에서 출산 동반자의 역할은 다음과 같다.

✛먼저 자기 자신을 돌본다. 진통이 이미 오랫동안 진행되었다면 식사를 하고, 씻고, 옷을 갈아입는다. 그리고 필요하다면 휴식을 취한다. 지쳐서 배가 고프거나 힘이 빠진다면 먹고 쉬어야 한다. 다만 이때 오랫동안 자리를 비우지 말고, 임신부가 혼자 있지 않도록 한다.

✛의료진이 출산 계획서 내용을 알고 있는지 확인한다. 특히 약물 사용 여부와 의료적 중재에 있어서 임신부가 무엇을 원하는지 분명히 해둔다.

✦임신부의 뜻을 최대한 존중하고 그녀의 상태에 자신을 맞춘다. 임신부가 진지하거나 잠잠하다면 출산 동반자도 그렇게 하는 게 좋다. 그 분위기에서 벗어나게 하려고 지나치게 노력하지 않는다. 진통은 심리적으로 힘든 시기이므로, 임신부는 신체적·정서적으로 출산 동반자에게 많이 의존하게 된다.

✦임신부의 느낌을 공감해 준다. 만약 그녀가 "더 이상 못하겠어요"라고 한다면, "맞아. 힘들지요. 내가 더 도와줄게요. 리듬에 맡기세요"라고 대답한다.

✦수축이 올 때 임신부가 눈을 감고 있다거나 별 도움을 필요로 하지 않는 것처럼 보이더라도 계속 집중한다. 그리고 수축이 있는 동안은 질문을 삼간다. 임신부가 자신만의 방법으로 진통을 견디는 데 방해가 될 수 있다. 방 안에서 다른 사람과 얘기하지 않는다. 다른 사람들도 불필요한 대화를 하지 않도록 한다.

✦진통 완화법을 사용한다. 임신부를 잡고 느린 춤을 추거나, 어깨를 주물러주거나, 등을 눌러준다. 또는 함께 걸을 수도 있고, 욕조에 함께 들어갈 수도 있다.(그러기 위해서는 수영복을 준비해 간다.) 더 많은 방법은 4장에 자세히 소개되어 있다.

✦진통이 지나가면 마실 것을 제공한다. 뭘 먹고 싶은지 묻지 말고, 그녀가 볼 수 있도록 음료를 들고 있는 것이 좋다. 원하면 마실 것이고 원하지 않으면 안 마실 것이다. 또는 다른 음료를 달라고 요구할 수도 있다.

✦수축이 올 때마다 그녀가 리듬을 유지하도록 돕는다. 4장에서 설명하는 '이완'(163쪽) 방법과 '리듬 호흡과 신음'(169쪽)을 참고로 한다.

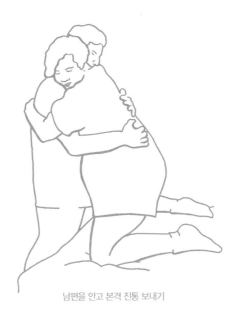

남편을 안고 본격 진통 보내기

　자궁 경부가 본격적으로 열리기 시작할 때 가장 중요한 것은 리듬이다. 수축이 있는 동안 임신부는 몸을 흔들거나 여러 가지 소리를 낼 수 있다. 또한 안아달라거나, 두드려달라거나, 함께 대화를 하자고 하거나, 함께 신음해 달라고 요구할 수도 있다. 이때 임신부가 리듬을 타고 있다면 진통에 잘 대처하고 있는 것이다.

　리듬이 정말 중요하다. 임신부가 리듬을 잃고 긴장한 채 얼굴을 찡그리거나, 몸을 뒤틀며 손을 꽉 쥐거나, 소리를 지르면, 다시 리듬을 찾을 수 있도록 도와주어야 한다. 때로 눈을 마주보거나 등을 토닥여주거나 함께 몸을 흔들어줄 수도 있다.(211쪽의 '일상적인 임신부 돌보기'를 참조)

　임신부가 당황하지 않도록, 그리고 이 힘든 시기를 잘 넘길 수 있도록 리듬을 타는 것에 최우선 순위를 두도록 한다. 도움이 된다면 같은 진통 의식을 반복하고, 그렇지 않다면 새로운 방법을 제안한다.

둘라는 어떻게 도울까?

일단 본격 진통에 들어가면 둘라는 다음과 같은 도움을 줄 것이다.

✤출산 계획서를 점검하고 이 내용을 지침삼아 침착하게 대응할 것이다.

✤임신부에게 진통이 진행되고 있고 아기를 만나는 시점이 가까워지고 있음을 상기시키고 다른 긍정적인 조언과 제안을 한다.

✤임신부가 진통이 길어질 경우 약물을 사용해야 할 것 같다고 하면, 둘라는 몇 시간 뒤의 일을 미리 염려하지 말라고 말해준다.("한 번에 수축한 가지만 생각해요. 엄마가 할 일은 수축이 있는 동안 리듬을 유지하는 거예요. 지금 잘하고 있어요. 우리가 도울게요.")

✤만약 임신부가 통증 완화 약물을 사용하기로 계획했고, 지금 겁을 내거나 힘들어한다면, 둘라는 임신부의 결정을 지지해 준다.

✤적절한 통증 완화법을 제안한다. 음료수나 얼음조각을 권할 수도 있으며, 출산 동반자가 임신부를 잘 돌보도록 도울 수도 있다. 예를 들어 임신부를 안아주거나 함께 신음하거나 몸을 흔들도록 한다.

✤의료진이 의료적 중재를 제안한다면 둘라는 최선의 결정을 할 수 있도록 돕는다.

✤임신부는 자신의 출산 경험을 평생 잊지 못한다. 이러한 사실을 아는 베테랑 둘라는 "엄마는 이 상황을 어떻게 기억할까?"라는 질문을 스스로에게 던지며 자신이 말하고 행동할 내용을 결정한다.

✤사전에 가족의 요구가 있었다면, 진통중의 소중한 순간을 사진에 담아준다.

이행기

이행기란 무엇인가?

이행기transition는 아기 머리의 가장 큰 부위가 골반을 통과하여 질 쪽 산도로 빠져나가는 시기를 말한다. 자궁 경부가 거의 열리고 출산 단계로 들어가는 시점으로 본격 진통이 진행되는 시기이다.

이행기에 자궁 경부는 약 8~10센티미터까지 확장하며, 아기 머리는 자궁에서 질로 내려온다. 수축은 최대 강도에 도달하여 1분 30초~2분까지 지속되며 간격도 매우 좁아진다.

일반적으로 자궁 경부가 부드러워지고 얇아지면서 자궁 문이 완전히 열리고 아기 머리가 내려오는데, 때로 아기 머리가 자궁 경부를 일정하지 않은 힘으로 압박하면 자궁 경부 끝부분이 붓거나 두터운 상태를 유지하기도 한다. 이 경우 이행기가 좀 더 길어지고, 여러 번의 수축 후 자궁 경부가 완전히 열리게 된다.

자궁은 자궁 경부가 완전히 확장되기 전이라도 만출을 시작할 수 있는데, 이를 '밀어내려는 충동'이라고 부른다. 아기를 밀어내고 싶은 느낌이 들면 임신부는 숨을 멈추거나 '끙' 하는 신음소리를 내게 된다. 보통 변의가 느껴지고 힘이 들어간다는 느낌으로 표현된다.

밀어내려는 충동은 무조건 반사이다. 그 일이 일어나게 할 수도 없고 일어나지 못하게 막을 수도 없다. 자궁 경부가 완전히 열리지 않았는데 힘이 들어간다면, 호흡을 하면서 아래로 힘이 들어가지 않게 하는 게 좋다. 자궁 경부가 완전히 열리기 전에 너무 힘을 주면 자궁 경부가 부풀어 오르고 진행이 느려질 수 있기 때문이다.

이행기는 얼마 동안 지속되나?

이행기에 임신부는 일반적으로 5~30번의 수축을 느끼며, 지속 시간은 15분~2시간 정도이다. 만약 자궁 경부가 붓거나 두툼한 상태이고 아기 머리가 위치를 잘 잡지 않았으면 이행기가 더 길어질 수도 있다.

임신부는 어떤 느낌이 들까?

진통의 강도는 자궁 경부가 7~8센티미터 열렸을 때 최고조에 달한다. 그 이후에는 진통의 간격이 좁아지고 쉬는 시간 없이 밀려와 더 세게 느껴질 뿐 실제로 더 이상 세지지는 않는다.

이행기에는 진통 강도 이외에 또 다른 어려움이 있을 수 있다. 진통의 간격이 좁아지고 아기 머리가 내려오는 느낌이 더해지면서 다리나 온몸이 떨리는 경우도 있고 구토를 할 수도 있다. 허벅지에 쥐가 나거나 골반에 강한 압박을 느끼는 경우도 있다. 매우 덥거나 반대로 추운 느낌이 들기도 한다. 더러는 흐느끼기도 하고, 더 이상 진통을 견딜 수 없다는 생각을 하기도 한다. 두려운 마음에 "건드리지 마! 손만 대도 아파!" "더 이상 못 견디겠어! 그만해" "빨리 진통 완화 주사를 놔줘요!"라고 말하기도 한다. 이완을 잘하다가도 수축과 수축 사이에는 졸거나 불평을 할 수도 있다. 임신부마다 이행기를 보내는 모습은 다르지만, 일단 이 단계를 넘어서면 상당히 편해진다.

이런 증상이 나타나는 이유는 스트레스 호르몬인 아드레날린이 정상적으로 분비되기 때문이다. 스트레스 호르몬은 '싸우기 아니면 도망가기' 반응을 유발한다. 예를 들어 사람들이 겁이 나거나 위험에 처하거나 경쟁 상황이나 시합에 들어가는 경우 이러한 반응이 나타난다. 아기를 밀어내는 상황도 이런 경우 중 하나이다. 그래서 출산 호흡을 하거나 아기를 낳기 위해 아래로 힘을 줄 때 약간의 불쾌한 증상들이 나타난다. 진통 후반에 이러한 증상이 나타나는 것은 출산이 가까워졌다는 좋은 징조이며 임신부에게 도움이 될 수 있다.

하지만 그것이 초기 혹은 본격 진통에서 생긴 엄청난 두려움과 걱정 혹은 감당할 수 없는 통증의 결과물이라면 오히려 진통의 진행을 늦출 수가 있다. 또한 아기에게도 스트레스가 될 수 있다. 그렇기 때문에 초기 진통과 본격 진통에서의 리듬과 이완이 매우 중요하다.

의료진은 무엇을 할까?

이행기가 되면 보통 간호사나 조산사는 계속 임신부 옆을 지킨다. 대개의 경우 의사는 출산이 임박하면 연락을 받고 오게 된다. 간호사나 조산사는 다음과 같은 일을 할 것이다.

✤ 진통 경과를 확인하기 위해 자궁 경부를 검사한다.

✤ 아직 자궁 경부가 완전히 열리지 않았다면, 임신부에게 힘을 주지 말라거나 혹은 가볍게만 밀어내 보라고 한다.

✤ 잘하고 있으며 진행이 잘되고 있다고 격려해 준다.

✤ 출산 동반자를 돕는다.

✤ 출산에 필요한 장비를 들여온다.

출산 동반자는 어떤 느낌이 들까?

주변이 바쁘게 움직이는 가운데 아래와 같은 느낌이 들 수 있다.

+ 피곤이 몰려올 수 있다.

+ 마침내 자궁 경부가 다 열린 것이 신기할 수 있다.

+ 임신부가 아파하는 것을 보며 무기력해질 수 있다. 그리고 임신부를 돕기 위해 무엇이라도 하려고 한다.

+ 임신부를 도우려고 한 행동이 잘못되었다고 지적받으면 좌절감을 느끼거나 상처를 입을 수도 있다.

+ 잠깐 쉬고 싶을 수 있다.

+ 이렇게 힘든 진통이 일반적인 것인지 걱정되기도 한다.

출산 동반자는 어떻게 도울 수 있을까?

이행기에서 출산 동반자의 역할은 아주 중요하다. 출산 동반자가 무슨 일을 해야 할지 알고 적절히 대처한다면 임신부에게 큰 힘이 될 것이다.

+ 임신부가 리듬감을 갖고 진통에 대응하도록 돕는다.

+ 이완에 대해 유연성을 갖는다. 진통이 극심할 때 온전히 이완하기를 기대하는 것은 임신부에게 비현실적일 수 있다.

+ 출산 동반자의 손길은 확고하고 자신감 넘쳐야 하며, 목소리는 침착해야 한다.

+ 임신부 곁에서 얼굴을 맞댄다.

+ 임신부가 겁에 질려 있다면 5장의 '일상적인 임신부 돌보기' 방법(211쪽)을 사용한다.

+ 임신부에게 이 힘든 단계가 얼마 남지 않았다는 것과, 진통의 강도가 더 이상 심해지지 않을 것임을 상기시킴으로써 강한 수축을 잘 이

겨내도록 돕는다.

✛ 이행기에서는 힘든 것이 정상이고, 이행이 완전히 이루어지면 진통의 강도가 덜할 것이라고 알려준다. 임신부의 행동은 지극히 정상적인 것이며, 남은 시간은 이 정도로 힘들지 않다는 걸 기억하고 자신이 먼저 평정심을 유지한다.

✛ 만약 진통제 사용이나 무통 마취(경막외 마취)를 하지 않기로 했다면 이런 약물에 대해서는 말을 꺼내지 않는다. 그 대신 약물 없이 이 힘든 단계를 잘 견딜 수 있도록 돕는다. 하지만 임신부가 큰 두려움에 휩싸여 리듬을 유지하지 못하는 상황인데다가, 아기가 나오려면 꽤 오랜 시간이 걸릴 것이라고 판단될 경우 통증 완화제를 제안한다.

✛ 밀어내려는 충동이 생길 때는 즉시 의료진에게 연락한다.

✛ 의료진의 판단 결과, 아직 자궁 경부가 완전히 열리지 않았다면 임신부가 강하게 힘주지 않게 한다.(173쪽의 '밀어내기 기법' 참조) 돕는다.

✛ 임신부가 당신을 비난하거나 그만두라고 말해도 너무 서운해하지 않는다. 그저 미안하다고 말하고, 도와주려는 시도를 그만두라. 임신

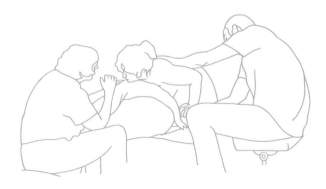

출산 동반자가 임신부를 돕는 모습

부는 지금 너무 힘들기 때문에 당신의 행동이 큰 도움이 안 된다고 표현하는 것뿐이다. 출산 동반자는 임신부가 화를 내기에 가장 편한 사람이다. 출산을 마치고 나서 미안했노라고 사과할 것이다.

둘라는 어떻게 도울까?

경험 많은 둘라는 이행기 동안 임신부나 출산 동반자가 힘들어하는 모습에 크게 동요하지 않는다. 지금 일어나고 있는 일과 앞으로 일어날 일에 관해 차분하게 설명해 주며 두 사람을 적극적으로 돕는다.

✦ 만약 출산 동반자가 피곤해하거나 지쳐 있다면, 또는 임신부를 진정시킬 자신이 없어 보인다면, 둘라는 출산 동반자의 역할을 다시금 알려주고 격려할 것이다.

✦ 임신부가 보여주는 격심한 반응이 위험 신호가 아니라 잘 진행되고 있다는 표시이며, 이 단계는 오래지 않아 끝난다고 출산 동반자와 임신부를 안심시킬 것이다.

✦ 둘라는 특히 수축기에 도와줄 사람이 두 명이 필요할 때 큰 도움이 된다. 둘라는 출산 동반자와 함께 한 명은 임신부를 잡아주거나 허리를 눌러주고, 다른 한 사람은 앞에서 눈을 맞추며 리듬을 유지하도록 도울 수 있다.

✦ 둘라는 '강하게 이끌어주기'를 할 때, 그리고 수축과 수축 사이에 임신부를 진정시키고 자신감을 갖도록 격려한다. 임신부가 출산 동반자보다 경험 많은 둘라의 말을 더 잘 들을 때가 있다. 출산 동반자가 지쳐 있거나 불안·초조해할 때 특히 그렇다.

출산기

출산기란 무엇인가?

아기의 머리가 이행기를 마치고 산도에 진입하여 회음부 밖으로 머리를 내밀기 시작할 때부터 아기의 몸이 완전히 빠져나올 때까지를 말한다. 임신부가 넘어야 할 마지막 고비이기도 하다. 아기를 산도 밖으로 밀어내야 하기 때문이다. 보통 숨을 참아서 아래로 힘을 내려보내고, 숨을 내쉬면서 여러 번 밀어낸다. 이때 스스로 통제할 수 없는 소리가 나기도 한다.

출산기는 다시 휴식, 만출, 출산의 세 단계로 나누어진다. 따라서 변화하는 각 단계에 정서적·심리적으로도 잘 적응해야 순산을 할 수 있다.

의료적 중재의 정도는 의사나 조산사에 따라 다르다. 어떤 의사는 엄마와 아기가 건강하다면 별다른 개입을 하지 않으려 한다. 이들은 엄마와 아기가 잘만 하고 있다면 다른 방해 없이 자연스럽게 출산하는 것이 가장 좋다고 생각한다. 억지로 밀어내려 하지 말고, 밀어내고 싶은 마음이 자연스럽게 들면 그때 힘을 주라고 임신부를 격려한다. 만약 휴식 단계가 길어지면 자세를 바꿔보자고 제안할 수도 있다.

어떤 의사나 조산사는 가능하면 아기가 빨리 내려오기를 바란다. 그들은 열을 세는 동안 수축이 있을 때 밀어내라고 한다. 그 다음 빨리 숨을 들이마시고 다시 열을 세는 동안 밀어내라고 하며, 이 패턴을 수축이 끝날 때까지 반복하도록 시킨다. 이들은 출산기(대개 초산인 경우 2시간, 경산의 경우 1시간)에 시간 제한을 두고, 이 시간 안에 출산을 진행하기 위해 약물이나 기구를 사용하거나 회음절개를 하기도 한다.

출산기는 얼마 동안 지속되는가?

일반적으로 15분(3~5번의 수축)에서 3시간 이상 걸린다. 초산인 경우 대부분 2시간 이내에, 경산인 경우는 1시간 이내에 끝난다. 출산기가 길어지는 원인은 골반 안 아기의 머리 위치 때문이다. 어떤 아기는 머리 모양을 만들거나 턱을 내리는 데, 또는 최적의 자세로 회전을 하는 데 시간이 걸린다. 출산기가 길어지는 것에 대한 다른 이유들은 7장에서 설명해 두었다.

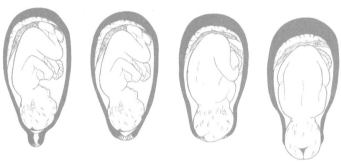

출산 1기 자궁 경부가 얇아지며 열린다. 아기는 회전한다.

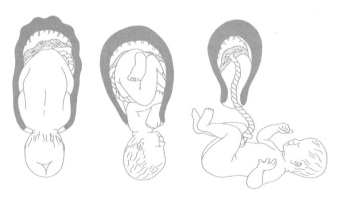

출산 2기 아기의 머리가 산도로 들어간다. 자궁이 아기 몸을 조이는 동안 휴식 단계가 찾아온다. 그리고 아기는 회전하며 나온다.

휴식 단계

휴식 단계란 무엇인가?

휴식 단계는 진통이 잠시 멈추는 시기이다. 모든 임신부가 이 단계를 경험하지는 않지만, 출산 동반자와 임신부는 그에 대한 준비를 하고 있어야 한다.

휴식 단계는 자궁에게 '숨 돌릴 틈'을 주는 것이다. 자궁 경부가 완전히 열리고 아기 머리가 자궁 경부를 통해 산도로 빠져나간 후에 휴식 단계가 온다. 자궁은 아기 머리가 나오기 전에 충분히 늘어나며, 머리가 나오고 나서 몸을 감싸고 있는 자궁은 많이 느슨해진다. 이제 어깨와 몸을 나오게 하기 위해 자궁은 다시 조여지는 시간이 필요하다. 앞 쪽의 그림을 보면 이해가 쉬울 것이다.

이 단계에서 자궁 내의 근육 섬유들은 짧아지고 자궁의 크기는 작아진다. 눈에 띄는 수축과 밀어내려는 충동도 없다. 이행기에서 힘든 과정을 거쳤으니 좀 쉬어가는 것이다. 영국의 유명한 교사이자 작가인 셰일라 키칭거는 이를 '쉼과 감사의 단계'라고 표현했다.

한 임신부는 이때 남편에게 "고양이 밥 줬어요?"라고 묻기도 했다. 10분 전만 하더라도 그녀는 수축으로 온몸을 틀면서 신음했었다.

휴식 단계는 얼마 동안 지속되는가?

휴식 단계는 대개 10~30분 정도이다. 만약 그보다 길어지면 의료진이 자세를 바꾸거나 밀어내 보자고 할 것이다. 더 강한 수축을 불러오거나 속도를 높이기 위해서이다.

임신부는 어떤 느낌이 들까?

출산기의 시작은 하나의 터닝 포인트가 된다. 이행기에 고생을 많이 한 임신부들은 꿀맛 같은 휴식을 누릴 수 있다. 새로운 국면으로 접어드는 느낌이 든다. 진행되는 상황이 혼란스러웠다면 이제는 많은 것이 분명해진다. 잘못하고 있는 것 같아 낙담하고 있었다면 이제는 낙관적이 된다. 만약 의기소침해 있었다면 이제는 밝아져서 주변을 살피게 된다. 때로는 휴식 단계가 너무 긴 것이 아닌가, 또는 자연스럽게 밀어내려는 충동이 생기기 전에 의료진이 서두르지나 않을까 걱정을 할 수도 있다. 또한 주변 사람들이 밀어내라고 하는데 잘 못하면 도와주는 분들에 대한 미안함과 자신이 잘하고 있지 못하다는 느낌을 가질 수도 있다. 사실 원칙적으로는 엄마가 밀어내려는 본능적 충동이 없는데 밀어내라고 강요하는 것이 잘못된 것이다. 엄마에게는 충분한 휴식이 주어져야 한다.

간혹 이런 휴식 단계에서도 수축이 진행될 수 있다. 이런 경우에도 대부분의 임신부들은 기분이 좋아지고 다음 단계에 더욱 집중을 하게 된다.

의료진은 무엇을 할까?

✢임신부 옆에서 격려와 칭찬, 그리고 긍정적인 조언을 한다.

✢경산의 경우 의사는 밀어내기가 시작된 후 바로 오게 될 것이다. 만약 초산이라면 의료진은 좀 더 여유를 가질 수 있다.

✢밀어내기를 시도하는 때와 방법에 대해 조언할 것이다.

✢지속적으로 아기의 심박동을 확인하며 엄마의 상태를 살필 것이다.

✢아기의 하강 정도를 측정하기 위해 내진을 하게 된다.

✦임신부의 회음부를 따뜻하게 하여 회음부 근육이 이완되어 밀어내기에 대한 감을 더 가질 수 있도록 돕는다. 질 외부를 부드럽게 하기 위해 회음부 위에 약간의 오일을 바를 수도 있다.

출산 동반자는 어떤 느낌이 들까?

✦출산기에 접어들면서 여유를 찾은 임신부의 모습을 보면서 마음이 놓일 것이다.

✦휴식기에 진통이 멈추거나 진행이 멈춘 것에 당황할 수도 있다. 하지만 걱정하지 않아도 좋다. 그것은 일시적인 멈춤이며 아내는 진통을 느끼며 다음 단계로 넘어갈 것이다.

✦곧 다가올 아기 탄생의 기적을 목격할 생각에 흥분감을 느낄 것이다.

출산 동반자는 어떻게 도울 수 있을까?

출산기는 흥분이 고조되는 시간이다. 긴장될 수도 있으나 출산 동반자는 아내가 가장 의지하는 사람이니만큼 침착하게 격려하고 도와주어야 한다. 아래 몇 가지 지침을 참고한다.

✦끈기를 가지고 기다린다. 임신부를 재촉하거나 너무 빨리 밀어내게 하지 않도록 한다.

✦수축이 없거나 밀어내려는 충동이 없는데도 밀어내기를 원한다면 그런 충동이 생길 때까지 기다릴 수 있는지 묻는다.

✦임신부의 기분을 맞춰준다.

＋상황 파악이 잘 안 되면 의료진이나 둘라에게 어떻게 되고 있는지 묻는다.

둘라는 어떻게 도울까?

둘라는 다음과 같은 방식으로 도울 것이다.

＋임신부가 충분히 휴식하도록 격려한다.

＋휴식 단계에 대해 출산 동반자가 궁금해하면 이것이 휴식 단계임을 상기시킨다.

＋이 휴식 후에 아기가 나오게 될 것이니 두 사람 모두 다음 단계를 준비하라고 알려준다.

＋끈기 있게 다음 단계를 기다리면서 출산 계획서의 세부적인 내용을 보며, 힘을 주는 노력과 임신부가 원하는 자세, 또 회음절개 여부에 대한 임신부의 바람을 의료진에게 상기시킨다.

＋휴식 단계가 길어지면 진행을 위해 자세를 바꾸도록 제안한다.

만출 단계

만출 단계란 무엇인가?

자궁 경부가 강한 수축을 재개하고 임신부는 밀어내려는 충동을 더 강하게 느끼는 단계이다. 아기는 머리가 질 입구에서도 분명히 보일 만큼 내려온다. 엄마는 수축이 있는 동안 밀어내기와 가벼운 호흡을 반복하고, 진통이 없을 땐 휴식을 한다.

'밀어내기'란 임신부가 숨을 들이쉬고 한 번에 5~6초 정도 아래로 힘을 주는 것을 말한다. 힘을 주는 동안 임신부는 숨을 참거나 신음소리를 내거나 고함을 지를 수도 있다. 아기가 산도로 내려오면서 자연스럽게 변을 보는 느낌과 비슷한 밀어내려는 충동이 생긴다. 보통 이런 충동은 5~6초 정도 지속되며 그 간격은 3~5초 사이이다. 무통 마취(경막외 마취)를 하면 임신부는 밀어내려는 충동을 느끼기 어렵기 때문에, 의료진의 구호에 맞춘다. 이때는 의료진이 밀어내라는 지시를 하게 된다. 보통 이런 단계에서는 리듬을 타기가 쉽지 않고 굳이 리듬을 탈 필요도 없다.

실제 출산에 참여해 보면 많은 임신부들이 밀어내려는 충동이라는 말은 적절한 표현이 아니라고 한다. 한 엄마는 이 단계에서 이렇게 소리질렀다. "마치 속이 완전히 뒤집히는 것 같아요!" 사실 이게 더 적당한 표현일 수 있다. 밀어내려는 충동은 힘이 아래로 향한다는 것만 빼고는 구토와 같이 조절이 불가능하다. 더 중요한 차이는 안 좋은 게 나오는 게 아니라 소중한 아기가 나온다는 것이다.

만출 단계 초기에는 이 충동이 약하게 찾아오기도 한다. 간혹 경막외 주사를 맞지 않았는데도 밀어내려는 충동을 못 느끼는 임신부들이 있다. 이런 경우 대개는 자세를 바꾸거나 조금 기다리면 충동이 온다. 어쩌면 자궁이 아기를 밀어낼 만큼 충분히 수축하지 않아서 그럴 수도 있다. 너무 오래 진통이 없으면 약간의 촉진제를 사용할 수도 있다. 만약 수축이 잘되고 있는데도 밀어내려는 충동이 들지 않으면 의료진이 밀어내는 타이밍을 알려준다.

만출 단계를 자연스럽게 받아들이면 산모가 밀어낼 필요 없이 아기 머리가 보이기 시작한다. 하지만 서둘러서 밀어내기를 하면 1시간에서 3시간 정도 밀어내야 아기 머리가 보일 수 있다. 엄마가 힘을 주면 회음부, 곧 음순이 벌어지고, 아기가 내려오면서 점차 질 입구가 커진다. 그 다음 아기 머리가 보이는데, 그 모양은 마치 주름진 호두 같기도 하다. 때론 아기 머리가 양막에 싸여 있기도 한다.

아기는 계속해서 내려오지 않고 엄마가 힘을 주면 내려왔다가 힘을 주지 않을 때에는 다시 들어간다. 끊임없이 아기 머리와 엄마의 질에 압력이 가해지는 것보다 이렇게 점진적으로 진행되는 것이 더 낫다.

임신부는 자세를 바꾸어도 좋다. 가장 흔한 자세는 등을 대고 바닥에 눕거나 옆으로 눕기, 두 손과 두 발을 바닥에 대기, 또는 스쿼팅 등이다. 무릎으로 앉기, 출산 의자에 앉기 등도 도움이 된다. 4장에 '진통과 출산에 도움이 되는 자세와 동작'(179쪽)에 관한 설명이 있다.

만출 단계는 얼마 동안 지속되는가?

만출 단계는 출산기의 대부분을 차지한다. 몇 분에서 길게는 4시간까지도 걸린다.

임신부는 어떤 느낌이 들까?

만출 단계가 되면 임신부는 긴 진통을 겪었음에도 강인한 힘을 갖게 된다. 출산이 임박하면 마음도 가벼워지고, 다른 사람들의 제안과 칭찬도 잘 받아들이게 된다. 많은 엄마들은 이 시기에 자신이 아이가 태어나는 데 일조하고 있다는 느낌을 강하게 받았다고 말한다.

임신부는 보통 다음과 같은 느낌이 들 수 있다.

✦ 초기에는 무엇을 어떻게 해야 할지 몰라 당황할 수 있다. 아기를

밀어내야 한다는 무의식적인 충동으로 리듬을 놓치기도 한다.(사실 이때의 리듬은 더 이상 중요하지 않다.) 밀어내는 방법을 물어볼 수도 있고, 자신이 잘하고 있는지 확인하고 싶어 할 수도 있다. 그러나 몇 번의 수축이 있고 난 후에는 어떻게 해야 할지 알게 되기 때문에 기분이 나아질 것이다.

+아기가 내려오는 것이 약간 두렵게 느껴질 수도 있다. 크고 단단한 머리가 산도를 통과해 아래로 내려오는 느낌은 좋기도 하지만 놀랍기도 하다. 통증이 느껴져 약간 겁이 날 수도 있다. 질에 가해지는 압력 때문에 회음부 근육이 긴장하게 되는데, 임신 기간중에 회음부 마사지를 꾸준히 했다면 이 부근의 근육이 훨씬 쉽게 이완할 것이다.

+하강 속도가 빠르면 임신부는 강한 통증을 느끼며, 몸을 통제하는 능력을 잃어버릴 수 있다.

+하강이 느리다면 임신부는 기운이 빠질 수 있다. 이때는 느리지만 잘 진행되고 있다는 확신을 가질 필요가 있다.

의료진은 무엇을 할까?

+임신부를 격려하고 안심시킨다.

+의사나 조산사는 아기의 진행 상황을 확인하기 위해 이따금 내진을 할 수 있다. 주기적으로 아기의 심장 박동과 임신부의 활력 징후를 검사한다.

+출산이 임박하면 의사나 조산사는 수술용 장갑, 가운과 마스크를 착용한다.

+임신부의 질 주변을 세척하고 회음부 마사지를 한다.

+따뜻한 물수건 등을 올려놓아 회음부의 긴장을 풀어준다.

✤의료적 중재가 필요한 출산이라면 임신부의 다리를 올리게 하고 가까이 앉는다. 이런 자세라야 겸자나 흡입 분만기를 쓸 수 있고 회음 절개를 할 수 있기 때문이다. 많은 출산 현장에서 의사들은 이런 전형적인 병원 분만을 선호한다. 하지만 임신부들에게 이런 자세는 불편하다. 필요한 경우가 아니면 이런 자세를 원하지 않는다고 출산 계획서에 밝히는 것이 좋고, 출산 동반자는 좀 더 편안한 자세를 요구할 수도 있다.

✤의사나 조산사는 아기의 머리가 잘 나오도록 질과 회음부 부분을 만질 수 있다.

출산 동반자는 어떤 느낌이 들까?

✤피로감이 사라지고 무엇이든 할 준비가 되었다고 느낄 것이다.

✤임신부의 머리맡에 있어주고도 싶고 아기가 나오는 장면을 보고도 싶을 것이다.

✤의사나 조산사의 도움을 받아 직접 아기를 받기도 한다.

✤임신부와 함께 출산 호흡을 한다.

✤임신부의 상체나 다리를 받쳐주면서 불편한 자세로 오래 있을 수도 있다. 이럴 경우 팔다리가 저릴 것이다. 출산 전에 출산 동반자도 체력을 길러두어야 하는 이유 중 하나이다.

✤진행이 너무 느려지면 흥분이 가라앉기도 한다.

출산 동반자는 어떻게 도울 수 있을까?

주변에 사람이 많다면 처음보다는 자신이 별로 필요하지 않다고 느낄 수도 있다. 이 시기에는 임신부가 출산 동반자보다 의료진의 지시와 격려를 더 많이 받는 것이 사실이다. 그러나 여전히 출산 동반자는 이 모든 과정을 보아온 유일한 사람이며, 다른 사람들의 관심을 받고 있음에도 임신부는 여전히 출산 동반자에게 일차적으로 의존하게 된다. 이때 기억해야 할 사항이 몇 가지 있다.

✦ 아기가 탄생하는 순간을 보고 싶다면 자리를 비우지 말라. 상황은 급변할 수 있다.

✦ 임신부가 당신을 보고 느끼고 당신 말을 들을 수 있도록 늘 가까이에 있어야 한다. 임신부의 뒤나 옆에서 몸을 지탱해 주어도 좋다.

✦ 매 수축이 끝날 때마다 칭찬해 준다.

✦ 시원한 물수건으로 이마와 목의 땀을 닦아준다.

✦ 평정심을 유지한다. 따뜻한 목소리로 위로해 주고 손을 잡아준다. 이때 너무 세게 잡지 않도록 주의한다.

✦ 더 밀어내라고 계속 얘기하지 말고, 잘하고 있다고 격려한다.

✦ 자세를 바꿀 필요가 있을 때는 도와준다. 4장에 다양한 자세가 나와 있다.

✦ 진행이 느리다면 다른 자세를 취하도록 제안한다. 임신부가 30분마다 혹은 좀 더 자주 자세를 바꾸도록 돕는다. 새로운 자세를 취할 때 임신부를 도울 준비를 한다.

✦ 조언을 해주어야 한다면 회음부를 이완하도록 말해준다. "엉덩이 내리고 긴장을 풀어요" "아기가 나오게 합시다"라거나, 회음부 마사지를 한 경우라면 "회음부 마사지를 할 때처럼 이완해 보세요"라고 할 수 있다.

✦ 임신부에게 아기가 거의 다 나왔다고 말해준다. 때로는 임신부

가 힘주는 것과 자신의 몸만 생각하느라 아기를 낳고 있음을 잊을 때도 있다.

✦질 입구에서 보이는 아기 머리는 미끄럽고 주름진 스펀지 같아 보일 것이다. 머리가 더 내려올 때까지 머리 윗부분으로 피부가 몰리기 때문이다. 아기 머리가 나오면 예상한 대로 좀 더 단단하고 매끄럽게 보인다.

✦만출 단계가 느려지는 것은 아기가 머리 모양을 만들기 위해 혹은 엄마의 골반에서 가장 좋은 자세를 취하기 위해 시간이 더 필요하기 때문임을 기억한다.

둘라는 어떻게 도울까?

둘라는 출산 동반자와 함께 출산을 돕거나, 미리 이야기가 된 경우라면 사진을 찍어줄 것이다. 출산 동반자가 지쳤다면 잠깐 쉬게 하고 임신부 옆을 지킨다. 마지막 출산 현장의 격한 감정이나 소리, 냄새로 인해 출산 동반자가 어지러움과 메스꺼움을 느끼는 경우가 드물게 있다. 대부분의 출산 동반자들은 아기가 나오는 흥분에 휩싸여 괜찮다고 하지만, 잠깐씩 앉아서 무릎 사이에 머리를 묻고 쉬는 경우도 더러 있다. 출산을 함께 한다는 것은 고된 일이다. 이것이 둘라가 있으면 좋은 이유이다. 이 단계에 둘라는 다음과 같은 역할을 한다.

✦수축 때마다 기운을 북돋우며 수축 중간에 임신부를 편안하게 만들어준다.

✦찬 물수건을 가져다주고 사진을 찍어주는 등 출산 동반자의 역할

을 돕는다.

◆ 임신부에게 담요나 물, 회음부의 긴장을 풀어줄 따뜻한 물수건을
갖다준다.

◆ 의료진을 도와 출산을 위해 필요한 일을 한다.

출산의 순간을 완벽하게 준비하기란 쉽지 않다. 임신부는 힘을 쓰
고 소리를 내기도 한다. 산도가 열리면서 아기 머리가 보인다. 방 안에
있는 모든 사람들의 관심이 엄마와 아기에게 쏠린다. 탄생의 순간을 기
다리며 출산 동반자가 느끼는 경외감, 흥분 그리고 긴장은 정확하게 표
현하기가 불가능하다.

출산 단계

<u>출산 단계란 무엇인가?</u>

보통 아기의 머리가 많이 보일 때부터 몸 전체가 빠져 나올 때까지
를 말한다.

아기의 머리는 엄마의 질과 회음부를 비집고 나오기 때문에 임신
부는 아랫부분이 타는 듯한 느낌을 받는다. 이때 세포 조직이 찢어지면
서 열상이 생길 수도 있다. 의료진은 회음부 열상을 최소화하려고 노력
하게 된다.

아기 머리는 다 나오기 전까지는 주름진 모양이다가, 회음부를 통
과해서 다 나오면 펴진다. 머리는 몇 번 더 들락날락하는 것 같아 보이
다가 마침내 더 이상 들어가지 않는 상태로 진행된다. 그리고 정수리, 눈
썹과 귀, 얼굴 순으로 나오게 된다. 머리가 나온 후 다시 한 번 회전하면

서 한쪽 어깨가 나오고, 일단 어깨가 다 나오면 남은 양수와 함께 나머지 부분이 나오게 된다.

아기는 나오자마자 울 수도 있고, 바로 울지 않을 수도 있다. 울지 않더라도 대개는 몇 초 안에 숨을 쉬기 시작하는데, 목에서 꾸르륵 소리를 낸 다음 울음을 터뜨린다. 아기 피부는 선홍색이나 붉은색을 띠게 된다.

출산 단계는 얼마 동안 지속되는가?

아기 머리가 나오며 출산으로 이어지는 이 단계는 몇 번의 수축 뒤 바로 진행된다.

임신부는 어떤 느낌이 들까?

임신부의 몸은 출산 단계에서 복합적인 반응을 보인다. 한편으로는 아기가 거의 태어날 때가 되었다는 것을 알고 더 빨리 나오도록 강하게 밀어내고 싶어 한다. 다른 한편으로는 회음부가 찢어지거나 타는 듯한 느낌 때문에 밀어내기를 그만두려고도 한다. 질이나 회음부의 열상을 방지하거나 줄이기 위해서는 이런 느낌에 주의를 기울이고 의료진의 안내를 잘 따라야 한다. 너무 세게 힘을 주기보다는 가벼운 조절 호흡으로 마무리하는 것이 좋다.

아기 머리가 막 빠져나오려는 순간 통증은 사라지는데 이는 질이 점차 늘어났기 때문이다. 어떤 여성은 질 입구가 약간 마비된 느낌을 받기도 한다. 통증이 사라지고 오히려 아무 느낌도 없는 상태가 되면, 엄마는 아기를 맞이하는 데만 집중하게 된다.

어떤 엄마는 거울로 아기 머리가 나오는 모습을 보거나, 드러난 머리나 어깨를 만져보기도 한다. 대개는 아기의 살을 만지며 기뻐하지만, 어떤 엄마들은 생각하지 못한 느낌에 손을 움츠리기도 한다.

모든 것이 끝났다는 데 집중하느라, 아기를 맞이하는 데 시간이 좀 걸리는 엄마도 있다. 한 엄마는 아기가 나오자마자 이렇게 소리쳤다. "야호! 끝났다. 내가 해냈어!" 그러고 나서야 아기를 맞이하고 아기와 남편에게 키스를 했다.

"안녕, 아가야!"

의료진은 무엇을 할까?

✛ 아기 머리가 보이면 임신부에게 밀어내기를 멈추라고 한다. 사실 회음부가 타거나 찢어지는 듯한 느낌이 들기 시작하면 밀어내기를 멈춰야 한다. 자궁은 계속 수축하고 밀어내려는 충동도 끊임없이 찾아오지만, 회음부 열상을 줄이려면 이때 조절 호흡을 해야 한다.(조절 호흡에 관해서는 4장에 좀 더 자세히 설명되어 있다.)

✛ 회음절개 분만을 고려하기도 한다.(회음절개 분만에 대한 논의는 6장에서 자세히 정리하였다.)

✛ 아기의 머리가 밖으로 나오면 잡아준다. 출산 동반자나 임신부에게 아기가 나올 때 만져보라고 권할 수도 있다.

✛ 아기가 나오면 엄마 배 위에 올리고 양수를 닦아준다. 이후 옆에 있는 아빠와 캥거루케어를 한다.

✛ 간호사나 의사는 아기 상태를 점검하고 아프가Apgar 점수를 매긴다. '아프가'는 아기가 추가 진찰이나 세심한 관찰을 필요로 하는지 아닌지를 결정하기 위한 평가 도구로 호흡, 울음, 움직임, 반사 능력, 심박동

의 총 다섯 가지 항목으로 구성되어 있다. 10점 만점에 총점이 7점 이상이면 매우 양호한 상태이다. 보통 1분 아프가와 5분(때로 10분) 아프가를 판단의 근거로 삼는다. 1분과 5분 검사에서 모두 7점 이하라면 세심한 관찰과 추후 진료와 조치가 필요하다.

출산 동반자는 어떤 느낌이 들까?

+아기의 머리가 보이면서 긴장감이 고조된다.

+흥분된다.

+상상했던 것보다 더 큰 사랑과 경외의 감정이 임신부에게 든다.

+놀라 멍하게 있거나 이런 엄청난 일이 일어난 것에 대해 당황할 수 있다.

출산 동반자는 어떻게 도울 수 있을까?

+임신부 곁에 있어준다.

+아기를 밀어내는 동안 임신부의 다리를 붙잡아주거나 어깨를 받쳐준다. 스쿼팅을 할 때는 기댈 수 있게 해준다. 자세한 방법과 그림은 4장의 내용을 참조한다.

+너무 빨리 출산이 진행되는 경우, 의료진은 임신부나 아기의 건강을 지키기 위해 밀어내기를 멈추라고 할 것이다. 임신부가 이러한 요구에 응하기 어려워한다면 "턱을 들고 나를 봐요. 숨을 내쉬어요. 그렇지. 다시 내쉬어요" 하며 조절 호흡을 할 수 있도록 돕는다.

+임신부가 정신이 없는 경우 의료진의 지시가 무슨 뜻인지 임신부에게 이해시킨다.

✦ 가능하다면 임신부에게 거울을 통해 아기의 머리와 태어나는 모습을 보게 하고, 아기의 머리를 만져보도록 권한다. 거절한다고 하여 놀라거나 속상해할 필요는 없다. 어떤 엄마들은 지금 겪고 있는 것 이상은 받아들이고 싶지 않을 수도 있기 때문이다.

✦ 두 사람 모두 가장 편안한 방법으로 이 기적에 참여한다. 임신부가 당신을 필요로 하거나, 아기 나오는 것을 보기 불편해한다면 머리맡에서 임신부의 얼굴을 봐준다. 아니면 아기가 나오는 것을 잘 볼 수 있는 곳에 있어도 되는데, 임신부를 무시할 정도로 아기의 탄생에만 집중하면 안 된다.

✦ 아기가 처음에 약간 푸른빛을 띠고 거의 생명이 없어 보일지라도 숨을 쉬고 울면 몇 초 만에 다시 혈색이 돌아올 수 있다는 걸 알아둔다.

둘라는 어떻게 도울까?

✦ 출산 현장을 지키면서 출산 동반자를 보조한다.

✦ 임신부 주변에 사람이 많다면 둘라는 한 걸음 비켜난다. 의사, 간호사, 조산사가 원활하게 일을 할 수 있도록 공간을 배려한다.

✦ 미리 요청을 받았고 의료진이 허락한다면 탄생 순간을 촬영할 수 있다.

✦ 아기가 태어날 때 특정한 음악을 틀기로 계획했다면, 준비된 음악을 틀어준다.

✦ 아기가 태어나면 가족과 감격을 함께 나눈다.

태반기

태반기란 무엇인가?

태반기는 아기가 나온 뒤 태반이 나오는 시기이다. 보통 후산後産이라고도 한다.

대개 진통, 출산 때보다 약한 자궁 수축을 통해 태반이 나오는데, 몇몇 엄마들은 아기를 낳을 때만큼 강한 수축을 느끼기도 한다. 크게 태반의 분리기와 만출기로 나눌 수 있으며 동시에 진행되기도 하나, 자연 분리가 안 될 경우 의료진이 분리하기도 한다. 이를 출산 3기라고 부른다.

태반기는 얼마 동안 지속되는가?

태반기는 전체 출산 과정 중에서 가장 짧다. 대개 15~30분 정도 소요된다.[2]

산모는 어떤 느낌이 들까?

산모는 태반기를 거치면서 만감이 교차할 것이다. 진통과 출산이 잘 끝난 데 감사하고, 앞으로 아기를 위해 무엇을 해야 할지에 대한 생각을 하게 된다.

✦ 의사가 "이제 태반이 나올 수 있게 밀어내세요"라고 말하면 아무런 힘이 남아 있지 않다고 생각할 수도 있다. 하지만 태반을 밀어내는 것은 아기를 밀어내는 것에 비하면 훨씬 쉬운 일이다.

---

2 태반의 분리와 만출은 산후 출혈에 영향을 미치는데, 자궁의 수축이 좋으며 태반이 자연적으로 빨리 분리되는 것이 가장 출혈이 적다. 분리되는 과정에서 출혈이 많을 경우 의료진은 자궁 수축제를 사용하거나, 복부를 통하여 자궁을 마사지하는 등 적극적인 개입을 한다. ─옮긴이.

✢아기를 맞이한 기쁨에 사로잡혀서 태반이 나오는지 모르는 경우도 있다.

✢아기를 만난 기쁨에 사로잡히거나 젖을 물릴 준비를 할 수 있다.

✢온몸이 떨리며 힘이 없다고 느낄 수도 있다.

의료진은 무엇을 할까?

✢탯줄을 자르거나 출산 동반자에게 자르도록 한다. 때때로 탯줄에서 약간의 피(제대혈)를 받아 아기의 혈액형을 분석하기도 한다.

✢아기 몸의 양수를 닦고, 필요한 검사를 한다.

✢엄마의 산도를 꿰매어야 할지 살핀다.

✢태반이 잘 나오게 한다. 태반이 자궁벽에서 분리될 때(자궁을 만져보거나 탯줄을 살짝 잡아당겨 보면 분리되었는지 알 수 있다) 엄마에게 부드럽게 태반을 밀어내라고 할 것이다.

✢주의 깊게 검사하여 태반이 다 나왔는지 확인할 것이다. 가끔 태반 조각이 자궁 내에 남았다가 나중에 울혈처럼 나올 수도 있다.

✢산모의 배를 만져보아 자궁이 단단한지를 확인한다. 만약 자궁이 물컹물컹하다면 의료진은 배를 힘차게 마사지한다. 이 방법은 자궁 수축을 촉진하여 수축 지연으로 인한 과다 출혈을 예방하는 데 도움이 되며, 산후에 자궁 안에 고여 있는 피를 배출하는 데도 좋다. 산모 스스로도 할 수 있다.(자세한 내용은 377쪽 참조)

출산 동반자는 어떤 느낌이 들까?

아기와 엄마에게 온 정신을 기울이게 되며, 만감이 교차할 것이다.

자부심, 기쁨, 안심, 그리고 사랑 등 복합적인 감정이 생길 것이다.

출산 동반자는 어떻게 도울 수 있을까?

✦원한다면 탯줄을 자른다. 많은 의료진이 아기 아빠가 탯줄을 자르도록 권한다. 엄마와 아기가 분리되는 상징으로서의 탯줄 자르기는 부부에게 큰 의미가 있다. 탯줄은 생각보다 단단하고 미끄럽다. 탯줄을 자를 때는 힘껏 잘라야 한다.

✦아기와 엄마를 동시에 돕는 즐거움을 만끽한다. 이것이 출산 동반자의 주된 역할이다. 아기 엄마를 편안하게 해주고 엄마가 아기를 볼 수 있도록, 또 한기를 느끼지 않도록 해준다.

✦아기의 체온 유지에 주의한다. 아기에게 가장 따뜻한 곳(그리고 가장 행복한 곳)은 엄마의 가슴이다. 두 사람에게 따뜻한 담요를 덮어준다. 안타깝게도 많은 병원들이 아기를 요람 안에 뉘어놓고 신생아 처치를 한다. 그러고는 아기를 싸개로 싼다. 만약 아기를 싸개로 감싼 채 엄마에게 데려간다면, 싸개를 풀고 엄마와 아기의 피부를 서로 닿게 한 뒤 따뜻한 담요를 덮어도 되겠느냐고 물어보아야 한다. 아기 모자는 벗기지 않는 게 좋다. 신생아는 체온이 떨어지면(종종 엄마와 떨어져 있는 신생아실에서 그런 일이 있다) 회복하는 데 오랜 시간이 걸린다.

✦아기를 신생아실로 보내야 한다면 산모 옆에 반드시 있어야 할 때를 제외하고는 출산 동반자가 따라간다.

✦기회가 주어진다면 아기를 안아본다. 아기에게 노래를 하거나 말을 걸어서 서로 익숙해지는 시간이 필요하다. 아기는 이미 출산 동반자의 목소리를 알고 반응할 것이다.

+ 출산이 잘 마무리된 것을 자축하며 지인들에게 알린다.

둘라는 어떻게 도울까?

+ 태반이 나오는 동안 아기 엄마를 돌봐주고 의료진이 자궁을 마사지하고 산도를 살피는 것을 돕는다. 이런 조치들이 불편함이나 통증을 동반할 수 있기 때문이다. 둘라가 산모를 돌보는 동안 출산 동반자는 아기를 돌볼 수 있다.

+ 만약 의료진이 아기를 계속 요람 안에 놓아둔다면 출산 동반자에게 엄마의 요구를 상기시키고, 아기를 엄마에게 데려다달라고 요청하게 한다.

+ 아기에게 말을 걸거나 노래를 불러주며, 아기의 살을 엄마의 피부와 맞닿게 하여 따뜻하게 하고 모자와 담요를 덮어 체온을 유지시킨다.

+ 엄마가 아기를 안고 있을 수 없다면 대신 아기를 안아준다. 아기가 신생아실로 갈 때 출산 동반자가 따라간다면, 둘라가 엄마 곁에 있어준다.

+ 엄마가 아기에게 처음 젖을 물릴 때 도와준다. 간호사나 조산사가 다른 일로 바쁘다면 둘라의 도움이 더욱 필요하다.(11장을 참고한다.)

+ 아기의 움직임이나 반응, 수유 신호에 대해 알려주고, 아기의 표현을 이해할 수 있도록 돕는다.

한눈에 보는 출산 과정

다음은 일반적인 출산 상황의 특징과 각 단계별로 도움을 줄 수 있는 방법을 요약한 것이다. 출산시 옆에 두고 유용하게 활용할 수 있다.

0. 준비 진통

간헐적인 혹은 반복되는 비진행성 진통이 수 시간~수 일간 지속됨

특징	줄 수 있는 도움
• 자궁 경부가 부드러워지고, 얇아지며, 앞쪽으로 이동함. • 분만의 가능성 징후나 예비 징후가 나타남. • 이 기간이 길어지면 임신부는 불안해하거나 낙담하거나 피곤해할 수 있음. • 진통에 과잉 반응할 우려가 있음.	• 낮 동안에는 힘들지 않은 일상적인 활동을 하고 밤에는 휴식을 취할 것을 권유함. • 주의를 딴 곳으로 돌리는 활동이 필요함. • 식욕이 있을 때마다 먹도록 함. • 간헐적으로 진통 간격을 측정함. '초기 진통 기록' 사용. • 인내심을 가짐. 과도하게 흥분하거나 진통에 너무 집중하지 않음. • 임신부는 음악을 듣거나 마사지를 하거나 샤워 등을 하면서 긴장을 완화할 수 있음. • 대처 방법에 대한 도움이 필요한 경우 둘라나 의료진에게 연락.

1. 확장기 -1기, 2~24시간

❶ 초기 진통, 수 시간~20시간

특징	줄 수 있는 도움
• 자궁 경부가 계속 얇아지면서 4~5cm 정도 열림. • 하나 이상의 결정적인 진행 징후가 나타나며 보통 천천히 진행됨. • 3~5cm 사이에 본격적인 진행 시기로 들어감. 이 시기는 임신부가 스스로 진통을 제어할 수 없음을 깨닫는 '진실의 순간'임. • 이 시기의 마지막쯤이면 진통이 더욱 강렬해짐.	• 분만 전 단계에서 하던 대로 지속. • 진통이 올 때 임신부가 잠시 쉬지 않고는 걷거나 말할 수 없다면, 호흡을 천천히 하거나 이완하거나 시각화에 집중하거나 호흡수를 세는 등의 행동을 제안함. • 둘라가 참여해야 함. • 양막이 열리는 경우, 적절한 예방 조치를 취하고 의료진을 부르거나 출산할 곳으로 이동을 준비함.

• 임신부는 낙담하거나 눈물을 흘리거나 진통이 절대 끝나지 않을 것이라 느낄 수 있음.	• 임신부와 함께 머물며 격려하고 기분을 맞춰줌.
	• 자궁 수축중에 질문을 하지 않음.
	• 4-1-1 혹은 5-1-1 규칙을 사용하거나 출산할 곳으로 이동, 혹은 조산사를 집으로 부름.

❷ 본격 진통, 30분~6시간

특징	줄 수 있는 도움
• 자궁 경부가 5~8cm 정도 열림.	• 임신부의 출산 계획을 간호사나 조산사에게 보여줌.
• 수축이 강하고 힘들어지며 60초 이상 지속되기도 함. 수축의 간격이 3~7분 정도로 점점 좁아짐.	• 매 수축마다 임신부에게 온전한 관심을 기울임.
• 분만 과정의 속도가 빨라짐.	• 임신부를 격려하며 출산이 임박했음을 알려줌.
• 임신부는 조용하고 진지해지며 출산에 집중하게 됨.	• 조용하고 진지하게 집중하는 임신부의 분위기에 맞춰줌.
• 임신부는 자연스럽게 3R(relaxation, rhythm and ritual)를 포함하는 행위를 할 수도 있음.	• 편안하게 해주는 방법을 사용. 허리 통증에는 냉온 요법이나 반대 압력, 자세 요법 등을 사용. 임신부가 리듬을 유지하도록 하는 데 필요한 경우 '일상적인 임신부 돌보기' 방법을 사용. 따뜻한 물이 담긴 긴 욕조도 좋다.
• 자궁 경부가 7~8cm 정도 열렸을 때 진통의 강도가 절정에 달함.	• 걱정이 되거나 확신이 없는 경우 둘라나 의료진 등에게 도움을 요청하거나 안심할 수 있는 말을 청함.
	• 임신부에게 매 한두 시간마다 소변을 볼 것을 상기시킴.
	• 매 수축 후 임신부에게 마실 것 제공.

❸ 이행기, 10~60분

특징	줄 수 있는 도움
• 자궁 경부가 8~10cm 확장.(10cm면 완전히 열린 상태) 보통 5~20번의 진통 과정을 거치지만, 완전히 열리지 않은 경우 이 시기가 연장될 수 있음. • 길고 고통스러운 진통과 짧은 휴식기. • 아기가 내려오기 시작할 수 있으며 엄마의 직장을 압박하여 힘주기를 재촉할 수 있음.(변의가 있음) • 임신부는 가만히 있지 못하고 긴장하며 압도되거나 짜증을 내며 절망하게 됨. 울거나 비명을 지르거나 포기하려 하거나 혹은 진통을 이겨내려고 애쓸 수도 있음. 진통 사이의 수 초간 잠시 졸 수도 있음. • 임신부는 몸을 떨거나 토할 수 있음. 마찰로 인해 피부가 상할 수 있으며 덥다가 춥게 느낄 수 있음.	• 출산 진통 시기에 하던 대로 지속. • 임신부와 아주 가까이 있음. • 한 번의 자궁 수축에 각각 집중함. • 임신부가 수축 사이의 기간 동안 잠시 졸거나 이완하도록 함. 자궁 수축이 이루어지는 동안 이완하지 않는 것은 괜찮음. • 이행기는 짧으며, 임신부가 힘을 줄 때가 거의 다 되었다는 것을 상기시킴. • 필요한 경우 '일상적인 임신부 돌보기'를 할 것. 진통시 임신부에게 이야기함. • 대개 견고한 밀착이 도움이 됨. 문지르거나 가벼운 터치는 성가실 수 있음. • 임신부가 힘을 주기 시작하면 의료진을 부름. • 의료진의 조언에 따라 임신부가 힘을 주거나 빼는 것을 도움.

2. 출산기-2기, 15분~3시간 이상

❶ 휴식 단계, 10~30분

특징	줄 수 있는 도움
• 아기의 머리가 산도에 들어와 있음. • 자궁 경부가 완전히 확장됨. • 30분 정도까지 진통이 진정되거나 멈춘 것처럼 보임. • 자궁이 아이를 밀어냄.	• 인내심을 가지고 임신부에게 휴식기의 잠잠한 상태를 상기시킴. • 힘주기에 대한 신호가 없는데 의료진이 힘주라고 할 경우 욕구가 생길 때까지 기다려도 되는지 물어봄.

- 아기가 많이 내려와 있으면 휴식기가 없을 수 있음.

- 임신부는 냉철하고 긍정적이며 단호해짐. 왜 출산 진통이 멈췄는지 의아해할 수 있음.

- 의료진은 진통이 없이도 임신부가 힘주기를 시작하기 원할 수 있음.

- 임신부에게 이완하고 휴식을 충분히 취하도록 격려함.

- 힘주는 진통 없이 20분이 경과한 경우 임신부의 자세를 바꿔볼 것을 권유함.

- 네 발 자세나 쪼그려 앉기, 부축받는 쪼그린 자세, 선 자세 등을 시도함.

❷ 만출 단계, 30분~3시간

특징	줄 수 있는 도움
- 강한 진통이 다시 시작됨. - 아기가 산도를 내려옴. - 진통시마다 힘주기에 대한 욕구가 강해지고 잦아짐. - 임신부는 힘을 주지 않을 수 없음. 힘주기에 대한 욕구는 내부에서부터 나오는 것으로 강하고 불수의적임. 욕구가 없는 상태로 힘을 줄 수는 있지만, 임신부 스스로 욕구가 일어나도록 할 수는 없음. - 임신부는 질에서 아기의 머리가 느껴져 불안해할 수도 있음. 회음부 근육을 긴장하여 제지할 수도 있음. - 아기는 힘주는 동안 아래로 내려왔다가 힘을 빼는 동안 다시 살짝 들어가기를 반복할 수 있음.	- 임신부에게 회음부 근육을 이완할 것을 상기시킴. "골반을 여세요" "아기가 나올 수 있게 해주세요" 등의 말을 함. - 힘주고 싶은 욕구가 느껴지면 힘주어 밀 수 있도록 임신부를 격려함. - 임신부가 제지하는 것 같으면, 진통이 오는 동안 잠시 화장실 변기에 앉도록 제안함. - 회음부를 따뜻하게 눌러주면 이완에 도움이 될 수 있음. - 잘하고 있다고 임신부를 격려하면서 노력을 북돋움. - 임신부에게 아기의 머리를 만져볼 것을 권함.(임신부가 원하거나 원하지 않을 수 있음) - 아기의 머리는 주름진 채로 나오는데 이에 놀라지 않도록 주의. - 필요에 따라 임신부가 자세를 바꾸는 것을 도움.

❸ 출산 단계, 2~20분

특징	줄 수 있는 도움
• 힘을 뺐을 때에도 아기의 머리가 더 이상 들어가지 않음.	• 임신부를 재촉하지 않음. 임신부에게 힘주기를 멈추고 호흡으로 아이를 내보내도록 상기시키거나, 턱을 들고 빠르게 소리내어 호흡하면서 힘주기를 멈추도록 유도함.
• 머리가 나오는 순간이 임박함.(몇 번의 수축을 통해 나옴)	
• 임신부는 질 부위에 극심한 화끈거림 혹은 찢어지는 듯한 통증을 느낌. 임신부는 아기가 즉시 밖으로 나오도록 매우 강하게 힘을 주고 싶지만, 힘을 주면 피부가 찢어질 것처럼 느껴져 혼란스러워할 수 있음.	• 임신부가 의료진의 지시에 따를 수 있도록 도움.
	• 임신부가 가급적 아기를 피부에 대고 안을 수 있도록 도움.
• 아기의 머리가 나오고 어깨와 몸의 나머지 부분이 나옴.	• 담요로 덮어주는 등 아기의 체온을 따뜻하게 유지함.

3. 태반기—3기, 5~30분

특징	줄 수 있는 도움
• 임신부는 심하게 어지러울 수 있음.	• 아기가 태어난 것을 기뻐함. 아기와 밀착하게 함.
• 자궁 수축이 지속됨.	
• 태반이 자궁벽에서 분리됨.	• 탯줄을 자름.(원한다면)
• 탯줄을 집게로 고정한 후 자름.	• 임신부와 아기가 따뜻하고 편안한 상태인지 확인.
• 임신부는 태반이 나오는 것을 거의 알아채지 못할 수도 있음.	• 임신부가 준비가 안 되었거나 자궁 수축 시 통증이 있거나 상처를 꿰매는 중이면 아기를 대신 안고 있어줌.

4. 진통 완화법

출산 교실에서 여러 가지 연습을 하는 동안, 나는 이런 생각을 했다. '이 선생님이 우릴 바보로 아나? 아내의 호흡을 도우라니……' 그러나 수축이 시작되자 나는 강의 때 배운 호흡과 이완법의 중요성을 절실히 깨달을 수 있었다. 호흡과 이완 연습 덕분에 아내는 수축의 리듬을 유지할 수 있었다. 아마 아내 혼자서는 그걸 해내기 쉽지 않았을 것이다.

—제프, 새내기 아빠

리듬이라는 것이 굉장히 중요하더라고요.

—그레그, 새내기 아빠

출산시 자궁 수축이 일어나는 과정은 다음과 같다.

✛자궁의 수축: 수축 초기 때, 임신한 여자의 신체에서 가장 강한 근육인 자궁의 수축이 극에 달한다.

✤자궁 경부의 열림: 자궁 경부가 열리면서 얇아진다.

✤골반 인대의 확장: 골반 속 태아의 머리로 인해 골반 인대가 확장된다. 골반 인대가 확장되면, 가벼운 요통부터 견디기 힘든 요통까지 강도가 조금씩 다른 통증을 느끼게 된다. 임신부의 30~40퍼센트 정도가 수축중 요통을 경험한다.

출산 단계에서는 수축 부위가 골반저 근육, 질 내 근육, 질 입구 쪽으로 확장된다. 수축은 또한 감정적 변수로 인해 체감 강도가 달라질 수 있다. 이러한 감정적 요인은 육체적 통증뿐만 아니라 정신적으로도 힘든 상황을 불러올 수 있다.

통증인가, 고통인가?

통증pain과 고통suffering은 흔히 혼용되는 표현이지만 깊이 살펴보면 큰 차이가 있다. 출산에 필연적인 자궁의 수축은 길어질 수도 있고 강한 통증을 동반할 때도 있지만, 반드시 참기 어려운 고통을 수반하지는 않는다. 통증은 정신적인 고통을 동반하기도 하지만, 실은 신경을 통하여 전달되는 육체적 감각일 뿐이다. 예를 들어 체육관에서 근력 운동을 하거나 언덕길을 달려 올라갈 때 우리는 신체 부위의 통증을 느끼지만, 반드시 정신적 고통까지 느끼지는 않는다. "수고 없이 얻는 게 없다No pain, No gain"라는 격언이 있다. 진통이 통증일 수는 있지만 감당할 만하고, 그만큼의 가치가 있는 수고임을 보여주는 말이다.

이에 반해 고통은 무기력과 괴로움, 후회, 두려움, 공포나 자제력 상실로 이어질 수 있는 심리 상태를 흔히 동반한다. 고통 또한 육체적인 통증과 연결될 수도 있고 그렇지 않을 수도 있다. 예를 들어 사랑하는 사람에게 버림을 받거나 남에게 모욕을 당하면 정신적인 괴로움suffering을 느끼지만 육체적 통증pain까지는 느끼지 않는다.

많은 임신부들이 수축시 극심한 고통 때문에 통제 불능의 상태에 빠져 부끄러운 행동을 하지나 않을까 걱정한다. 이는 위의 기준에 따르면 정신적 괴로움에 대한 염려이다. 이러한 두려움을 갖고 출산에 임하면 걱정하고 염려했던 부분들이 현실화되고, 육체적인 통증을 실제보다 더 강하게 느낄 수도 있다. 이들은 수축은 통제 가능하며, 반드시 엄청난 통증과 고통을 수반하는 것은 아니라는 말을 믿지 않는다.

수축은 상처나 부상에서 기인한 통증이 아니라, 어찌 보면 정상적인 생리 과정에서 생길 수 있는 일종의 '여파'이다. 이 사실을 깨달으면 수축은 훨씬 견딜 만한 것이 된다. 나는 전에 걷다가 우두둑 소리가 날 정도로 심하게 발목을 삔 적이 있다. 뼈가 부러진 줄 알고 심한 통증을 느끼며 응급실로 갔다. 의사는 심하게 접질렸을 뿐 골절은 아니며, 발을 고정하는 장치를 2주 정도 착용하면 나을 것이라고 했다. 나는 그제야 비로소 걱정을 덜고, 휠체어를 타고 들어갔던 병원을, 비록 절뚝거리긴 했지만 걸어서 나올 수 있었다. 바로 이런 것이다. 알면 두려움을 없앨 수 있고 통증도 줄일 수 있다.

만약 수축이 길어져 녹초가 되어버린다든가 출산 과정에서 충분한 정서적 지지를 받지 못한다면, 수축은 통증을 넘어 고통의 단계로 넘어갈 수도 있다. 하지만 임신부가 자궁 수축이 어떻게 일어나고 어떤 느낌이 드는 건지 안다면, 그리고 주변의 공감과 지지와 돌봄을 받는다면, 또한 자신에게 맞는 편안한 호흡과 수축 자세를 찾을 수 있다면 진통은 고통이 아니라 감당할 만한 수고가 될 것이다. 또한 아이를 만나러 가는 기쁨의 여정으로 받아들여질 것이다.

한 임신부가 출산시 무통 마취를 할까 고민하게 된 순간 스스로에게 이런 질문을 해보았다고 한다.

'이게 정말 견딜 수 없는 고통인가?'

힘들고 수고스럽기는 하지만 고통은 아니라는 생각이 들자, 무통 마취를 하지 않기로 결심하게 되었고, 큰 고통 없이 출산할 수 있었다.

자궁 수축과 출산시 통증을 완화하는 법

임신부의 산통을 줄일 수 있는 방법은 많다. 이 책을 포함한 관련 도서나 강의, 인터넷 자료 등을 통해 출산 과정에 대해 배우고 통증을 줄이기 위한 다양한 자가 요법을 익힐 수 있다. 또한 출산 동반자도 임신부를 돌보는 데 도움이 되는 다양한 방법들을 추가로 익힐 수 있다.

임신부는 몸을 이완하거나, 리듬에 맞춰 호흡하거나, 낮은 톤의 신음소리를 냄으로써 통증을 줄일 수 있다. 또는 수축을 편하게 보내도록 도와주는 다양한 자세를 취할 수도 있다.

출산 동반자가 임신부를 도울 수 있는 방법도 여러 가지가 있다. 먼저, 수축이 있는 동안 임신부를 홀로 두어서는 안 된다. 둘째, 임신부가 정서적으로 안정되어 있는지, 즉 심리적으로 지나치게 불안해하지는 않는지 살핀다. 셋째, 마사지를 해주거나 손을 잡아주거나 핫팩이나 얼음팩 등을 이용하여 긴장을 완화하도록 돕는다. 넷째, 샤워나 목욕을 권한다. 다섯째, 임신부 스스로 수축을 견디는 방법을 찾도록 돕는다.

이번 장에서는, 출산시의 통증을 완화하기 위해 출산 동반자가 할 수 있는 일들을 좀 더 자세하게 살펴볼 것이다. 여기 소개되는 방법들이 통증을 완전히 없애줄 수는 없다. 하지만 임신부 스스로 통증을 잘 극복해 내도록 도와줄 수는 있을 것이다. 일부 임신부들은 촉진제나 다른 약물 사용을 병행하기도 하지만, 아래의 방법만으로 출산을 하는 경우도 많다.

수축이 시작되기 전, 출산 동반자는 임신부가 어떤 수축 대처 방법을 선호하는지 반드시 알아두도록 한다. 8장에 나와 있는 '통증 완화제 선호도 등급표'(344쪽)를 참고해서, 임신부가 통증에 대해 어떻게 생각하는지 사전에 파악해야 한다. 출산 동반자의 생각과 다를 수 있기 때문이다. 그러면 훨씬 효과적으로 임신부의 체감 수축에 대처할 수 있다.

이 장에 제시된 방법들은 아래와 같은 효과가 있다.

+ 통증을 유발하는 요소를 실질적으로 제거하거나 줄여준다.
+ 임신부가 유쾌한 감정이나 객관적인 태도를 취하게 한다.
+ 임신부가 통증이 아닌 다른 것에 관심을 갖도록 한다.
+ 임신부가 보살핌과 존중을 받고 있으며, 늘 누군가가 자신의 목소리에 귀를 기울이고 있음을 알게 한다.

이번에 소개되는 내용들은 1장의 내용과 함께 수축, 출산시 필요한 물품을 미리 준비하는 데도 도움을 준다.

다만 한 가지 방법을 고집하기보다 임신부마다 도움이 되는 방법이 조금씩 다를 수 있음을 염두에 두는 편이 좋다. 가장 좋은 방법은 수축이 시작될 때 임신부 스스로 방법을 찾아가도록 옆에서 조용히 지켜봐 주는 것이다. 임신부가 위축된 것처럼 보이고 말이 없더라도 지나치게 걱정하는 표정은 짓지 않는 게 좋다. 수축중인 임신부에게 말을 걸거나 질문하는 것도 삼간다. 임신부 스스로 무엇이 필요한지 찾아내도록 놔두라. 무엇을 어떻게 해야 하나 서두르지 말고 임신부 스스로에게 맡겨본다.

이완, 리듬, 그리고 나만의 의식

얼마나 길어질지 모르는 수축을 잘 보내기 위해서는 다음 세 가지가 필요하다. 이완과 리듬, 그리고 수축이 올 때마다 잘 견뎌낼 수 있는 나만의 방법인 의식儀式이다. 영어로는 3R(relaxation, rhythm and ritual)이라고 한다. 어떤 엄마들은 수축, 출산시의 통증과 스트레스에 잘 대처하지만, 어떤 엄마들은 호흡이 무너지는 등 많이 힘들어한다. 출산을 잘한 임신부들은 나름의 3R을 가지고 있다.

➕ 이완relaxation: 수축의 순간과 수축 전후에 최대한 긴장을 풀고 이완한다. 수축 초기에는 자궁이 수축하는 순간에 긴장을 완화하는 것이 가장 중요한 목표가 된다. 수축 후반기에는 강한 수축이 오기 때문에, 이완하려는 의지만으로는 수축을 견디기 쉽지 않다. 이때 대개의 임신부들은 몸을 움직이거나 낮은 소리를 내면서 수축을 이겨낸다. 하지만 이때에도 수축 전후에는 긴장을 풀거나 평안을 유지하도록 한다.

➕ 리듬rhythm: 수축이 올 때 리듬을 타면서 자연스럽게 대응한다.

➕ 의식ritual: 짐볼에 앉아 움직이거나 출산 동반자한테 기대어 골반을

돌리는 등 수축을 잘 보낼 수 있는 자신만의 의식이나 행동을 찾아본다.

진통 전이나 진통 초기에는 걷거나 말하기 등 다른 곳에 관심을 기울이는 활동을 할 수 있다. 그러다가 수축 강도가 세지면서, 30초 정도 행동과 말을 멈추게 되는 때가 온다. 수축이 절정에 이르러 모든 것을 멈추고 움직이지 못하게 되면 준비한 의식을 시작해야 한다.

진통 초기에는 '(주위에서 알아들을 수 있을 만큼) 조금 큰 소리로 호흡하기' '내쉬는 숨에 어깨를 내리고 긴장된 근육 풀기' '긍정적인 생각 하기' 등의 방법을 쓸 수 있다.

수축이 강해지면 다른 방법을 활용해 볼 수 있다. 리듬감 있게 호흡을 유지하면서 이 장의 뒷부분에 나와 있는 다양한 통증 완화 방법을 활용해 본다. 출산 동반자에게 기대어 몸을 흔들거나 블루스 춤을 추는 동작을 해볼 수 있다. 호흡을 하면서 조용하고 리듬감 있게 숫자를 세어볼 수도 있고, 낮은 톤으로 신음소리를 내거나 큰 소리나 작은 소리로 마음을 편안하게 하는 구절을 중얼거릴 수도 있다.

보통 진통이 강해지면 많은 임신부들이 수축 조절을 포기하려고 한다. 이때 미리 준비한 자신만의 의식이 있으면 이 순간을 훨씬 수월하게 넘길 수 있다. 자연 출산에서는 임신부가 몽롱한 상태로 가는 것도 좋은 현상으로 본다. 이는 사고의 영역인 대뇌 신피질의 움직임이 둔화되고, 더욱 본능적인 영역인 뇌간의 작용이 활발해진다는 증거이다. 자연 출산의 대가인 미셸 오당 Michel Odent(프랑스의 외과·산과 의사)은 출산을 할 때 대뇌 신피질을 자극하지 않는 게 좋다고 말한다. 수축을 본능적으로 받아들이는 상태가 되면, 질문을 받거나 밝은 빛을 보거나 사람들이 오고 가는 것조차도 방해가 될 수 있다. 이러한 행위들은 임신부의 대뇌 신피질을 자극하고 뇌의 본능적인 활동을 방해한다. 임신부는 수축을 견뎌낼 방법을 본능적으로 알아내게 되고, 이 방법이 반복적인 의식으로 나타날 수 있다. 만약 고유한 의식이 방해를 받으면 임신부는 통증을 더 크게 느낄 수도 있다.

안타깝게도 많은 병원 분만 환경은 임신부의 자연스러운 본능을 배려하지 못하고 있지만, 이런 상황 속에서도 병원의 불필요한 방해를 이기고 자신만의 의식을 지켜나가는 엄마들이 많다.

수축을 보낼 때 가장 중요한 것은 리듬이다. 리듬을 타면서 호흡과 이완을 유지하면 진통을 보내는 데 큰 도움이 된다. 출산 동반자가 옆에서 속삭여주거나 리듬에 맞게 등을 쓸어주거나 눌러주는 것도 도움이 된다. 규칙적으로 임신부의 배에 물을 부어주거나 함께 신음을 하거나 몸을 흔들어주는 것도 좋다.

내적 의식과 외적 의식

어떤 임신부들은 자궁 수축이 시작되면 눈을 감고 가만히 있거나 몸을 가볍게 흔들거나 낮은 신음소리를 낸다. 이를 '내적 의식儀式'이라고 한다. 이 경우 주위 사람들은 그녀에게 수축이 왔는지 감지하지 못할 수도 있다.

이에 비해 어떤 임신부들은 눈을 뜨고 한곳에 집중하거나 몸을 많이 움직인다. 리듬에 맞게 소리를 내면서 다른 누군가가 자신의 의식에 동참해 주기를 바란다. 이런 모습을 '외적 의식'이라고 한다. 임신부들이 수축을 보내는 의식은 수축 초기와 후기가 다른 것이 일반적이다. 보통 내적 의식에서 외적 의식으로 옮겨가는 경우가 많으며, 반대여도 큰 문제는 없다.

진통 의식을 돕는 법

출산 동반자는 임신부가 자신만의 수축 의식을 찾거나 잘 활용하도록 도와야 한다. 우선 자궁이 수축할 때 임신부의 행동을 잘 살핀다. 편안하게 이완하고 있고 별다른 움직임이 없다면, 혹은 주기적으로 움직이거나 소리를 내고 있다면 임신부가 대처를 잘하고 있다는 뜻이다. 이때 소리나 움직임의 크기는 중요하지 않다. 만약 임신부가 리듬을 놓쳤다면, 출산 동반자나 둘라는 그녀가 수축 의식을 다시 찾을 수 있도록 도와야 한다. 자궁이 수축하는 동안에는 질문을 하거나 다른 것을 시도해 보도록 권유하지 말아야 한다.

출산 동반자의 도움은 내적 의식을 할 때보다 외적 의식을 할 때 더욱 절실하다.

임신부가 외적 의식을 한다면 다음과 같이 돕는다.

＋임신부와 눈을 맞춘다.

＋임신부가 리듬에 맞추어 숨을 쉬거나 신음을 할 때 임신부를 살며시 토닥여주거나, 이완할 수 있는 말을 하며 리듬을 유지하도록 도와준다.

＋임신부의 팔, 다리, 손, 발, 엉덩이나 허리 부위를 눌러준다.

＋임신부의 손을 잡아주거나 함께 걷는다. 또는 함께 몸을 흔들어준다.

내적 의식을 하는 경우에는 다음과 같이 도울 수 있다.

✦가까이에서 손을 가볍게 잡아준다.

✦수축시 임신부를 방해하지 말고, 다른 이들도 방해하지 못하도록 부탁한다.

임신부가 주로 내적 의식을 활용한다면 출산 동반자는 자신이 아무런 도움도 되지 않는다고 느낄 수 있다. 그래서 더 많은 것을 하려 하거나, 자신을 쳐다보도록 하거나, 임신부를 어루만져 주려고 한다. 하지만 반드시 기억해야 할 것은 당신이 아무런 도움도 되지 않는다고 느끼는 그 순간에도 여전히 임신부는 의지할 사람을 필요로 한다는 것이다. 임신부가 눈을 감고 고요히 수축에 대처할 때, 출산 동반자는 그저 조용히 옆에 있어주면 된다.

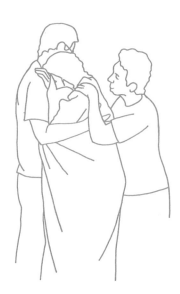

임신부의 수축 의식
임신부가 머리를 출산 동반자의 어깨에 기대고, 둘라는 임신부의 어깨를 쓸어주며,
셋이 흔들거리며 수축을 보내고 있다.

특별한 도움이 필요하지 않은 것처럼 보일 때에도 자궁이 수축할 때는 쉬지 않고 임신부를 살펴야 한다. 만약 그녀가 긴장하여 움츠리거나 소리를 내거나 리듬을 잃으면, 그때는 주의를 환기시키고 수축 의식을 다시 시작할 수 있도록 도와주어야 한다.

만약 의료진이 맥박과 체온을 재고 피를 뽑거나 모니터링을 하느라 수축을 방해한다면, 임신부는 리듬을 더 잃을 수도 있다. 그런 경우 의료진에게 이렇게 말해볼 수 있다.

"임신부가 방해받지 않고 몇 번만 수축을 넘기면 무난히 남은 수축도 잘 보낼 수 있을 것 같습니다. 좀 도와주시겠어요?"

더욱 즉각적이고 적극적인 대응이 필요하다고 판단되면, 5장에 나와 있는 '일상적인 임신부 돌보기'(211쪽)를 활용할 수 있다.

자궁 경부가 충분히 열리고 출산 단계에 진입하면 임신부는 신경을 더욱 바짝 곤두세우게 된다. 그녀는 지금까지의 수축 의식을 멈추고 아기를 밀어내려 할 것이다. 이 단계에서 임신부는 힘을 주어야 할지 말아야 할지, 주어야 한다면 언제, 어떻게 해야 할지를 알게 되며, 아기가 나오는 느낌을 강하게 받는다. 출산을 하는 동안에는 임신부가 수축 의식을 유지하도록 돕기보다는 출산에 맞는 자세를 찾도록 도와야 한다. 또한 힘이 들어갈 때 회음부의 긴장을 완화할 수 있도록 격려해야 한다. 자세한 내용은 3장의 '출산기'(123쪽)를 참조한다.

나만의 수축 의식 찾기

다음의 예를 통해 수축 의식을 어떻게 찾을 수 있는지 알아보자. 이 과정을 통해 편안한 출산을 하는 사람들이 어떻게 하는지 알 수 있다.

남편은 수축이 올 때마다 아내의 등을 가볍게 쓸어주었다. 아내는 이렇게 하는 것을 매우 좋아했다. 남편은 왼쪽 엉덩이에서 왼쪽 어깨로 올라왔다가 오른쪽 어깨로 넘어간 후 다시 오른쪽 엉덩이로 내려가는 라이트 터치 마사지[1]를 해주었다. 터치의 진행 속도는 아내의 호흡 변화를 주시하면서 조절했다. 자궁 수축이 절정에 달했을 때 손이 오른쪽 어깨 부분에 도달하도록 하고, 오른쪽 엉덩이 쪽에 도달할 때는 자궁 수축이 끝나는 시점이 되도록 했다. 이렇게 등을 살며시 터치하는 게 아내에게는 커다란 도움이 되었다. 아내는 남편이 어느 부분을 터치하고 있는가를 통해서 수축의 진행 상태를 확인할 수 있었다. 나중에 그녀는 이렇게 회고했다.

"제 남편은 수축의 강도를 절반으로 줄여주었어요. 저는 남편의 손이 오른쪽 어깨에 올 때까지만 참아내면 되었지요. 그러고 나면 자궁 수축이 마무리 단계로 들어간다는 것을 알았으니까요."

다른 출산 동반자는 호흡 수를 세어줌으로써 어느 시점이 자궁 수축의 중간 단계인지를 알도록 도와주었다. 이 과정을 통해 임신부는 한 번의 자궁 수축 동안 자신이 얼마나 많은 숨을 쉬는지, 또한 어느 시점부터 자궁 수축이 마무리되는지 파악할 수 있었다.

임신부의 호흡이나 신음 주기를 면밀히 살펴보면 자궁 수축의 절정기에는 긴장된 소리가 나고 절정을 넘어서면 소리가 부드러워진다는 것을 알게 된다. 그러면 임신부에게 다음과 같이 이야기해 줄 수 있다.

"이제 절정에 들어갑니다."

---

[1] 사람의 피부에는 감각을 느끼는 신경이 잔가지처럼 퍼져 있다. 이 신경은 뇌에 바로 연결되어 있기에, 손가락 등으로 닿을 듯 말 듯 피부를 지나가는 자극은 뇌에서 엔도르핀의 분비를 도와 이완과 통증 완화에 큰 도움을 준다.─옮긴이.

또 절정이 지나면 다음과 같이 말해줄 수 있다.

"잘했어요. 이제 절정을 지났어요. 조금씩 나아질 거예요."

어느 임신부는 머리를 빗는 것을 수축의 의식으로 활용하였다. 긴 생머리의 그녀는 친정어머니가 자궁이 수축할 때마다 자신의 머리를 리듬에 맞게 빗어주면 그만큼 잘 견뎌낼 수 있다는 것을 알게 되었다. 어머니가 빗질을 멈추면 더 많은 통증을 느꼈다. 사실 친정어머니는 딸이 아주 어렸을 때부터 십대가 될 때까지 머리를 빗어주었고, 그녀에게 빗질은 친밀감을 느끼고 편안한 마음을 갖게 하는 통로였다. 어머니의 빗질을 통해 그녀는, 자궁이 강하게 수축하는 순간에도 어려서 느꼈던 평안함과 만족감을 경험할 수 있었다.

편안한 출산을 위해서는 때로 사소한 것도 아주 중요하다. 한 임신부는 자궁이 수축할 때마다 남편의 티셔츠에 난 작은 구멍을 보면서 이렇게 생각했다고 한다.

"저 구멍을 크게 불어서 터뜨리자. 그러면 난 견뎌낼 수 있어. 저 구멍을 크게 불어서 터뜨리자. 그러면 난 이겨낼 수 있어."

수축을 하는 중에 남편이 물을 마시러 가려고 하자 아내가 말렸다. 그녀에게는 남편의 티셔츠 구멍이 꼭 필요했던 것이다.

애정 어린 방식으로 수축 의식을 만들 수도 있다. 어느 부부는 자궁 수축 전이나 후에 서로 천천히 보조를 맞춰 걷다가, 수축이 시작되면 서로를 바라보고 서서 조용히 함께 몸을 흔들며 춤추듯 움직였다. 자궁 수축이 끝나면 그들은 다시금 천천히 걷기 시작한다. 출산 후 다시 만났을 때 남편은 그 상황을 설명하면서 감동의 눈물을 흘렸다.

"저는 평생 그때만큼 남자다웠던 적이 없습니다. 아내의 손끝을 잡을 때마다 자궁 수축을 그대로 느낄 수 있었어요."

마지막으로 리듬감을 활용했던 독특한 사례를 소개하고자 한다. 한 임신부는 매우 빠르고 강한 수축을 겪고 있었다. 욕조 안에 기대어 있는 동안 그녀는 신음소리에 맞춰 손바닥으로 벽을 두드리는 것이 수축을 견디는 데 도움이 된다는 것을 알게 되었다. 쿵, 쿵, 쿵. 나는 혹시라도 손을 다치면 어쩌나 걱정했지만 멈추게 해서는 안 된다고 생각했다. 그녀는 쉽고 간단한 자신만의 방법을 찾아낸 것이기 때문이다. 그녀가 벽을 두드릴 때마다 욕실 조명이 꺼졌다 켜지기를 반복했다. 나중에 간호사가 나에게 이렇게 말했다.

"저는 당신이 새로운 수축 의식을 개발해 적용해 보는 줄 알았어요."

하지만 이건 내가 만들어낸 게 아니라 그녀 스스로 도움이 되는 방법을 찾은 것이었다. 다행히도 그녀는 손을 다치지 않았다. 병원이 그 욕실의 조명을 고쳤는지는 아직 모르겠다.

이처럼 각각의 출산에서 임신부는 자신만의 고유한 수축 의식을 찾아낸다. 자신의 개성과 매순간의 필요에 맞추어 임신부 스스로가 그 방법을 찾아내는 것이다.

자기 주도적 진통 완화법

자기 주도적 진통 완화법은 수축의 체감 통증을 줄이고 출산을 좀 더 수월하게 해주는 기술이다. 강의, 오디오, 비디오, 책 등을 통해서 다양한 방법을 배울 수 있다. 이러한 방법을 활용함으로써 임신부는 통증에 압도당하지 않고 긍정적인 방법으로 수축을 이겨낼 수 있다. 여기에서는 다양한 자기 주도적 진통 완화법을 알아보고자 한다. 부부가 함께 연습해 보고 출산 현장에서 최대한 적용해 보자.

이완

'이완, 리듬 있는 호흡, 한 가지에 집중하기'는 오랫동안 검증되어 온 대표적인 진통 완화법이다. 그중에서도 이완은 통증 완화의 시작과 끝이라고 할 수 있다. 자궁이 수축하는 동안 스스로 긴장을 풀 수 있다면 임신부는 통증을 덜 느끼게 되고 통증에 압도당하지 않을 수 있다. 매번의 수축에서 완벽하게 이완하지는 못하더라도, 이완하려는 시도 자체가 큰 도움이 된다. 그럴 경우 부정적인 통증에 신경을 쓰지 않고, 이완이라는 긍정적인 면에 주의를 기울이게 되기 때문이다.

본격 수축에 들어가면 이완은 훨씬 더 어려워진다. 이때 임신부는 리듬에 맞춰 몸을 움직일 필요가 있다. 이 시점에서 도움이 되는 방법은, 수축 전후로는 긴장을 풀고, 수축이 일어나면 의식을 진행하는 것이다.

임신 막달이 되었을 때 이완하는 방법을 연습해 두면 좋다. 출산 동반자는 임신부와 함께 연습을 반복하여 어떤 목소리 톤이, 어떤 단어가, 어떠한 신체적 접촉이 긴장을 풀어주는지 알아두어야 한다. 다음의 내용을 참조해 보자.

✦ 임신부를 눕게 하고 발끝부터 시작하여 몸 전체를 하나하나 살피며 긴장 푸는 연습을 해본다.

✦ 임신부가 스트레스를 받을 때 긴장되는 부위가 어디인지 확인하고, 스스로의 의지로 그 긴장을 풀도록 도와준다. 평소에 긴장하는 부위

가 수축과 출산시에도 자주 긴장되며, 그 부위는 어깨, 목, 이마, 턱, 엉덩이 등 다양하다. 만약 임신부가 긴장을 풀지 못하면, 특정 부위를 조였다 풀었다 하는 방식으로 긴장을 완화할 수 있다. 예를 들어 팔이나 다리를 힘껏 쥐었다가 푸는 동작을 반복하면, 신체의 어느 부위가 긴장을 했는지 알게 되고 임신부가 그 부위의 긴장을 풀도록 훈련할 수 있다.

✛ 손이나 다리를 흔들어본다. 임신부를 편안히 앉거나 눕게 한 뒤 가볍게 팔을 들어 올려준다. 한쪽 손은 임신부의 손목을 잡고, 나머지 손은 임신부의 팔꿈치 바로 위를 잡는다. 그런 다음 부드럽게 원을 그려준다. 임신부는 힘을 빼고 자신의 몸이 헐렁헐렁한 봉제 인형이 되었다고 상상한다. 이러한 반복 연습을 통해 긴장과 이완의 차이를 인지하고, 상호간의 신뢰도 쌓을 수 있다.

좋은 출산 준비란 긴장을 완화하는 다양한 기법들을 익히는 것이다. 인터넷 유튜브 등에 실린 자연스러운 출산과 호흡, 이완 관련 동영상을 찾아보는 것도 도움이 될 것이다.

수축이 시작되면 다음의 방법으로 임신부가 긴장을 풀도록 도와준다.

✛ 리듬감 있는 호흡을 통해 이완하도록 한다.

✛ 수축이 강해지고 신체 일부가 긴장하기 시작하면 이완을 돕는 말을 하거나 만져준다. 이때 성의 없는 태도로 하지 말고 구체적으로 이야기하는 편이 좋다. 손이나 이마, 어깨 등 긴장한 부위를 가볍게 만지며 "여기를 이완해 봐요"라고 한다. 너무 우악스럽거나 거칠게 만지면 안 된다. 부드

럽게 해야 한다. 임신부가 긴장한 부위를 이완하면 "잘하고 있어요" "그래, 그렇게 하는 거예요"라고 격려해 준다.

＋연습을 할 때 임신부가 편안해했던 방법들을 시도해 본다.

＋이 장에서 설명한 통증 완화 방법을 수축중이나 수축 사이사이에 써본다. 시행착오를 겪다 보면 최선의 방법을 찾을 수 있다.

＋효과가 있는 방법을 한동안 지속한다.

＋수축의 강도가 너무 세서 이완하기 힘들어한다면, 수축 사이사이에 이완하게 하고 충분한 휴식을 갖게 한다. 부드러운 말이나 신체 접촉을 통해 임신부를 편안하게 해준다.

히프노버딩[2]

히프노버딩HypnoBirthing(최면 출산 또는 몽간 출산법)도 통증을 줄이는 데 도움이 된다. 자기 최면 요법을 출산에 활용하려면 사전에 교육과 훈련을 받아야 한다. 이후에 임신부 스스로 적용해 볼 수도 있고, 전문가나 훈련받은 출산 동반자의 도움을 받을 수도 있다.

미국에서는 공인된 히프노버딩 프랙티셔너들이 출산 교육을 받고 출산에 참여하거나 동반자들을 도와 좋은 결과를 많이 내고 있다. 이들은 임신부의 긴장과 두려움을 줄여 긍정적인 마음을 갖게 함은 물론 통증도 덜 느끼게 도와준다. 자기 최면 요법과 전통적인 진통 완화법을 비교한 최근의 연구 결과, 자기 최면 요법을 활용한 출산에서 약물 사용과 같은 의료적인 개입이 훨씬 적게 나타난 것으로 알려졌다.

---

2 현재 우리나라에 히프노버딩을 자세히 소개한 책이 번역되어 나와 있고(《평화로운 출산 히프노버딩》), 적은 수이지만 공인된 히프노버딩 프랙티셔너가 활동하고 있다. 프랙티셔너의 공인 여부는 미국 본사인 hypnobirthing.com에 방문하면 알 수 있다.—옮긴이.

관심을 다른 곳으로 돌리기

수축중에 관심을 다른 곳으로 돌린다면 통증을 견디기가 한결 수월할 것이다. 그 방법은 다음과 같다.

✛남편이나 다른 사진, 인물, 꽃 등의 물체를 본다. 어떤 여성은 벽에 아기 옷을 걸어두고, 그 옷을 입은 아기 모습을 상상했다고 한다. 또 어떤 여성은 출산실 벽에 아름다운 풍경 사진이나 근육질 여성의 이미지 또는 인상적인 그림을 걸어두었다고 한다. 큰아이 사진을 걸어둔 여성도 있고, 애완동물 사진을 붙여둔 여성도 있었다. 남편의 티셔츠에 난 구멍에 집중을 했던 경우처럼 모두 자신의 주변에 있거나 관심이 가는 사람 혹은 사물을 활용했다.

✛남편의 목소리나 음악, 또는 평안함을 주는 여러 가지 소리(204쪽의 '음악과 소리' 참조)에 귀를 기울여도 좋다.

✛마사지 또는 쓰다듬는 것(196쪽)에 집중할 수 있다. 이때 출산 동반자는 자궁 수축 리듬에 손길을 맞추도록 노력한다.

✛기도나 특정한 자신만의 주문 혹은 정신적인 의식 등에 집중할 수 있다. 즉 "열려라 열려라 열려라" "난 할 수 있어. 난 할 수 있어" 등이다. 또는 이렇게 반복하기도 한다. "산과 같이 잠잠하고 강과 같이 흐르리라." 어떤 여성은 수축이 올 때 몸을 흔들면서 '무통 분만'이라는 말을 반복했다. 그 주사를 원하느냐고 물어보니 뜻밖에도 이런 답이 돌아왔다. "아니요. 그 주사가 필요 없다는 뜻이에요!" 대개 이런 방법은 계획되지 않은 즉흥적인 것이다. 임신부가 수를 세거나 주문을 외우거나 소리 내어 신음을 한다면 출산 동반자는 그저 맞춰주면 된다. 분명한 것은 어떻게

하든 그녀의 리듬을 방해하지 말고 유지하도록 도와야 한다는 것이다.

마음속에서 상상하기

긍정적이며 즐거운 것, 긴장을 풀 무언가를 상상하는 것도 좋다. 예를 들어 출산 동반자의 부드러운 손길이나 마사지를 떠올릴 수도 있고, 자신이 특별하고 안전하며 편안한 장소에 있다고 상상할 수도 있다. 또 각각의 수축에 관한 다양한 상상도 가능하다. 수축을 파도라고 생각하면 자신이 파도 위에 떠 있다고 상상하고, 수축이 산이라면 자신은 수축이 오고갈 때마다 그 산을 올라갔다가 내려오는 것이라고 상상하기도 한다. 자신은 수축이라는 파도가 덮칠 때마다 파도 위에 높이 뜬 갈매기라고 상상하기도 한다. 어떤 상상은 계획된 것이고, 어떤 것은 즉흥적이다.

어떤 부부는 임신중에 함께 상상의 내용을 계획했고, 덕분에 남편은 수축중인 아내를 잘 이끌 수 있었다. 나는 두 사람이 함께 혹은 임신부 혼자 겪었던 긍정적인 경험을 회상하라고 권한다.

다음의 지침은 두 사람의 상상을 도와주는 것이다.

✦ 좋았던 일에 대해 함께 생각한다.(여행, 아름다웠던 오후, 좋았던 대화 등)

✦ 함께 산책을 하거나 맛있는 저녁을 먹으며 좋았던 경험을 상세하게 떠올린다.

✦ 그 일을 시작, 중간, 마무리로 나누어 간단하게 요약한다. 수축이 있는 동안 남편은 그 상상을 자세하게 풀어서 이야기해 준다.

예를 들면 이렇다. 춥고 안개 낀 어느 날 아침, 부부가 함께 카누 여행을 갔다. 강은 잔잔했고, 그 위로 물안개가 피어오르고 있었다. 새들은 머리 위로 높이 솟아올랐고, 멀리 금방이라도 쓰러질 것 같은 헛간이 보였다. 쓰러진 나무가 강 중간을 가로지른 채 누워 있었다.

수축을 하던 그 여성은 큰 욕조에 있었고, 출산 동반자는 그녀의 숨소리에 맞추어 등에 물을 뿌려주었다. 수축이 올 때마다 동반자는 이렇게 말했다. "자, 이제 우리 카누를 타고 이 수축의 강을 건너봅시다. 하늘에는 새들이 날고 있고 지붕이 무너진 헛간이 보여요. 사람은 아무도 없어요. 여긴 정말 조용하고 아름다워요. 이제 당신은 휴식을 취하고 있어요." 그는 비슷한 내용을 반복했다. 나중에 그 여성은 이렇게 말했다. "그는 나를 그곳으로 다시 데려갔어요. 내 호흡은 마치 노 젓는 소리 같았죠. 등 위로 쏟아지는 물소리는 노에서 떨어지는 물방울 소리 같았어요." 이 같은 방법은 초기 수축 때 활용할 수 있다.

본격 진통에 대한 상상은 다음처럼 할 수 있다.

✦ 임신부에게 육체적으로나 정신적으로 힘들었던 때를 생각하고 그 도전을 받아들이라고 한다. 출산 동반자는 그 자리에 있었을 수도 있고 없었을 수도 있다.

✦ 도전을 이겨낸 그녀의 능력을 상기시키기 위해 간단하게 요약하여 정리한다.

✦ 수축이 더 심해질 때 그 요약한 것을 다양하게 구성하거나 극화시킬 계획을 한다.

한 여성은 아주 가파르고 긴 언덕을 올랐던 자전거 여행을 자주 떠올렸다. 지독하리만큼 힘들었지만 그녀는 결국 정상까지 페달을 밟을 수 있었다. 강한 수축이 올 때마다 그녀는 그때의 의지를 떠올렸다. 숨이 차고 근육이 아파와도 마침내 정상에 올랐던 기억을 떠올리면서 "힘내자, 힘내자" 주문을 외웠다. 남편도 함께 주문을 외워주며 이렇게 말했다.

"거의 다 왔어. 조금만, 그렇지. 이제 당신은 정상에 섰어. 이제는 내리막이야."

마침내 정상까지 페달을 밟았던 성공의 기억이 그녀를 도왔다.

리듬 호흡과 신음

출산에 있어서 리듬 호흡이나 신음[3]은 이완만큼이나 중요하다. 다음과 같은 효과가 있기 때문이다.

+ 일정한 리듬을 가진 호흡과 신음은 임신부의 이완을 돕는다. 숨을 내쉴 때 긴장을 풀도록 배웠다면 그 효과는 더욱 좋다.

+ 리듬 호흡이나 신음은 특히 수축이 극심할 때 진정시키는 효과가 있다.

+ 자궁 수축은 완전히 자기 의지 밖의 일이지만, 리듬 호흡은 그 수축을 약간은 통제하고 대응할 수 있게 해준다.

+ 목욕이나 샤워, 마사지 같은 진통 완화법은 상황에 따라 사용하기 힘들 수 있지만, 리듬 호흡은 언제 어디서나 할 수 있다. 예컨대 임신부

---

3 신음을 할 때는 내쉬는 숨을 길게 하며, 낮은 음으로 복부 쪽에서 울리게 하는 것이 좋다. 목으로 소리를 내려고 하면 후두가 닫히며 오히려 호흡이 끊길 수 있고 더 빨리 지칠 수 있다. ─옮긴이.

가 정맥주사를 맞고 있다거나 여러 가지 이유로 침대에서 내려오기 힘든 상황이라면 진통 완화법의 상당수는 사용 불가능하다.(237쪽의 '반드시 침대에서 진통해야 할 때')

사전에 리듬 호흡법을 숙지해 둔다면 수축중에 가장 효과적으로, 그리고 가장 적은 노력을 들여서 호흡을 할 수 있다.

확장기(1기, 자궁 경부가 열리는 시기) 리듬 호흡에는 두 가지 방법이 있는데, 하나는 느린 호흡이고, 다른 하나는 가벼운 호흡이다. 나는 임신부와 출산 동반자가 함께 그 호흡법들을 배우고 익혀 실제 수축시 편안히 활용할 수 있기를 바란다. 임신부의 선호도와 수축의 특성에 따라 언제 어떻게 호흡 패턴을 사용할지 결정한다.

느린 호흡법과 신음

이 호흡법은 가장 쉽고 이완이 잘되는 방법이다. 이 호흡법은 주의를 다른 곳으로 돌리는 방법이 더 이상 도움이 되지 않을 때, 수축이 심해져서 걷거나 말하기가 힘들고 하던 일을 지속할 수 없을 때 시작한다. 이 지점부터 임신부는 이완이 잘되도록 느린 호흡을 계속해야 한다. 내쉬는 숨에서 신음소리를 내거나 작은 한숨을 쉴 수도 있다.

더 효과가 좋은 것은 느린 호흡에서 한 걸음 더 나아가 매번 쉽고 완전하게 숨을 쉬는 것이다.

아래는 수축중의 느린 호흡법에 대한 설명이다.

✦ 수축이 시작되면 임신부는 앞서 말한 대로 '관심을 다른 곳으로 돌

리기'와 '마음속에서 상상하기'에 집중한다.

✦큰 한숨을 내쉬면서 온몸의 긴장을 푼다. 숨을 내쉴 때 낮은 신음 소리를 낼 수도 있다.

✦서서히—반드시는 아니지만, 코로 들이마시고 입으로 뱉는 것이 좋다—길고 조용하게 숨을 쉰다. 내쉬는 숨소리는 한숨이나 신음 같을 것이다. 숨은 천천히 들이마시고, 내뱉을 때는 마지막에 잠깐 숨을 멈추고 기다린다. 아마 1분에 5~12번 정도 호흡할 것이다. 숨을 내뱉을 때마다 몸 전체 혹은 각 부분(이마, 턱, 어깨, 팔 등)의 긴장을 푼다.

✦수축이 끝나면 호흡에 관해서는 잊어버린다.

이 느린 호흡은 긴장을 푸는 데 도움이 된다. 어떤 여성들은 수축 내내, 또 어떤 사람들은 자궁 경부가 6~8센티미터 열릴 때까지 이 호흡법만을 사용한다. 심한 수축이 자주 있는 사람들은 일찌감치 가벼운 호흡으로 바꾸기도 하는데, 수축 초기에 가벼운 호흡으로 바꾸었더라도 잠시 후 느린 호흡으로 되돌아오는 것이 좋다. 그렇게 하기를 권하는 이유는 느린 호흡이 좀 더 편안하며, 가벼운 호흡은 아무래도 쉽게 지칠 수 있기 때문이다. 호흡을 할 때는 긴장하여 더 많은 에너지를 사용하는 일이 없도록 주의해야 한다. 어떤 호흡이든 깊고 오래 하게 되면 평소보다 많은 양의 수분과 에너지를 보충해야 한다. 몸 상태가 좋지 않다고 느낄 때는 옆으로 눕거나 다리를 약간 높인 상태로 비스듬히 누워 휴식하는 것이 좋다.

가벼운 호흡

가벼운 호흡을 자연스럽게 익히려면 연습이 필요하다. 마치 수영을 할 때 호흡을 배우려면 시간이 걸리는 것과 같다. 수축중 가벼운 호흡법은 다음과 같다.

✦수축이 시작되면 임신부는 정신을 집중한다.

✦입으로 들이마실 때에는 조용히, 내쉴 때는 소리가 들리게 짧고 가벼운 호흡을 한다. 각 내쉬는 숨 뒤에는 잠깐 멈춘다. 분당 30~60번의 호흡이 될 것이다. 매번 내쉴 때마다 긴장도 내뿜는다.

✦수축이 잦아들기 시작할 때까지 이 속도로 호흡을 지속한다.

✦수축이 끝나면 휴식을 하거나 수축이 시작되기 전에 하던 일을 다시 해도 좋다.

임신부가 숙달될 때까지 이 호흡을 연습하도록 격려하라. 가벼운 호흡은 처음엔 불편하다. 입이 마르고 어지럽거나 공기를 충분히 마시지 못한 느낌이 들기도 한다. 하지만 충분히 연습하고 나면 어느덧 편안해져서, 수축을 하는 동안 가장 좋은 친구(출산 동반자 다음으로)가 될 것이다.

연습을 할 때는 임신부가 1분 30초~2분 동안 분당 30~60번의 호흡을 하는 속도로 멈추지 않고 하도록 한다. 현기증을 느끼면 속도를 조금 늦추거나, 숨을 내쉰 후 멈추는 시간을 좀 더 길게 갖도록 한다. 너무 많은 공기가 들어갔다 나오지 않도록 호흡을 얕게 하는 것도 좋다. 현기증은 비록 불편하고 신경 쓰이기는 하지만 해롭지는 않다. 그리고 일단 이 기법에 숙달되고 나면 현기증은 더 이상 생기지 않을 것이다. 수축이 시작되기 전에 가벼운 호흡에 익숙해지면 수축중에 과호흡이 될 염려가 없다.

리듬 호흡을 연습할 때 임신부가 전체적으로, 특히 어깨와 몸이 이완되는지 본다. 경직되어 있다면 과호흡일 가능성이 높다. 이럴 경우 힘을 빼도록 권하고, 함께 호흡하거나 지휘를 하듯 손으로 호흡 속도를 조절한다. 손과 손목은 부드럽게 흔들리게 하고, 내뱉는 호흡의 끝에는 잠깐 멈추는 것을 잊지 말게 하라.

임신부는 자신이 편안해질 수만 있다면 수축중에 이런 리듬 호흡을 적용하려고 할 것이다. 느린 호흡과 가벼운 호흡을 함께 하고 싶어 할 수도 있다. 예를 들어 수축의 시작과 끝에는 느린 호흡을, 수축의 절정에서는 가벼운 호흡을 하는 것이다.

기억할 것은 리듬 호흡은 오직 임신부가 쉽게 할 수 있을 때—많은 생각을 하지 않고, 불편해하거나 긴장하지 않을 때—에만 도움이 된다는 사실이다. 호흡법은 일단 임신부가 연습만 한다면 그것 자체로 관심을 집중하는 데 큰 도움이 된다.

밀어내기(내보내기) 기법

밀어내기 기법에는 네 가지 정도가 있다. 하나는 '강제로 밀어내기'가 비생산적일 때 그것을 피하기 위해 사용한다. 나머지는 출산기에 사용하는 것으로, 즉각적인 밀어내기, 자기 주도적인 밀어내기, 지시를 받는 밀어내기가 각각 그것이다.

강제로 밀어내기를 피한다

다음과 같은 경우라면 임신부는 수축중 밀어내려는 충동이 들더라도 의식적으로 피해야 한다.

✛ 자궁 경부가 완전히 확장되지 않았을 때: 자궁 경부가 완전히 열리지 않았고, 아기 머리가 골반으로 진입하지 않았더라도 진통의 수축이 강하면 정점에서 꼬리뼈를 찌르는 듯한 느낌이나 변의가 느껴져 저절로 힘이 들어갈 수 있다. 내진을 자주 하지 않을 경우 진행 상태를 모르고 느낌으로만 강제로 밀어내면 쉽게 지칠 수 있다. 이때 주의할 점은 숨을 참고 밀어내기를 하지 않는 것이다. 밀어내고 싶거나 힘이 들어가도 호흡을 멈추지 않으면 출산은 큰 문제 없이 진행된다.

✛ 이행기(자궁 경부가 8~10센티미터 열렸을 때)에 들어섰지만 여전히 자궁 경부 가장자리가 단단할 때

✛ 아기의 정수리가 보이기 시작할 때

확장기나 이행기의 강제적 밀어내기는 자궁 경부가 부풀게 하고 수축이 느려지게 한다. 자궁 경부가 확장되기 한참 전에 강한 충동이 있다면, 무릎을 바닥에 대고 엉덩이를 들어 올린 채 엎드린 자세나 옆으로 눕는 자세가 도움이 될 것이다. 이행기에 임신부는 자신의 충동을 만족할 수 있을 정도로만 밀어내기를 해야 한다.(117쪽의 '이행기' 참조)

자궁 경부 가장자리가 단단하다는 이유에서 밀어내기를 피해야 하는 경우에는 힘을 조절해서 밀어내는 방법이 도움이 된다. 이는 가볍고 빠르게 숨을 참았다가 '푸' 하고 거칠게 숨을 내보내는 것이다.

출산기에 세게 밀어내기를 하면 임신부의 질에 상처가 생길 수 있고, 너무 빨리 분만을 하게 되는 상황이 올 수도 있다. 턱을 들고 가볍게 헐떡거리는 호흡으로 밀어내려는 충동을 피할 수도 있지만 이것은 말처럼 쉽지 않다. 이 충동이 무척 강하기 때문이다. 출산 동반자는 임신부의 호흡에 리듬을 맞추어 함께 고개를 끄덕이면 좋다.

위의 방법들에 너무 많은 것을 기대하지는 말라. 이 방법들이 임신부의 밀어내기 충동을 완전히 없애거나 줄여줄 수는 없다. 그저 몸이 이미 하고 있는 일에 밀어내기까지 더하지 않도록 도울 뿐이다.

즉각적인 밀어내기

일단 임신부가 밀어내고 싶은 충동이 들고 자궁 경부가 완전히 또는 거의 확장되었다면 의사는 진행해도 좋다는 지시를 할 것이다. 그러면 임신부는 '즉각적인 밀어내기'를 해야 한다. 즉각적인 밀어내기는 다음과 같이 이루어진다.

1. 수축이 시작되면 임신부는 앞의 '관심을 다른 곳으로 돌리기'에서 설명한 대로 정신을 집중한다.

2. 밀어내기 충동이 너무 강해서 더 이상 참을 수 없을 때까지 느린 호흡이나 가벼운 호흡을 지속한다.

3. 밀어내기 충동이 파도처럼 높아진다. 밀어내기를 하는 동안 리듬을 잃어도 염려하지 마라. 출산기에서는 밀어내려는 충동이 임신부를 인도할 뿐 리듬은 그리 중요하지 않다.

4. 일단 파도가 가라앉으면 임신부는 다음 파도가 올 때까지 가볍게

숨을 쉰다. 이런 식으로 수축이 끝날 때까지 계속한다.

5. 수축이 끝나면 다음 수축이 올 때까지 휴식한다.

자기 주도적인 밀어내기

이것은 즉각적인 밀어내기가 효과가 없을 때 시도한다. 임신부는 눈을 꼭 감고 등을 구부린 채 턱을 치켜들고 있을 것이다. 이런 식으로 밀어내는 동안 출산이 순조로이 진행된다면 걱정할 것이 없다. 하지만 만약 아기가 내려오지 않는다면 이렇게 해본다.

1. 휴식기에, 다음번 수축 때는 눈을 뜨고 있으라고 말해준다.

2. 눈을 몇 초 동안 뜨고 있다가 다시 감으려고 하면 계속해서 뜨고 있으라고 한다.

3. 아기가 나오는 아래쪽을 보라고 한다. 이렇게 하면 임신부가 밀어내는 쪽으로 정신을 집중하게 될 것이다. 가시적인 진행의 징후가 있으면, 거울을 들고 임신부가 거울에 비친 아기를 볼 수 있게 한다. 보고 싶지 않다고 하더라도 당황하지 말라. 본인이 선택할 일이다.

4. 아기가 보이는 곳을 보면서 즉각적으로 밀어내기를 해야 한다.

5. 여전히 효과가 없다면 자세 변화를 제안한다. 자세 변화는 더 효과적인 밀어내기를 하도록 도울 것이다.

6. 만약 이런 방법으로도 성공하지 않으면 '지시에 따라 밀어내기'를 시도한다.

지시에 따라 밀어내기

1980년대 후반까지 '지시에 따라 밀어내기'는 거의 모든 병원에서 사용하는 유일한 내보내기 기법이었다. 임신부는 수축 때마다 숨을 참고 열을 셀 때까지 힘껏 경직하다가 다시 숨을 쉬기를 반복한다. 그런데 연구 결과 이런 강제적인 숨참기는 임신부를 지치게 하고 아기에게도 스트레스를 주는 것으로 나타났다. 그뿐만 아니라 이로 인해 임신부의 방광과 자궁을 지탱하는 인대와 골반저 근육이 극도로 늘어나 이후에 방광과 내장에 문제가 생길 수도 있다. '지시에 따라 밀어내기'는 다음과 같은 때 사용한다.

✢임신부가 경막외 주사를 맞아 밀어내려는 충동을 전혀 느끼지 못할 때. 그런 경우 뒤에 나오는 '지시에 따라 밀어내기'의 수정된 형태를 사용할 수도 있다.

✢아기가 내려오는 속도가 너무 느리고, 의사가 도구(겸자 혹은 진공추출기)를 사용한 분만을 고려하고 있을 때. 이 경우 임신부는 도구가 사용되기 전에 지시에 따라 밀어내기를 시도해야 한다.

✢지시에 따라 밀어내기가 일상적인 병원이 있다. 즉각적인 밀어내기를 할 것인지 지시에 따라 밀어내기를 할 것인지 사전에 의사에게 물어 알아둔다.

자세와 동작 바꾸기

임신부가 짜증을 내거나 힘들어하거나 많이 아파하거나 혹은 수축이 느려진 것 같다면 자세나 동작을 바꿔보라고 권한다. 자유롭게 움직이며 자세를 바꿀 수 있다면 임신부는 한결 편안해질 것이고 수축의 속도도 빨라질 것이다. 임신부는 서 있거나 걷거나 앉아 있거나 기대거나 쪼그리거나 무릎을 꿇거나 옆으로 누울 수 있다. 또 바로 눕거나 네 발로 기는 자세를 취할 수도 있고, 출산 동반자나 벽, 짐볼, 침대 등에 기댈 수도 있으며(179쪽의 표에 나오는 그림들을 참고한다), 몸을 살살 흔들 수도 있다. 어떤 자세와 동작이든 자신에게 맞는 방식을 찾으면 된다. 이렇게 30분마다 자세와 동작을 바꾼다면 매우 긍정적인 변화를 경험하게 될 것이다.

다양한 자세와 동작은 출산기에도 크게 효과가 있는데, 이 단계가 1시간 이상 지속될 때에 더욱 그렇다.

대부분의 병원은 올리고 내릴 수 있는 출산 침대와 다양한 자세를 취하는 데 도움이 되는 기구들을 갖추고 있다. 기대 앉기, 똑바로 앉기, 앞으로 무릎 꿇기, 쪼그려 앉기 등에 필요한 의료 기구들이다. 작동법을 익히기 위해 모든 버튼을 미리 눌러보고 가능한 많은 자세를 취해보는 것이 좋다.[4]

---

4 자유로운 움직임과 자세를 할 수 있는 준비가 되어 있는 진통 환경인지 미리 알아보는 것이 매우 중요하다. 집과 같은 환경으로 침대 높이와 짐볼, 출산 의자 등 잡을 것이 준비된 곳이 있는가 하면 진통실이나 병원 침대 위에서만 진통할 수 있도록 규칙을 제한해 놓은 병원도 있다.—옮긴이.

진통과 출산에 도움이 되는 자세와 동작

(◆ 표시한 자세는 허리 진통시 특히 유용하다. ⊙ 표시한 자세는 출산기에 특히 유용하다.)

자세/동작	효과
서 있기 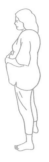	• 수축이 오는 동안이나 수축 사이에 중력을 이용할 수 있다. • 수축을 더 짧고 효율적으로 하게 해준다. • 아기가 골반으로 내려올 수 있게 도와준다. • 누워 있던 임신부가 일어서면 수축 과정을 더 빨라지게 할 수 있다. • 출산 2기에 아기를 밀어내는 충동을 더 강하게 할 수 있다.
걷기◆ 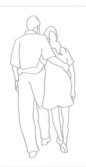	• 서 있기 자세와 같다. • 아기가 회전하고 내려오는 데 도움이 되도록 골반 관절을 약간 움직일 수 있다.
파트너, 침대, 짐볼 등에 앞으로 기대 서기◆ 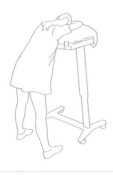	• 서 있기 자세와 같다. • 허리 통증을 줄여준다. • 파트너나 둘라가 허리를 문질러주기 쉬운 자세이다. • 곧게 서 있는 것보다 더 편안하다. • 태아 전자 심음 장치를 이용할 수 있다.(선이 있는 장치라면 임신부는 침대 옆에 있어야 한다.)

천천히 춤추기: 임신부는 출산 동반자와 마주보고 서서 상대의 가슴이나 어깨에 머리를 기댄다. 출산 동반자는 팔로 임신부의 허리를 감싸고 손은 깍지를 낀다. 임신부는 파트너의 벨트나 바짓고리에 엄지손가락을 걸어서 좀 더 편안한 자세를 취할 수 있다. 둘이서 리듬에 맞춰서 호흡하며 천천히 몸을 흔들고 필요하면 음악을 들을 수도 있다. ◆

- 서 있기 자세와 같다.
- 아기가 회전하고 내려오는 데 도움이 되도록 골반 관절을 움직일 수 있다.
- 사랑하는 사람에게 안겨 있으면 임신부의 기분이 좋아진다.
- 리듬과 음악이 편안함을 준다.
- 출산 동반자의 손에 허리가 눌리면서 허리 통증이 줄어든다.

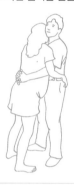

서서 하는 런지lunge: 의자 옆에 서서 앞쪽을 보고, 무릎과 발이 밖으로 향하도록 하여 의자에 한쪽 다리를 올려놓는다. 수축이 오는 동안 임신부는 올린 다리의 무릎과 고관절을 구부린 채로 옆으로 반복해서 런지한다.(더 편한 방향으로 움직이거나, 2~3번 수축하는 동안 오른쪽, 다음 2~3번 수축하는 동안 왼쪽으로 번갈아 움직일 수도 있다.) 한번에 2~5초 정도 대퇴 안쪽이 당길 정도로 늘려준다. 의자를 고정시키고, 임신부가 균형을 잃지 않도록 지지해 준다. ◆

- 다리를 올리고 있는 쪽의 골반을 넓게 해준다.
- 필요에 따라 아기가 자세를 바꿀 수 있는 여유 공간을 마련해 줄 수 있다.
- 몇 번의 수축이 오는 동안 이 자세를 하고 나면 허리 통증이 가라앉을 수 있다.
- 무릎을 꿇은 상태에서도 자세를 취할 수 있다.

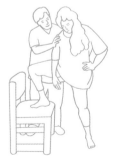

무릎 꿇고 런지: a자세에서 시작하여 무릎을 세운 쪽 다리를 수축이 오는 동안 b에서처럼 옆으로 반복적으로 런지한다. 더 편한 방향으로 혹은 2~3번의 수축이 오는 동안 오른쪽으로 하고 다시 왼쪽으로 번갈아 할 수도 있다. 한번에 2~5초 정도 대퇴 안쪽이 당길 정도로 늘려준다.◆

- 서서 하는 런지와 같다.

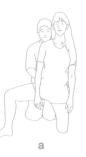 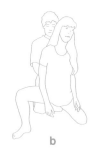

a   b

똑바로 앉기

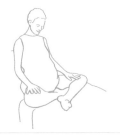

- 수축이 오는 동안 임신부가 편안함을 느낄 수 있다.
- 아기가 아래로 내려오도록 중력을 이용할 수 있다.
- 태아 전자 심음 장치를 이용할 수 있다.

변기에 앉기⊙

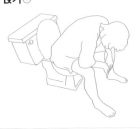

- 똑바로 앉기와 같다.
- 회음부를 이완하여 출산을 더 쉽게 할 수 있다.

기대 앉기⊙

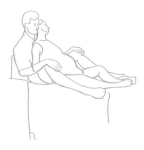

- 똑바로 앉기와 같다.
- 질 검사가 용이하다.
- 침대나 분만대로 옮기기 쉬운 자세이다.

**의자에 앉거나 의자에 앉아 흔들기,
짐볼에서 흔들기**

- 똑바로 앉기와 같다.

- 출산 진행을 빠르게 할 수 있다.

- 임신부의 몸통과 회음부를 이완하는 데
  도움이 된다.

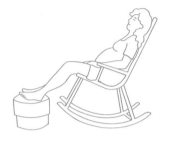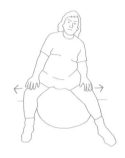

앞으로 기대 앉기 ◆

- 똑바로 앉기와 같다.

- 파트너가 등을 문질러주기 좋은 자세이다.

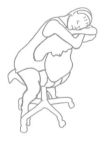

네 발로 기기 ⊙

- 허리 통증을 완화시킨다.

- 아기가 임신부의 배를 바라보고 있을 때
  (후방후두위) 자세를 바꿀 수 있게 한다.

- 골반을 흔들거나 몸의 다른 부분을 움직
  일 수 있게 한다.

- 치질이 생기는 압력을 없앤다.

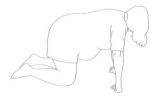

**의자, 침대 머리, 짐볼, 욕조 벽 등에
무릎 꿇고 기대기◆**

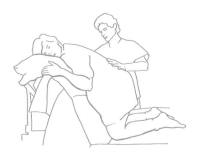

- 네 발로 기기 자세와 같다.
- 손목과 손의 압력을 줄여준다.
- 큰 욕조 안에서 벽에 기댈 경우 허리 통증
  완화 효과가 매우 크다.

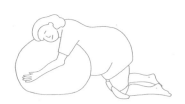

무릎과 가슴이 열린 자세: 네 발로 기기 자
세에서 시작하여 가슴을 아래로 낮추고 팔
꿈치를 앞으로 하여 이마를 손에 댄다. 엉덩
이가 가슴보다 높은 위치에 있도록 무릎이
충분히 뒤로 가 있어야 한다. 출산 동반자는
의자에 앉아서 이 자세를 도와줄 수 있는데,
이 때 다리를 9인치 정도 너비로 벌린다. 임
신부는 출산 동반자의 정강이 사이에 머리
를 놓고 어깨를 반대로 눌러준다.◆

- 준비 진통이나 조기 진통시에 효과적이다.
- 아기의 머리(혹은 엉덩이)가 골반 아래로
  나올 때에 중력을 이용할 수 있다. 이것은
  초기 수축에서 임신부가 허리 통증이 있
  거나 아기가 임신부의 앞을 보고 있을 때
  효과적이다. 이 자세는 30~45분 가량 취
  하는 것이 좋다.
- 자궁 경부가 부어 있는 경우 여기에 가해
  지는 압력을 낮춰준다.

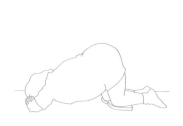

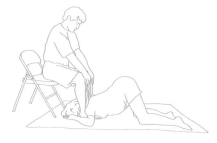

옆으로 누운 자세, 반 엎드린 자세: 옆으로 누운 자세에서 양쪽 무릎을 구부린 채로 무릎 사이를 베개로 지지한다.(a) 반 엎드린 자세에서는 아래쪽에 있는 다리를 펴고 약간 앞쪽으로 회전하여, 위쪽에 있는 다리의 무릎과 고관절을 구부려 베개를 받치고 그 위에 놓는다.(b) 출산 단계에서 임신부가 출산 호흡을 하는 동안에 임신부의 위쪽 다리를 들어줄 수 있다.(c)⊙

- 임신부가 편하게 쉴 수 있다.
- 필요한 경우 중간에 개입하기가 쉽다.
- 상승한 혈압을 낮추는 데 도움을 준다.
- 수축을 위한 약물을 사용한 경우 서 있거나 네 발로 기기 자세보다 안전하다.
- 걷기와 번갈아가며 시행할 경우 출산 과정을 촉진할 수 있다.
- 제2단계의 매우 빠른 속도를 좀 늦출 수 있다.(c)
- 치질을 유발하는 압력을 줄일 수 있다.
- 출산 호흡 중간에 쉬는 동안 이완할 수 있다.
- 옆으로 누운 자세와 반 엎드린 자세를 양쪽 방향으로 번갈아가며 취하면 아기의 자세를 바꾸는 데 도움이 된다.
- 무통 마취(경막외 마취)를 한 경우 효과적이다.

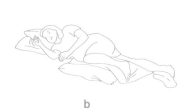

a

b

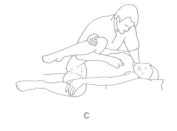

c

쪼그려 앉기: 임신부는 출산 동반자의 손(a), 난간 손잡이, 침대에 달린 스쿼팅 지지대(b) 등을 잡고 바닥이나 침대에 쪼그려 앉는다. 혹은 출산 동반자가 다리를 벌리고 앉아서 임신부가 등을 돌린 채로 출산 동반자 무릎 사이에 서서 출산 동반자의 다리에 손을 짚고 지지하면서 쪼그려 앉는다.(c)⊙

- 허리 통증을 완화시킨다.
- 아기가 내려올 때에 중력의 도움을 받게 한다.
- 아기가 회전하는 데 도움을 준다.
- 골반 출구를 넓혀준다.
- 몸통 윗부분이 자궁에 압력을 가하여 역학적으로 유용한 자세이다.

- 아기를 내보내는 데 도움이 된다.
- 아기를 밀어내는 노력이 적게 든다.
- 자유롭게 편한 쪽으로 체중을 이동할 수 있다.

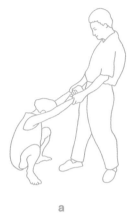
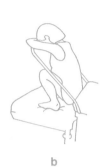
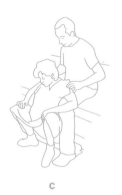

a   b   c

무릎에 쪼그려 앉기: 등받이가 곧고 팔걸이가 없는 의자에 앉는다. 임신부가 출산 동반자를 마주보고 출산 동반자 허벅지에 다리를 벌리고 걸터앉는다. 서로 안은 상태에서, 수축이 오면 출산 동반자의 다리를 벌려서 임신부의 엉덩이가 그 사이로 늘어지게 한다. 안전을 위해서 둘라 등 또 다른 도우미가 출산 동반자 뒤에서 임신부의 손을 잡는다. 수축이 멈추면 출산 동반자의 다리를 모으고 임신부가 다시 출산 동반자의 허벅지에 앉을 수 있게 한다.◉

- 쪼그려 앉기와 같다.
- 임신부의 무릎과 발목에 무리가 가지 않게 도와준다.
- 임신부가 지쳤을 때 덜 힘들도록 더 많은 지지를 할 수 있다.
- 사랑하는 사람에게 안겨 있는 것이 임신부를 기분 좋게 한다.

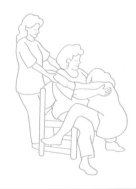

출산 동반자에게 매달리기: 임신부가 출산 동반자의 가슴에 등을 기대고 출산 동반자는 임신부의 겨드랑이를 팔로 받쳐준다. 수축이 오는 동안 이렇게 하여 임신부의 체중을 모두 지지해 주고 수축이 멈추었을 때는 서 있는다.◉

- 임신부의 몸통이 늘어지게 하여 아기가 자세를 잡을 여유 공간을 제공한다.
- 골반 관절의 움직임을 향상시켜서 아기가 내려오기 위해 골반 뼈를 누를 수 있게 한다.
- 아기가 내려오는 데 중력의 도움을 받게 해준다.

매달리기: 높은 침대 가장자리에 걸터앉아서 두 발을 각각 의자 위에 올려놓고 다리를 벌린다. 임신부가 출산 동반자의 다리 사이에 등을 대고 서서 팔을 구부려 출산 동반자의 허벅지에 올려놓는다. 수축이 오면 임신부는 자세를 낮추고 출산 동반자는 대퇴로 임신부의 몸통을 꽉 잡아준다. 수축이 오는 동안 임신부의 체중을 모두 지지해 주고 쉬는 동안에 임신부는 서 있는다.◉

- 출산 동반자에게 매달리기와 같다.
- 출산 동반자에게 훨씬 덜 부담스럽다.

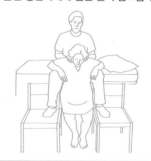

등대고 무릎 구부려 당기기: 임신부는 등을 대고 누워서 무릎을 벌려 어깨를 향해 끌어당긴다. 쉬는 동안에는 다리를 내린다. 수축이 올 때마다 임신부가 자세를 취할 수 있도록 도와준다.◉

- 무작정 사용하면 안 된다.
- 중력에 반해서 작용하는 자세이므로 피곤할 수 있다.
- 출산2기가 길어지는 경우 유용할 수 있다.
- 아기의 머리가 골반 아래로 내려오지 않은 경우 골반을 위로 회전시켜 아기의 머리 위로 움직이게 함으로써 도움을 줄 수 있다.

진통 완화에 도움이 되는 도구들

앞에서 설명한, 스스로 하는 진통 완화 요법들 외에도 진통을 줄여 줄 수 있는 방법이나 도구가 많이 있다. 그중 일부는 출산실에 구비되어 있지만 그렇지 않은 것도 있다. 그런 경우 직접 준비해 가면 좋다. 이 장에 정리한 정보를 참고해 그런 도구나 기구를 어떻게 활용할 것인지 생각해 둔다. 대부분의 도구들은 온라인이나 오프라인 매장에서 쉽게 구할 수 있다. 찾기 어렵다면 출산 교실 강사나 조산사 혹은 둘라에게 물어본다.

목욕과 샤워: 수水 치료법

통증을 완화하는 가장 안전하고 효과적인 방법은 깊은 물속에 몸을 담그거나 따뜻한 물로 샤워를 하는 것이다. 수 치료법은 몇 세기 동안 이완, 치유, 통증 완화에 사용되어 왔으며, 오늘날도 물리 치료, 스포츠 의학을 비롯한 여러 분야에서 널리 사용되고 있다. 출산에 사용된 것은 1980년대 들어서이다. 대부분의 현대식 병원과 출산 센터에서는 샤워가 가능하며, 욕조(임신부가 움직일 수 있을 정도의 크기 혹은 동반자와 함께 들어갈 수 있을 정도의 크기)가 설치되어 있다. 심지어 바퀴가 달린 욕조를 갖춘 곳도 있다. 가정 출산의 경우 가벼운 욕조를 렌트하여 일시적으로 방에 설치하거나, 의료진이 허락한다면 미리 병원에 설치해 둘 수도 있다.[5]

출산에서 물을 사용하는 주된 목적은 통증 완화이다. 욕조에 몸을 담그거나 샤워를 하면 진통이 가라앉고 긴장이 풀린다는 것은 누구나 안

---

5 우리나라의 경우, 아직 구비되지 않은 곳이 많으니 미리 출산 환경을 확인해 볼 필요가 있다. ─ 옮긴이.

다. 물을 제대로 사용하기만 하면 통증은 줄어들 것이다. 이는 연구 결과 밝혀진 것이다. 어떤 여성들은 물속에서 출산을 하기도 한다.

샤워와 목욕의 효과는 비슷한 것 같으면서도 다르다. 둘 다 이완을 돕고 진통을 완화하는(완전히 없애지는 못하지만) 효과가 있으나, 샤워는 간편하게 할 수 있고 목욕에 비해 주의해야 할 점이 적다는 것이 장점이다. 샤워는 진통 초기부터 가능하지만, 목욕은 본격 진통이 올 때까지 기다리는 것이 좋다. 하지만 샤워는 임신부가 기대거나 누울 수가 없어 피곤하다는 단점이 있으며, 깊은 물에 몸을 담그는 것보다 진통 완화 효과가 적다.

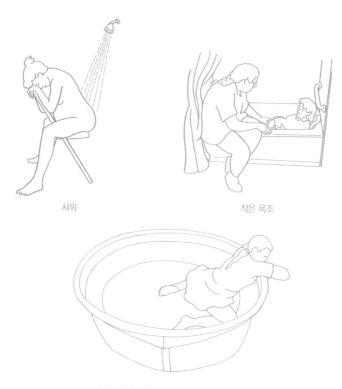

샤워   작은 욕조

큰 욕조에 들어가 다리를 벌리고 앉은 임신부

목욕은 어떻게 통증을 약화하고 진통의 속도를 높여주는가?

임신부가 진통중에 깊고 따뜻한 욕조에 들어가 앉으면 즉각 일련의 생리적인 변화가 시작된다. 목욕의 효과는 다음과 같다.

✛ 물의 온기와 부양 효과는 즉각적인 이완과 함께 약간의 진통 완화를 가져오며, 이로 인해 스트레스 호르몬이 감소한다.

✛ 옥시토신의 분비가 증가하며, 통증은 심해지지 않으면서 진통의 경과가 빨라지는 효과가 종종 있다.

✛ 옥시토신은 차분하고 안정적인 느낌을 준다.

목욕의 효과는 최대 2시간 정도 지속된다. 그 뒤에는 수축의 진행 속도가 느려지고 통증도 다시 돌아온다. 진통이 느려지는 것을 피하려면, 욕조에 들어간 지 1시간 반 정도 지났을 때 출산 동반자가 물 밖으로 나오도록 권유하는 것이 좋다. 물 밖에서 30분 정도 지난 후에는 다시 물속으로 들어가도 된다.

언제 욕조에 들어가는 게 좋은가?

목욕의 효과는 제한적이기 때문에, 조기 수축을 멈추게 하려는 목적이거나 긴 준비 진통으로 지쳐 있는 경우가 아니면 너무 일찍부터 들어가지 않는 게 좋다. 임신부는 자궁 경부가 적어도 4센티미터 정도 확장될 때까지 기다려야 한다. 이 지점 이후에 욕조에 들어간다면 즉각적이고 상당한 진통 완화 효과와 함께 확장이 빨라지는 것을 경험하는 경우가 많다.

물의 온도는 어느 정도가 좋은가?

수온은 섭씨 37도 내외로, 체온과 비슷해야 한다. 물의 온도가 그보다 높으면 임신부의 체온이 올라가기 때문에 온도를 지키는 것이 매우 중요하다. 임신부의 체온이 올라가면 자궁의 아기에게도 열이 전해진다. 열은 감염으로 인한 것이 아니라 하더라도, 아기의 심장 박동을 빠르게 만들어 안전에 위협을 줄 수 있다. 게다가 너무 뜨거운 욕조에 장시간 있으면 임신부가 기운을 잃을 수도 있다.

양막이 열린 경우에도 목욕이 안전한가?

깨끗한 물이라면 임신부의 양막이 열린 경우에도 감염의 위험이 증가하지 않는다는 다양한 연구 결과가 있다.

임신부가 물속에 있어도 의료진이 아기를 모니터링할 수 있는가?

그렇다. 수중 출산을 할 수 있는 곳에는 대부분 방수가 되는 소형 도플러 심음心音 장치가 있다. 심음 장치 대신 이동식 원격 태아 모니터를 사용할 수도 있다. 원격 모니터는 두 종류가 있는데, 하나는 무선 송신기와 임신부의 배에 붙여둔 센서를 연결하는 것이고, 다른 하나는 센서 자체에 방수가 되는 송신기가 달려 있는 것이다. 두 가지 모두 아기의 심장 박동과 임신부의 수축에 대한 정보가 간호사실이나 임신부 방에 설치된 모니터로 전송된다.[6] 욕조 안에서 이런 장비를 사용하는 것에 대해 의사가 자신을 못한다면, 병원 관리실을 통해 안전 문제를 확실히 하는 게 좋다.

---

6 태아 심박 측정은 병원과 의사의 방침에 따라 시간과 빈도가 다를 수 있다. 즉 태아 심박 모니터를 상시 부착하고 중앙에서 감시하게 하는 곳도 있고, 간헐적인 태아 심박 모니터링이 가능한 곳도 있다. 의학적으로는 두 방법 모두 안전하다고 검증되었다. —옮긴이.

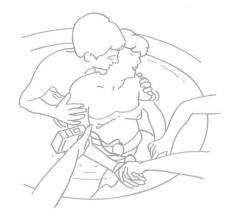

큰 욕조에서 진통하는 모습.
출산 동반자가 함께 들어가
전자 태아 모니터링을 하고
있다.

복장은 어떻게 하는가?

임신부는 아무것도 입지 않을 수도 있고, 가벼운 스포츠 브라나 캐미솔을 두를 수도 있다. 출산이 임박할 때까지 편안한 원피스 종류를 입어도 좋다. 혹은 수건으로 노출되는 부분을 가릴 수도 있다.

아기가 물속에서 태어난다면?[7]

그 가능성은 언제나 열려 있다. 빠른 진통을 조절하기는 쉬운 일이 아니다. 만약 수중 출산을 강하게 반대하는 병원이라면, 임신부의 진행 상황을 잘 지켜보다가 임신부가 밀어내기를 시작하면 욕조에서 나오도록 할 것이다. 아기가 물속에서 태어나면, 즉각 꺼내 머리가 완전히 물 밖으로 나오게 할 것이다. 머리는 즉시 타월로 말려준다. 엄마도 태반이 만출되기 전에 물 밖으로 나오게 할 수 있다.

---

7 미국뿐 아니라 우리나라에도 수중 이완과 출산을 전문적으로 하는 병원은 많지 않다. 수중 출산에 관해서는 직접 출산 센터나 병원에 문의하는 것이 좋다.—옮긴이.

짐볼

짐볼은 신체의 균형을 잡아주는 교정 치료에 널리 사용된다. 특히 허리 통증을 완화하는 효과가 있으며, 근력과 유연성을 강화하여 몸을 이완하는 데도 좋다. 출산시에는 다음과 같이 사용하여 진통을 완화할 수 있다.

＋공 위에 앉아 수축이 오는 동안 몸을 흔들면 몸통과 골반저를 이완하는 데 도움이 된다.

짐볼 위에 앉은 모습

＋바닥이나 침대 위에서 무릎을 꿇고(바닥에서 할 경우 무릎에 방석 같은 것을 댄다) 머리, 어깨, 팔, 그리고 가슴 윗부분을 앞으로 하여 공에 기댄다. 이는 '네 발로 기기'와 같은 효과(허리 통증 완화, 후방후두위 아기의 회전, 아기 심장 박동의 개선 등)가 있으며, 자세는 그보다 더 편안하다. 임신부는 또 힘들이지 않고도 몸을 흔들 수 있다.

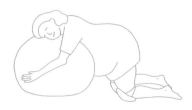

무릎 꿇고 짐볼에 기댄 모습

✛ 병원 분만 침대를 편한 높이로 올리거나 내리고, 그 위에 짐볼을 올려놓는다. 임신부는 침대 옆에 서서 머리와 윗몸을 짐볼에 기댄 뒤, 수축이 오는 동안 리듬을 타며 살살 옆으로 흔든다. 이는 무릎을 꿇고 짐볼에 기대는 것과 같은 효과가 있으며, 아기가 잘 내려오도록 돕는 효과도 있다.

서서 짐볼에 기대고 흔드는 모습

✛ 짐볼은 출산 후 집에서도 잘 활용할 수 있다. 아기를 안고 짐볼 위에 앉아 위아래로 가볍게 혹은 조금 세게 움직이면 우는 아기가 곧 진정되는 것을 볼 수 있다. 물론 배고파서 우는 아기에게는 먹을 걸 줘야지 볼 위에서 흔들면 안 된다.

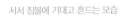
짐볼을 사용하여 우는 아기를 달래는 모습

짐볼은 크기와 모양이 다양하다. 160센티미터 키의 여성은 지름 65센티미터 공이 적당하다. 그보다 작은 여성이면 부풀렸을 때 55~65센티미터 지름의 공이면 되고, 키가 더 큰 여성은 75~85센티미터의 공을 사용하면 된다.

공기를 주입하면 달걀 모양이나 땅콩 모양이 되는 기구도 있는데, 그런 형태는 움직임은 좋지만 흔들기가 어렵다. 어떤 조산원과 둘라는 임신부가 떨어질 위험이 적다는 이유로 둥근 공보다 그런 모양을 선호하기도 한다. 무엇보다 진통이 시작되기 전에 몇 번 사용해 보고 진통중에 사용해도 안전하겠다고 느껴지는 것이 좋다. 임신부가 사용하지 않을 때는 출산 동반자가 앉아 있기에도 편안하다.

병원에 짐볼이 있다 해도 출산 후 아기를 달랠 때 사용할 목적으로 직접 구입해 놓는 것도 좋다. 공을 살 때는 공이 130킬로그램까지 지탱할 수 있는지 확인하라. 포장 박스에 그러한 정보가 표시되어 있어야 한다. 값싼 공은 성인을 지탱할 만큼 튼튼하지 않을 수도 있다.

공을 살 때 펌프가 포함되어 있지 않다면 풍선용 펌프나 에어 매트리스 펌프를 사용하면 된다. 공은 완전히 공기가 주입되었을 때 가장 잘 튕겨진다.

짐볼을 사용할 때의 주의점

✦바닥에 두고 사용할 경우 담요나 이불을 바닥에 깔아서 공을 깨끗하게 관리한다.

✦사용하기 전에 볼 위에 수건이나 방수 패드를 간다.

✦공 위에 앉을 때는 반드시 뭔가를 붙잡거나 누군가를 잡고 다른 한 손으로는 공을 잡도록 한다.

✦미끄러지지 않도록 맨발로 하는 것이 좋으며, 발은 반드시 공 앞에서 60센티미터 정도 떨어진 바닥에 붙인다. 발이 공에 걸쳐 있으면 안 된다.

✦ 임신부가 공 위에 앉은 자세가 편안해질 때까지 가까이에 서서 손을 잡아준다. 대개 1~2분 정도 혹은 그 이상 걸리기도 한다.

✦ 임신부가 일어나고 싶어 하면 부축한다.

✦ 만약 다른 사람이 사용하던 공이라면 깨끗이 닦아두어야 한다.

✦ 공은 날카로운 물체와 뜨거운 것을 피해 보관한다.

냉온용품

냉온용품은 다음과 같은 때 사용하면 효과를 얻을 수 있다.

✦ 확장기(1기)에 따뜻한 물병이나 데운 수건, 따뜻한 쌀로 채운 양말, 핫팩 등을 아랫배나 허리 등에 사용하면 통증 완화 효과가 있다. 다만 핫팩을 사용하기 전에는 병원에 확인하도록 한다. 부주의로 인한 화상의 염려 때문에 사용하지 못하게 하는 병원도 있다.

✦ 이행기에 따뜻한 담요를 사용하면 몸이 떨리는 것이 나아진다.

✦ 회음부(질과 항문 사이)에 따뜻한 압박을 줌으로써 통증 완화와 산도 이완의 효과를 얻을 수 있다.

✦ 차가운 수건은 임신부의 목과 이마, 얼굴을 닦아주는 데 사용한다.

✦ 아이스팩, 얼음조각으로 채운 고무장갑, 얼린 수건, 얼린 콩주머니 등을 사용하여 허리 아래의 통증을 완화할 수 있다. 차가운 주스 캔이나 얼린 플라스틱 물병을 돌리면서 허리 아랫부분을 눌러주는 것도 좋다.

✦ 젖은 수건 얼린 것을 비닐봉지에 넣어 항문에 올리면 산후 출혈이나 꿰맨 부위의 통증 완화에 도움이 된다.

<u>주의할 것!</u> 팩을 너무 뜨겁거나 차갑게 하지 않도록 주의하라. 피부에 상처를 줄 수 있다. 이런 규칙을 활용한다. 출산 동반자가 손에 들고 있지 못할 정도면 임신부에게도 올리지 마라. 필요하면 핫팩을 식혀서 사용하고, 피부에 직접 닿지 않도록 항상 천을 하나 이상 깔아두고 사용하라.

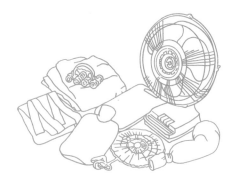

여러 가지 통증 완화 물품들. 오른쪽에서 시계 방향으로 선풍기, 쌀로 채운 양말(전자레인지에 돌려 따뜻하게 사용할 수도 있고, 차갑게 하면 냉찜질에 사용할 수 있다), 부채, 따뜻한 물을 담은 병, 담요, 마사지 롤러(담요 위에 있는), 무릎 받침 패드

출산 동반자가 해줄 수 있는 진통 완화법

임신부의 진통 완화를 위해 출산 동반자가 쓸 수 있는 방법으로는 쓰다듬기나 마사지, 음악과 향기 요법 등이 있다. 임신부와 함께 시도해 보고 피드백을 받아 알맞게 적용한다.

쓰다듬기와 간단한 마사지

쓰다듬기는 진통중인 임신부에게 부드럽고 편안하게 마사지를 해주는 것이다. 임신부가 어떤 손길을 좋아하는지 알아내어 진통중에 시도해 본다. 임신부는 부드러운 손길—통증이 있는 부위를 문지르거나 허리나 어깨를 두드려주거나 안아주거나 등을 긁어주거나 머리카락이나 뺨을 쓰다듬는 행위들—을 좋아할 것이다. 손가락 끝이나 손바닥 전체를 사용하여 피부와 배, 허벅지나 어디든 임신부가 원하는 곳을 가볍게 두드려준다.

　시작하기 전에 한쪽 손바닥에 마사지 오일을 조금 바르고 두 손바닥을 비벼서 열을 낸다. 때로 임신부가 진통 초기에는 문지르고 두드려주는 것을 좋아하다가도 이행기가 되면 못 견뎌할 수도 있다. 그렇다면 임신부의 손, 어깨, 머리, 발이나 허벅지를 꽉 잡아주되 문지르지는 않도록 한다. 출산 동반자가 마사지를 잘 못할 경우에는 마사지 기구를 사용해도 된다.

간편 마사지

　진통중에 어깨, 허리, 손, 발 등을 1~3분 정도 가볍게 마사지해 주면 몸의 근육이 이완되고 마음도 편안해진다. 미리 다양한 마사지를 시도해 보고, 임신부가 특별히 좋아하는 마사지가 있는지 알아둔다. 어쩌면 임신부는 서로 해주기를 원할 수도 있다! 다음은 마사지를 위한 일반적인 지침들이다.

　✦ 어떤 마사지를 할 것인지 설명하고 허락을 얻는다.("허리에 마사지를 해줄게. 괜찮아?")

　✦ 손이 깨끗하고 따뜻한지 확인하고 임신부에게 편안한지 묻는다.

　✦ 오일을 손에 약간 짜서 골고루 펴지도록 비빈다.(오일 향기는 취향에 따라 선택한다. 아예 아무 향도 나지 않는 걸 좋아할 수도 있다.)

　✦ 마사지를 하다가 동시에 두 손을 다 떼지 마라. 마사지에 빠져 있

다가 말도 없이 갑자기 멈추면 기분이 좋지 않을 수 있다.

◆마사지를 하는 동안 임신부에게 어느 정도의 세기가 좋은지 말하도록 부탁하라.

◆다 끝내면 피부에 남은 오일을 닦아준다.

다음은 활용할 수 있는 마사지 방법들이다.

간단한 어깨 마사지

수축의 중간이나 사이 또는 어느 단계에서도 사용할 수 있다. 이 마사지는 임신부가 돌봄을 받고 있다는 기분을 갖게 하며 어깨의 긴장을 풀어주는 효과가 있다.(어깨는 일반적으로 가장 잘 뭉치는 부위 중 하나이다.)

1. 두 손을 임신부의 어깨에 편안히 올린 뒤 목부터 어깨까지, 그리고 어깨를 넘어 팔의 윗부분까지 단단하게 두드린다. 팔 위쪽을 두어 번 주무르고 목으로 다시 돌아가면서 두드리기를 서너 번 반복한다.

2. 어깨에 손을 두고 어깨 근육을 단단히 잡았다가 놓아주기를 1~2분 정도 한다.

3. 한 손의 검지, 중지, 약지를 이용해 작은 부위를 간단하고 깊게 원을 그리듯 마사지한다. 다른 한 손은 임신부가 앞으로 밀리지 않도록 지탱하는 데 사용한다. 마사지할 때는 손가락 끝을 피부 위에서 움직이지 말고, 피부 아래 근육을 움직이도록 한다. 한 부위에서 15~30초 정도 원을 그렸으면 다음 부위로 옮겨간다. 직접 뼈를 문지르지는 않는다. 임신부에게 좋아하는 부위를 짚으라고 요청한다.

십자 마사지

이 마사지는 진통의 어느 단계에서 사용해도 좋지만, 특히 수축중에나 수축과 수축 사이에 통증을 완화하고 허리 아래를 이완하는 데 도움이 된다.

1. 임신부를 무릎을 꿇은 상태에서 짐볼이나 의자에 기대게 한다. 침대 위에 짐볼을 올려놓으면 마사지하기가 한결 편할 것이다. 무릎을 꿇을 때는 바닥에 패드를 깐다.

2. 출산 동반자의 오른손을 임신부의 허리에서 가장 먼 쪽에 놓는다. 왼손으로는 가까운 부분을 잡고 옆구리를 살짝 누른다.

3. 그 다음은 양손을 사용해서 허리를 전부 단단하게 두드린다. 한 손을 다른 한손과 엇갈리게 하여 허리의 처음 시작 부분을 향해 움직인다.

4. 같은 압력을 유지하며 옆구리를 다시 누른다.

5. 임신부가 원하면 이 마사지를 반복한다.

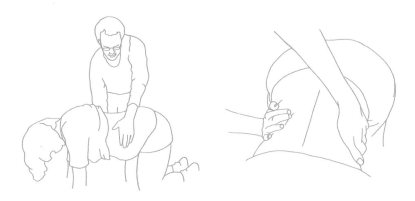

십자 마사지

손목 마사지

수축중에나 수축과 수축 사이에 이 마사지를 해준다면, 임신부가 주먹을 꽉 쥐거나 침대 손잡이를 너무 세게 쥘 때 혹은 지나치게 긴장하고 있을 때 손과 팔을 이완하도록 하는 데 도움이 될 것이다. 한 손을 먼저 하고 다른 손을 하거나, 두 사람이 동시에 한 손씩 나누어 할 수도 있다. 단 임신부의 손이 많이 부어 있거나 손목에 통증이 있다면 이 마사지를 하지 않는 것이 좋다.

1. 일어서거나 임신부와 마주보고 앉는다. 임신부에게 팔의 긴장을 풀게 한다. 임신부의 손을 잡고 손바닥을 아래로 향하게 한다. 두 손으로 그 손을 잡고 엄지손가락으로 임신부의 손목 위를 지그시 누른다. 누를 때는 손톱이 아닌 손가락의 가운데 도톰한 부분을 이용한다.

2. 압박을 점차 늘려간다. 충분한 힘이 들어가고 있는지 임신부에게 물어본다. 충분하다고 말하면 엄지손가락을 서서히 움직이면서 임신부의 손등 전체에 압박을 준다.(아래 그림 참조) 손바닥과 손등에 동시에 압박을 가하는 셈이다. 이 마사지를 10회 정도 반복한다.

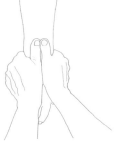

손목 마사지

발 마사지

임신부가 진통중에 발이 아프다고 하거나 피로하다고 하면 이 마사지를 활용해 혈액 순환을 도울 수 있고, 너무 오래 서 있거나 걸어서 생긴 발의 통증과 피로도 완화할 수 있다.

1. 임신부는 앉거나 눕고, 출산 동반자는 그 앞에 마주보고 앉는다. 다리에 긴장을 풀라고 하고 두 손으로 임신부의 발을 잡는다. 양 엄지손가락이 서로 마주치도록 발을 잡는다. 손가락(손톱이 아닌)의 가운데 부분으로 발바닥을 향해 누르되, 임신부가 충분하다고 느낄 때까지 누른다. 발등과 발바닥의 양쪽에서 압박을 주는 셈이다. 임신부는 생각보다 강한 압박을 좋아할 것이다. 이 마사지를 10회 정도 한다.

2. 손으로 임신부의 발뒤꿈치를 감싸준다. 마치 테니스공을 잡듯이 힘주어 잡았다가 놓기를 여러 번 반복한다.

3. 왼쪽 발을 마사지한다면 그 발을 당신의 왼손으로 잡고, 오른발에 마사지를 한다면 오른손으로 잡아라. 반대쪽 손의 검지, 중지, 약지로 발목 바로 아래와 발등 사이 바깥쪽을 깊고 둥글게 마사지해 준다. 손가락이 피

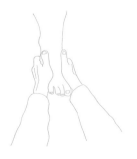
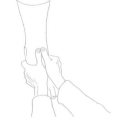

발 마사지

부에서 움직이게 하지 말고 피부가 근육과 뼈 위로 움직이도록 한다. 이를 30~60초 동안 한다. 한쪽 발을 마치면 다른 발도 같은 식으로 마사지한다.

엉덩이 누르기

이 방법 또한 허리 통증을 완화하는 데 도움이 된다. 사실 이 방법을 시도해 보면 어느 정도의 허리 통증인지, 참을 수 있는 정도인지 등을 가늠할 수 있다.

임신부는 서거나 무릎을 꿇고 침대 위나 짐볼 혹은 의자 좌석에 기대거나 네 발 자세를 취한다. 임신부의 엉덩이는 벌어져 있어야 한다. 뒤에서 손가락으로 허리선 아래 엉덩이 옆의 골반뼈를 찾는다. 거기서부터 손을 움직여 엉덩이의 가장 둥근 부분까지 내려간다. 손 전체(손바닥

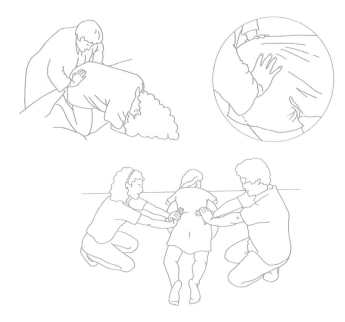

엉덩이 누르기

아랫부분이 아닌)를 사용하여 엉덩이 옆을 누른다. 가운데를 향해 엉덩이 양쪽을 눌러준다. 누르면서 가장 적당한 곳을 찾아본다. 정확한 부분을 찾았으면 그곳을 수축이 올 때마다 눌러준다. 임신부가 원하는 정도로만 이 압박을 사용한다.

이 방법은 한 사람이 하기는 어려우며, 도와주는 사람이 있으면 훨씬 쉬워진다.(202쪽 그림 참조)

회전 마사지

이 또한 허리 통증에 도움이 된다. 얼음을 채워 넣을 수 있도록 가운데가 비어 있는 원기둥 형태의 용기나 음료수 캔(한 세트를 미리 차게 해 두어 항상 찬 것을 사용할 수 있게 준비한다)을 사용한다. 병원에서는 구할 수 없는 경우가 많으므로 입원시에 준비해 가면 좋다. 임신부가 집을 떠나기 전부터 허리 통증이 있는 경우라면 반드시 준비해야 한다. 수축중이나 수축 사이에 준비해 간 기구를 굴려주며, 약간의 힘을 주어 허리 아래를 눌러준다.

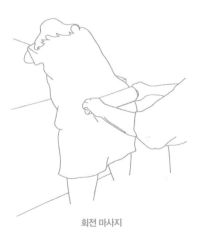

회전 마사지

샤워, 목욕, 마사지, 냉온팩과 같이 앞의 '진통과 출산에 도움이 되는 자세와 동작' 도표(179쪽)에 소개된 많은 자세는 5장에 설명된 것처럼 특히 허리 통증에 도움이 된다.

<u>주의할 것!</u> 마사지를 하기 전 의료진이나 전문가와 미리 상의하는 것이 좋다. 정확하지 않은 마사지 방법이나 특정 부위의 마사지가 조기 진통의 가능성을 불러올 수 있기 때문이다. 또 임신부의 몸 상태에 따라 마사지 강도나 횟수를 조절할 필요가 있으며, 아예 하지 않는 것이 좋을 수도 있다.

음악과 소리

많은 임신부들이 좋아하는 음악이나 내레이션 혹은 자연의 소리(파도 소리, 개울물 흐르는 소리, 비 오는 소리)를 들으면 몸이 이완되고 집중이 잘된다고 한다. 좋아하는 음악은 엔도르핀(통증 완화 물질)의 분비를 도우며, 진정 효과를 줌으로써 현대 출산실의 한 부분이 된 기계적 소음을 일부 상쇄해 줄 것이다.

출산 동반자는 진통중에 듣고 싶은 음악이나 음향을 미리 골라놓도록 임신부에게 제안한다. 병원에서 오디오 기기를 사용할 수 있는지 알아보고 준비해 간다.

향기 요법

아로마나 기타 향기를 내는 자연 물질은 긴장을 완화시키며 안정감을 주고 기분이 좋아지게 한다. 임신부는 라벤더, 감귤류, 페퍼민트와 같은 향기가 있는 마사지 오일이나 향주머니, 비누 등을 사용할 수도 있고, 레몬을 반으로 잘라 향을 맡을 수도 있다.

향기의 선호도는 사람에 따라 다르므로 임신부에게 어떤 것이 좋을지 물어본다. 원하는 것이 전혀 없을 수도 있고 한두 가지를 고를 수도 있다.

향 제품을 사용하기 전에는 병원이나 출산 센터 직원에게 문의하라. 특정 기초 오일에 알레르기가 있는 경우도 있기 때문이다. 아로마 요법에 관한 책은 추천 자료를 보라.

출산 동반자의 자기 관리

진통은 출산 동반자에게도 무척 힘든 일이다. 하룻밤 잠을 안 자기란 결코 쉬운 일이 아니다. 오랫동안 서서 밥도 못 먹고 임신부를 끊임없이 격려하는 것도 피곤한 일이다. 특히 출산 동반자가 걱정이 많거나 출산 진행 과정에 지나치게 개입하는 경우는 더욱 그러하다. 출산 동반자의 역할을 효과적으로 수행하기 위해서는 속도를 조절하고 다른 사람의 경험과 지혜, 자신의 기본적인 필요를 돌볼 필요가 있다. 낮잠을 자거나 밥을 먹기 위해 긴 휴식을 가지라는 말이 아니다. 임신부는 출산 동반자가 옆에 있기를 원하고 그럴 필요가 있을 것이다. 그녀는 아마 수축이 올 때마다 출산 동반자에게 크게 의존할 것이다. 자기 자신과 임신부를 동시에 돌볼 수 있는 길은 없을까? 물론 있다. 아래의 제안을 참조하면 도움이 될 것이다.

✤ 필요한 물품들을 가까이에 둔다. 진통시 사용할 물품들의 목록을

점검한다.(39쪽의 '병원이나 조산원에 갈 때에 필요한 물품' 참조)

✚진통중에 틈틈이 기운 나게 하는 음식과 음료를 먹고 마신다. 강한 냄새(입 냄새가 어떨지를 생각하라)가 나지 않는 음식을 선택하라. 그리고 그것을 가지러 가기 위해 방을 떠나는 일이 없도록 미리 준비해 놓는다.

✚따뜻한 옷을 입고 갈아입을 옷과 스웨터, 슬리퍼를 준비한다.

✚임신부 옆에서 편안히 휴식한다. 앉을 수 있을 때 서 있지 말라. 침대가 넓다면 임신부 옆에 같이 누워 휴식한다. 수축 사이에 시간이 충분하면 존다. 손을 임신부의 팔이나 배에 올리고 있으면 도움을 필요로 할 때 금방 잠에서 깰 수 있을 것이다.

✚도움을 요청한다. 진통이 길어질 것 같거나 임신부가 통증으로 인해 지칠까봐 걱정이 된다면 의료진에게 상황이 어떤지 물어본다. 이때는 임신부가 듣지 않는 곳에서 묻는 것이 좋다.

✚의료진에게 진통을 완화할 방법이 있는지 물어보라. 임신부를 제대로 도와주고 있지 못하다는 생각이 든다면 어떻게 하는 것이 좋을지 물어보라.

✚둘라를 고용하거나 적어도 진통중에 도와줄 친구나 친척이 있는지 알아본다.[8] 진통중의 여성에게는 두 사람의 도움이 필요할 때가 자주 있다. 한 사람은 앞에서 리듬을 유지하도록 돕고 다른 한 사람은 뒤에서 허리를 눌러주거나, 한 사람이 볼 일을 보러 갈 때 한 사람은 남아 있을 수 있다. 또한 두 사람 중 한 사람은 긴 진통의 중간에 휴식을 취할 수 있다. 출산에 대한 폭넓은 식견과 경험을 가진 둘라는 진통을 완화하는 방법

---

8 진통실에 외부인이 출입할 수 있는지 사전에 알아보아야 한다. 출산 동반자 사전 교육을 받지 않았다면 기대와는 달리 도움이 되기보다는 오히려 방해가 될 수도 있다.—옮긴이.

을 구체적으로 제시하고 출산 교실에서 배웠던 것들을 기억하도록 도와 줄 것이다. 또 임신부와 함께 작성한 출산 계획서를 상기시켜 줄 것이다.

휴식이 필요 없을 수도 있다. 임신부가 진통중일 때 출산 동반자들의 행동을 두 그룹으로 나누어 비교한 연구 결과가 있다. 둘라가 있는 그룹의 동반자들은 대개 방에서 임신부와 더 많은 시간을 보내고 그녀 곁을 지키는 경향이 있었다. 둘라가 출산 동반자의 피로를 덜어주기 때문에 그렇게 자주 휴식을 가질 필요가 없었던 것이다. 이런 이유들로 인해 출산 동반자는 경험이 많고 침착하며 자신 있는 둘라가 출산 내내 함께 있어주기를 원하곤 한다.

진통 완화법 적용을 위한 점검표

진통중 어느 때나 관계없이, 진행 과정에서 변화가 필요하다고 판단될 때 통증 완화에 도움이 되는 다음 방법들을 확인해 본다.

이완
- 진통중이나 진통 사이
- 아로마 요법(로션, 오일 등)

리듬을 타는 호흡
- 천천히
- 가볍게

내보내기
- 무리해서 밀어내지 않기
- 자연스럽게 내보내기
- 지시에 따라 밀어내기

자세 및 동작
- 서기, 앞으로 기대기
- 걷기, 천천히 춤추기
- 서 있거나 무릎 꿇고 런지
- 짐볼이나 의자에 무릎 꿇고 기대기
- 옆으로 눕기/반 엎드리기
- 기대 앉기
- 바로 눕기(옆으로 살짝 기울임)
- 쪼그려 앉기
- 지지하며 쪼그려 앉기/매달리기
- 무릎에 쪼그려 앉기

마사지/터치

- 진정시키는 터치, 쓰다듬기, 손 잡아주기
- 어깨
- 십자형 마사지
- 손
- 발
- 지압

주의집중

- 시선 집중, 음악/목소리/터치에 집중
- 정신 활동
  - 시각화
  - 호흡 세기
  - 기도, 노래 등

핫팩

- 아랫배, 서혜부 적용
- 출산2기에 회음부에 댐
- 허리에 댐

아이스팩

- 허리에 댐
- 출산 후 회음부에 댐

허리 통증을 위한 조치

- 반대 압력
- 양 엉덩이 누르기(한 사람 혹은 두 사람)
- 십자형 교차
- 구르면서 누르기
- 아이스팩
- 핫팩
- 샤워
- 큰 욕조(무릎 꿇고 서거나 옆으로 기댈 정도의 여유가 있는)
- 무릎과 가슴이 열린 자세
- 복부 들어올리기
- 네 발로 기기 자세
- 짐볼이나 의자에 무릎 꿇고 기대기
- 서 있거나 무릎 꿇고 런지
- 걷기, 천천히 춤추기

출산 동반자의 역할

- 제안하고 상기시키기
- 격려하고 안심시키기
- 칭찬하기
- 엄마로서의 자신감과 인내
- 진통에 대한 즉각적인 반응
- 온전한 집중
- 자세, 이완, 리듬 등으로 도움
- 보살피는 사람의 일상적인 임신부 돌보기
- 사랑의 표현
- 포옹과 키스

5. 변수를 공략하기

14시간 동안의 진통 후에 테리는 밀어내기를 시작했지만, 그녀의 자궁 경부는 아기의 위치 때문에 부어오르고 말았다. 붓기가 가라앉을 때까지는 밀어내기를 하면 안 되었지만 테리는 충동이 너무 강해서 그렇게 하지 못했다. 그래서 테리는 원하지 않았던 무통 마취(경막외 마취)를 선택하게 되었다. 마취 주사를 맞은 덕에 밀어내려는 충동은 더 이상 들지 않았고, 3시간이 지난 후에 다시 힘을 줘도 괜찮은 상황이 되었다. 테리는 거울로 아기 머리가 나오는 것을 보고 "정말 꿈 같아!"라고 했다. 몇 번의 수축 후에 아기는 테리의 가슴에 안겼다. J.C.가 "눈물이 멈추질 않네!"라고 하자 테리는 "네가 우는 거 처음 봐!"라고 답했다.

—헤더, 테리와 J.C.의 둘라

아주 정상적인 출산이라도 교과서적인 예측 가능 패턴을 따르는 경우는 드물다. 정상의 범주 안에서도 변수가 생길 수 있음을 항상 예상해야 한다. 진통중에 어떤 감정적 반응이 나오는지는 임신부의 진통 패턴에 따라 다르다. 예를 들어 만약 초기 진통이 오랫동안 지속된다면 임신부는 탈진, 걱정, 자신감 상실이라는 감정을 갖게 된다. 하지만 만약 진통이 갑자기 길고 고통스러운 수축으로 이어져 임신부를 압도한다면, 출산 동반자의 가장 주된 걱정은 임신부가 느낄 통증과 공포가 될 것이다. 임신부와 출산 동반자는 개방적이고 유동적인 마음가짐을 가질 때 협동이 가장 잘된다. 또 둘 다 자신감이 넘칠 때야말로 (의사와 지원팀의 도움과 함께) 그들에게 닥치는 모든 상황을 이겨낼 수 있다.

이 장의 내용들은 평균적인 진통보다는 힘들지만 정상의 범주에 들어가는 상황들에 잘 대처할 수 있도록 도와줄 것이다. 여기에서 다룰 특별한 상황들은 다음과 같다.

+ 일상적인 임신부 돌보기(진통의 가장 힘든 순간들에 적용할)
+ 현장 지도(출산 교실에 참여하지 않은 경우)
+ 아주 급격한 진통
+ 응급 출산
+ 진통을 시작해야 할 때(분만 유도 조치들)
+ 느리게 시작되는 진통
+ 요통의 유무와 무관한 본격 진통과 출산기의 느린 진행
+ 임신부가 반드시 침대에서 진통을 해야 할 때
+ 실망스럽거나 상처받은 출산 경험이 있는 경우
+ 간호사나 의사와 성격이 맞지 않을 때

정상의 범주에 들지 않는, 즉 더 복잡한 문제가 있는 출산에 관해서

는 이 장에서 다루지 않겠다. 의사가 어떻게 그런 상황들을 인지하고 의료적인 조정을 하는지, 그리고 출산 동반자는 어떻게 임신부에게 도움을 줄 수 있는지 알고 싶다면 6~9장을 읽도록 한다.

일상적인 임신부 돌보기

진통이 극심해지면 임신부는 리듬을 유지하려고 애쓸 것이다. 아니면 아예 리듬을 잃을 수도 있다. 이런 일이 생긴다면, 임신부에게는 리듬을 되찾고 유지할 수 있도록 도와줄 차분하고도 자신감 넘치면서 친절한 사람이 필요하다. 임신부의 상태가 아래와 같을 때를 대비하여 일상적인 임신부 돌보기를 준비한다.

+ 호흡, 신음이나 움직임을 리드미컬하게 유지할 수 없을 때
+ 더 이상 할 수 없다고 절망하거나 울거나 소리 지를 때
+ 긴장해 있을 때
+ 엄청난 통증을 느낄 때

일상적인 임신부 돌보기는 임신부가 내적인 힘을 되찾을 때까지 출산 동반자가 가까이에서 할 수 있는 모든 것을 해주는 것이다. 일반적으로 임신부가 절망에 빠지는 순간은 매우 짧기 때문에 출산 동반자의 도움으로 금방 이겨낼 수 있다. 만약 임신부가 이러한 상황이 올 경우 무통 마취(경막외 마취)를 하겠다고 미리 요청해 놓았다면, 약물이 주입되기 전까지는 일상적인 임신부 돌보기를 하라. 제시된 것 중 무엇이든지 적

절하게 사용하면 좋다.

＋안정을 유지한다: 출산 동반자의 손길은 강하고 자신감이 있어야 한다. 긴장하거나 불안해하는 기색을 내보여서는 안 된다. 출산 동반자의 목소리는 침착하고 힘을 북돋울 수 있는 소리여야 한다. 얼굴 표정은 자신감 넘치고 긍정적인 메시지를 줄 수 있어야 한다.

＋임신부 가까이에 있어야 한다: 임신부 옆을 떠나지 않고 계속 지킨다.

＋임신부를 붙잡아준다: 임신부의 어깨나 손을 부드러우면서도 힘있게 잡아준다. 임신부의 시선을 집중시키겠다는 뜻으로 흔들면 안 된다.

＋임신부가 출산 동반자를 쳐다보게 한다: 만약 임신부가 눈을 꼭 감고 있다면 출산 동반자는 그녀를 도울 수 없다. 임신부에게 눈을 뜨고 출산 동반자의 손이나 얼굴을 바라보도록 하라. 이것이 정말 중요하다. 임신부가 들을 수 있도록 큰소리로, 그러나 침착하고 부드럽게 말해야 한다.

＋임신부의 수축 사이마다 이런 조언을 한다: 예를 들자면 "다음에는 더 잘할 거예요. 진통이 시작될 때 나를 쳐다봐요. 손으로 함께 박자를 잡아줄 테니, 알겠죠? 그래요. 잘하고 있어요."

＋머리나 손을 위아래로 움직이면서 임신부가 리듬을 되찾을 수 있게 해준다: 그런 행동과 함께 '리듬 대화'를 나눌 수 있다.(바로 아래 항목의 내용처럼) 센박에서 잠깐 쉴 것이며, 너무 빨리 가지 않도록 한다. 나는 오른손에 파란색 알이 박힌 반지를 끼고 다닌다. 나는 임신부에게 '내 반지를 따라' 박자를 세라고 지휘한다. 나는 수많은 임신부들을 잘 이끌었

다는 뿌듯함에 이 파란색 알반지를 절대 빼지 않는다.

　✦ 임신부의 숨소리나 신음소리를 소리 내 따라하며 '박자 세기'를 한다: "자, 나랑 같이 숨을 쉬어요. 그렇지, 그렇게 하면 돼요. 잘하고 있어요. 박자를 지키면서…… 그대로 그렇게 나를 봐요…… 박자를 지키고…… 아주 좋아요…… 가고 있어요…… 좋아요…… 자, 이제 쉬어요. 아주 잘했어요." 이런 말들을 차분하고 리듬감 있게 속삭여주면 좋다. 만약 임신부가 소리를 지르고 있다면, 목소리를 조금 높여서 주의를 집중시킬 수는 있지만 언성을 높이지는 않도록 주의해야 한다. 그리고 자신의 숨이 고르지 못하거나 그런 호흡을 할 때 어지럽다면 굳이 임신부와 같이 호흡할 필요는 없다. 임신부는 출산 동반자의 말이나 손 혹은 머리의 움직임에 맞춰서 호흡을 조절할 것이다.

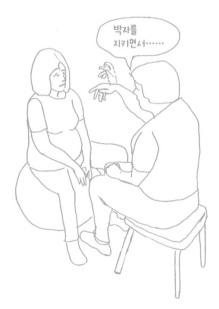

규칙적인 호흡을 유지하도록 '박자 세기'를 한다.

✚반복한다: 임신부가 출산 동반자의 지시를 단 몇 초 동안 따라하더라도 괜찮다. 하던 말을 계속 반복하여 임신부를 돕도록 한다.

만약 임신부가 더 이상 못하겠다고 하면 어떻게 할까? 몇 가지 지침이 있다.

✚다른 자세나 호흡을 제안한다: 이전의 진통 의식이 더 이상 효과가 없으니 바꿨으면 좋겠다고, 수축 중간에 임신부에게 말한다.

✚포기하지 마라: 지금은 임신부에게 굉장히 힘든 시간이다. 만약 출산 동반자가 임신부가 더는 버틸 수 없다고 판단해 버리면 더 이상 도울 수가 없게 된다. 이 상황이 힘들지만 불가능하지는 않다고 임신부와 스스로에게 되새겨주어야 한다.

✚도움을 요청하여 위로를 얻는다: 간호사나 의사가 자궁 확장 상태를 확인하고 출산 동반자에게 조언을 할 수 있다. 어쩌면 임신부는 진통이 너무 급격하게 진행되어서 힘들어하는 걸지도 모른다. 둘라는 임신부를 진정시키는 새로운 기법을 일러주고 시연해 보이며, 두 사람 모두다 잘하고 있으며 임신부의 반응은 당연한 것이라고 위로해 줄 수 있다. 일상적 돌보기가 어렵다면 임신부를 붙잡거나 등을 눌러주는 등의 일을 둘라가 도와줄 것이다.

✚아기를 생각하게 한다: 믿기 어렵겠지만, 임신부는 진통에 너무 집중한 나머지 아기에 대해서 잊기도 한다. 임신부에게 왜 이렇게 힘든지 상기시켜 주는 것이 도움이 될 수도 있다. 아기 또한 임신부와 함께 애쓰고 있을 거라는 사실을 알려주는 것도 괜찮다.

무통 마취 여부를 결정하는 것은 상황에 따라 다르다.

+ 임신부의 사전 결정: 처음에 임신부가 약물을 사용하지 않는 출산을 원했는가? 원했다면 얼마나 의지가 강했는가?(344쪽의 '통증 완화제 선호도 등급표' 참조) 가끔 약을 더 달라고 하는 여성들이 정말 하고자 하는 말은 "저를 좀더 도와주세요"이다.

+ 진통의 진행 정도: 앞으로 몇 센티미터라도 열린다면 정말 긍정적일 것이다. 그 반면 부진하면 크게 낙담할 수 있다.

+ 임신부가 둘라의 도움이나 일상적 임신부 돌보기에 얼마나 잘 반응하는지: 많은 도움에도 불구하고 임신부가 리듬을 되찾지 못하고 진행이 더디다면 무통 마취가 필요할 수도 있다.

+ 임신부가 다른 것을 시도해 보려는 의지가 있는지 여부: 목욕이나 자세 바꾸기, 세 번의 수축 후 상황이 더 좋아지는지를 살피는 것 등.

+ 임신부가 진심으로 무통 마취를 원하는지, 아니면 간호사나 의사의 의견에 그냥 따르는 것인지.

+ 임신부가 약물을 요청하는 시점이 언제인지: 많은 임신부가 수축 중일 때 주사를 요청하지 진통이 끝난 후에는 요청하지 않는다.

+ 임신부가 그녀의 '암호'를 사용하는지.(343쪽의 '암호' 참조)

많은 임신부들이 출산이 끝나면 출산 동반자에게 "당신이 없었으면 해내지 못했을 거야. 어쩜 포기했을지도 몰라"라고 말한다. 출산 동반자는 일상적인 돌보기를 통해 임신부가 절망적인 순간에 처했을 때 호흡을 도와서 짐을 좀 덜어줄 수 있다. 그리고 임신부가 약물 사용을 정말로 원할 때를 대비해 서로 미리 암호를 정해둔다면, 임신부가 원치 않는 통증을 감당하지 않을 수 있다.

현장 지도(출산 교실에 참가하지 않았을 때)

예정일이 다가올 때까지 출산 교육을 받지 않았거나 속성 수업을 들은 정도라면, 둘라 고용을 고려해 볼 만하다. 하지만 만약 둘라가 없고 진통이 일찍 시작되었다면, 그리고 출산 동반자와 임신부가 4장에 언급한 진통 완화법을 배울 시간이 없었다면 이렇게 하라.

① 임신부가 진통중일 때 모든 것을 한 번에 배우려고 하지 않는다. ② 간단한 호흡 리듬과 진통 완화법만 사용한다. ③ 의료진에게 출산 동반자와 임신부가 출산 교육을 받지 않았음을 알린다.

리듬 호흡

진통에는 리듬이 가장 중요하다. 수축에 불편함을 느끼기 시작하면, 임신부는 수축에 맞춰 리듬 호흡을 하거나 신음의 패턴을 활용해 볼 수 있다. 임신부가 직접 자기만의 패턴을 찾을 수도 있고 출산 동반자가 제시해 줄 수도 있다. 임신부의 호흡에 맞춰서 출산 동반자도 같이 숨을 쉬거나(입 냄새가 나지 않도록 주의할 것), 아니면 임신부의 호흡에 맞춰서 손짓을 해도 좋다. 초기 진통에는 '느린 호흡'부터 사용하고, 그 다음에 '가벼운 호흡'을 시도한다. 둘 다 4장에 소개되어 있으며(170쪽), 간단해서 쉽게 배울 수 있다.

숨을 내쉴 때마다 임신부가 긴장을 풀도록 격려한다. 매번 "지금이야"라고 하면서 임신부의 어깨나 이마, 아니면 어디든지 긴장하고 있는 부위를 쓰다듬어 준다.

현장에서 사용하는 진통 완화법

+ 자세와 동작 바꾸기(177쪽의 '자세와 동작 바꾸기' 참조)
+ 목욕이나 샤워(187쪽의 '목욕과 샤워: 수 치료법' 참조)
+ 온찜질이나 냉찜질(195쪽의 '냉온용품' 참조)
+ 손길이나 마사지(196쪽의 '쓰다듬기와 간단한 마사지' 참조)
+ 이완(163쪽의 '이완' 참조)
+ 주의집중(166쪽의 '관심을 다른 곳으로 돌리기' 참조)
+ 일상적인 임신부 돌보기(211쪽의 '일상적인 임신부 돌보기' 참조)

여기 제시된 활동들은 다른 준비 없이 바로 사용할 수 있다. 진통 사이마다 읽고 바로 적용하면 좋다.

진행이 빠른 진통(급격한 진통)

어떤 임신부는 강력하고 잦은 수축으로 시작해서 진통이 한두 시간 안에 끝나기도 한다. 아기가 태어나는데 엄마가 진통에 적응할 시간조차도 없어 보인다.

가끔 1기에서만 진행이 빠른 경우도 있다. 자궁 경부가 너무 빨리 열리는 바람에 임신부가 심리적으로 못 따라갈 수도 있지만, 2기(출산기)가 되면 수축의 간격은 벌어진다. 만약 이런 일이 있다면 임신부는 빠른 수축과 느린 수축을 동시에 감당해야 한다.

어떤 임신부가 어떤 진통을 하게 될지 예측은 할 수 없지만, 진통이 빠르게 진행되는 이유는 대체로 아래와 같다.

+ 임신부가 이전에 평균보다 빠르거나(10시간 미만) 급격한 진통을 한 적이 있을 때이다. 보통 두 번째, 세 번째 진통은 초산보다 더 빠른 경향이 있다.

+ 자궁 경부가 매우 부드럽고, 얇고, 진통이 시작되기 전부터 부분적으로 확장되었거나 아기가 아주 바람직한 자세로 엄마의 골반 아래쪽에 자리를 잡았을 경우

+ 임신부의 양막이 파열되면서 천천히 새지 않고 확 쏟아져내릴 때 (특히 수축중일 때)

대부분의 임신부나 출산 동반자들은 전형적인 진통 패턴에 대해서만 읽고 듣기 때문에 급격한 진통에 준비가 되어 있지 않은 경우가 대부분이다. 부드럽고 짧으면서 간격이 긴 초기 수축을 예상했던 임신부라면 반대의 상황이 왔을 때 몹시 당황할 수 있다.

<u>임신부는 어떻게 반응할까?</u>
급격한 진통이 시작될 때 임신부들은 이러한 반응을 보일 수 있다.

+ 충격을 받고 믿지 못한다: 긍정적으로 반응하지 못하거나 이 상황이 실제 진통이라는 것을 모를 수도 있다.

✦두려워서 공황 상태에 빠진다: 뭔가가 크게 잘못되어 자기나 아기가 위험에 처했다고 생각할 수도 있다. 이런 경우 출산 동반자나 의사, 또 자신을 도와줄 사람들과 연락이 닿지 않을까봐, 또는 병원에 제 시간에 갈 수 없게 될까봐 걱정할 것이다.

✦자신감 상실: 이 진통이 초기 진통이라고 생각하면서 이후에 진행될 진통을 견딜 자신이 없어질 수도 있다.

✦출산 동반자에게 의지한다: 임신부는 수축 사이에 병원으로 갈 준비는 고사하고 자세를 바꾸는 것조차 힘들어할 것이다. 이런 때일수록 출산 동반자의 도움이 절실하다.

✦출산 동반자나 의료진에게 짜증을 낸다: 출산 동반자나 의사가 상황을 제대로 인지하지 못했을 때 그렇다.(임신부들은 앞으로도 한참을 더 기다려야 할 줄 알고 동반자에게 잠을 자라고 했다는 이야기, 또는 의사에게 전화했더니 잠을 잘 수 있는 상황이 아닌데도 자라고 하거나 1시간 후에 다시 전화하라고 하더라는 등의 경험담을 말한다.)

출산 동반자는 어떻게 반응해야 하나?

✦보이는 상황을 있는 그대로 믿는다. 임신부가 강하고 빠른 수축을 하면서 아파하거나 떨 때 과잉 반응이라고 생각하지 마라. 그녀가 힘든 진통을 하고 있다고 생각하고 바로 주도적으로 도와야 한다.

✦임신부를 진정시키려고 애쓰지 않는다. 이런 수축은 진정될 수 없다.

✦임신부가 수축을 견디기 힘들어한다면 '일상적인 임신부 돌보기'를 시도해 본다.(211쪽의 '일상적인 임신부 돌보기' 참조)

✦임신부를 향한 신뢰를 잃거나 그녀를 비판하지 마라. 본격 진통

이 시작되었을 수도 있다고 생각해 본다. 그녀의 반응이 진통의 세기를 말해준다.

✤ 의사에게 전화하거나 임신부를 병원이나 조산소로 데려간다. 신속하게 그리고 조심스럽게 운전한다.

응급 출산

만약 아기가 나오려고 하는데 출산 동반자와 임신부 외에 다른 사람이 없다면—자동차 안이나 집에서—어떻게 하겠는가? 아래와 같은 상황이면 출산이 임박한 것으로 판단할 수 있다. ① 임신부가 아기가 나오는 느낌이 든다고 하거나 변의를 강하게 느끼며 힘을 주고 있을 때, ② 임신부의 질 입구가 아기 머리로 인하여 밀려나오거나 질 입구에서 아기 머리나 양막이 보일 때, ③ 임신부가 힘이 들어가서 밀어내는 것을 멈출 수가 없을 때이다.

만약 이 모든 상황이 집에서 일어난다면 바로 119 혹은 병원에 전화한다. 병원에서 응급조치 팀을 보내거나 전화로 출산 동반자에게 지시사항을 알려줄 것이다.[1]

만약 이 상황이 차 안에서 일어난다면 갓길에 차를 세우고 비상등을 켜둔 뒤 임신부를 돌본다. 날씨가 춥다면 히터를 켠다.

---

1 이렇게 별다른 준비 진통 없이 갑자기 출산으로 진행되는 **빠른 출산**은 출산 후 간단한 응급 조치만 취하면 산모와 아기 모두 건강한 경우가 대부분이다. 특히 첫째 때 **빠른 출산**을 한 산모라면 이후의 출산에서 이런 상황을 맞을 확률이 더 높다. 빠른 출산을 대비하는 방법은 진통의 초기 징후가 보일 때 바로 병원으로 이동하거나 가정 출산을 계획하는 것이다.—옮긴이.

응급 출산을 위한 기초적인 규칙들

출산 동반자가 응급 출산 전 기억해야 할 규칙들은 다음과 같다.

+ 임신부가 아기가 나온다고 하면 그 말을 믿는다.

+ 침착함을 유지한다.(적어도 노력은 한다.)

+ 도움을 요청한다. 의료진이나 친구, 이웃, 정 안 되면 아이들에게라도.

+ 차 안이나 집의 히터를 켠다.

+ 아기를 감쌀 담요, 수건, 두꺼운 옷가지 등을 챙긴다.

+ 태반을 받을 신문지나 그릇, 키친타월이나 비닐봉지를 찾아둔다.

+ 임신부를 안정시킨다.

+ 임신부가 밀어내기를 하지 않도록 돕는다. 진행 속도를 늦추기 위해서 힘이 주어질 때마다 숨을 헐떡이거나 턱을 살짝 든 채 숨을 가볍게 쉬라고 한다.

+ 임신부를 옆으로 눕게 하거나 비스듬히 기대도록 한다. 이 자세는 출산을 조금 늦추거나 아기가 안전하게 나올 수 있도록 해준다.

+ 임신부가 출산 동반자를 꼭 필요로 하지 않는 사이에 손을 깨끗이 씻어둔다.

+ 아기 받을 준비를 한다. 아기를 닦고 덮을 것들(수건, 담요, 셔츠, 재킷 등)을 준비한다.

+ 아기가 떨어지지 않게 잘 잡는다. 임신부가 일어서 있거나 쭈그리고 앉아 있거나 바닥이 푹신하지 않다면, 출산 동반자는 몸을 뉘여서 만약 아기를 잡지 못하더라도 자신 쪽으로 떨어지도록 해야 한다.

아기가 나올 때 출산 동반자는 이렇게 돕는다.

✦임신부가 밀어내기를 하지 않고 숨을 헐떡거리도록 돕는다.

✦아기가 나오면 얼굴과 머리를 닦아준다. 만약 양막이 아기 얼굴을 감싸고 있다면, 아기가 숨을 쉴 수 있도록 제거해 준다.[2]

✦임신부를 부드러운 바닥으로 인도한다.

아기가 나오면 이렇게 한다.

✦아기의 가슴을 보고 숨 쉬는 것을 들으며 호흡을 확인한다. 아기들은 태어난 직후 몇 초 안에 바로 숨을 쉬거나 운다.

✦아기의 입이나 코에서 점액, 피, 태지를 닦아준다.

✦아기가 바로 숨을 쉬지 않을 경우 머리, 등, 가슴을 가볍게 쓰다듬거나 발 가운데를 가볍게 쳐준다. 그러면 아기가 호흡 기관에서 점액이나 액체를 토해낼 수도 있다.

✦아기를 벌거벗긴 채 엄마의 배 위에 올려준다. 아기를 닦고 체온을 유지하도록 두 사람을 같이 덮어주되 아기의 상태를 확인할 수 있도록 얼굴은 보이게 한다.

✦가능성은 매우 적지만, 만약 아기가 2분 안에 숨을 쉬지 않을 때 출산 동반자가 신생아 심폐소생술을 할 수 있다면 즉시 한다. 만약 못한다면 최대한 빨리 병원으로 향한다. 탯줄을 자르는 것과 태반을 걱정하지 말고 빨리 움직여라.

---

2 양막은 아기를 둘러싸고 있는 얇은 비닐 막 형태로 쉽게 벗겨진다.—옮긴이.

✤ 만약 태반이 바로 나온다면 그릇에 담거나 어디에 싸도록 한다. 그리고 임신부의 배꼽 아래에 있는 자궁을 만져본다. 자궁은 큰 포도처럼 강하고 단단해야 한다. 만약 자궁이 만져지지 않는다면 자궁이 너무 풀어져서 과다 출혈이 될 가능성이 있다. 임신부의 아랫배를 작은 원으로 조금 세게 문질러보라. 이때 자궁이 단단해지는 것이 느껴져야 한다. 의료진이 도착하기 전까지 임신부가 스스로 이를 반복하도록 한다.

✤ 출산 동반자가 운전하는 중에 태반이 나오고 병원까지 20분 이상 더 가야 한다면, 잠깐 차를 세우고 임신부의 자궁을 살펴보는 것이 좋다.

✤ 임신부가 출혈중이라면 아기를 엄마의 가슴 위에 올려놓아라. 아기가 엄마의 가슴을 물거나 그 위에 코를 비비는 것만으로도 자궁 수축을 도와서 출혈을 멎게 할 수 있다. 이렇게 할 수 없는 상황이라면 임신부가 직접 자궁을 마사지하면서 다른 손으로는 유두를 어루만지게 하는 게 좋다.

진통을 유도하는 방법들

더 이상 출산을 기다리는 것이 위험하다고 판단되는 특수 상황이라면 의사는 유도분만을 제안할 것이다.(275쪽의 '진통의 유도 또는 증대' 참조) 몇 가지 상황에서는 의사가 의료적 유도분만을 실행하겠지만, 대부분의 경우 임신부가 직접 진통을 유도할 수 있다. 임신부의 노력이 성공하면 약물을 이용한 유도분만을 할 확률이 줄어든다.

많은 의사들이 임신 39~41주에 임신부의 개별적인 상황보다는 병원과 의료진의 상황에 따라 유도분만을 제안한다. 유도분만에 관한 다양한 논의를 보려면 278~284쪽을 참고하고, 3부 도입부에 나와 있는 '후회 없는 결정을 위해 꼭 해야 할 질문들'(251쪽)을 활용하여 그 유도분만이 '의학적으로 반드시 필요한' 것인지를 판별한다. 특히 초산의 경우에는 의료적 유도분만이나 자가 진통 유도를 하는 것보다는 자연스럽게 진통을 기다리는 것이 더 안전할 수도 있다.

그렇다면 어떤 경우에 임신부는 자가 진통 유도를 하려 할까? 가장 설득력 있는 이유는 임신부가 의료적 유도분만을 하고 싶지 않은데 41주가 지난 경우이다.

자가 진통 유도의 성공률은 자궁 경부의 상태(두께, 부드러운 정도)와 임신부가 사용한 방법에 따라 달라진다. 만약 성공하지 않는다면 임신부는 결국 약물에 의한 의료적 유도분만을 하게 될 것이다. 어떤 임신부들은 스스로 노력을 했다는 사실에 의미를 두기도 하지만, 그렇게 생각하지 않는 사람도 있다.

자가 진통 유도

이 방법들을 사용하기 전에 임신부는 의사에게 여기에 적혀 있는 방법을 사용하여 수축을 시도하면 안 되는 이유가 있는지 물어봐야 한다. 만약 없다면, 출산 동반자와 임신부는 자가 진통 유도를 시작해도 된다.

유두 자극하기

임신부의 유두를 자극하면 자궁을 수축시키는 호르몬인 옥시토신이 분비된다. 이렇게 유방과 자궁 사이의 신체적 연결고리를 이용해 진통을 시작하게 하거나 최소한의 수축이라도 하게 할 수 있다. 만약 임신부가 현재 모유 수유를 하고 있다면, 이미 신체가 옥시토신의 다량 분비에 익숙해져서 효력이 없을 수도 있다. 혹은 자궁 경부가 상당히 얇아진 경우에도 효력이 없을 수 있다. 이 경우 의사가 질을 검사해 보고 자궁 경부의 상태가 적당한지 알려줄 것이다. 수축을 강화하기 위해서 임신부나 출산 동반자는 아래와 같이 유두를 자극할 수 있다.

✦ 손가락 끝으로 유두를 가볍게 문지르거나 돌리거나 쓸어주라. 아니면 핥거나 빨거나 애무해도 괜찮다. 몇 분 안에 임신부가 더 강한 수축을 하게 될 것이다. 수축이 계속되게 하려면 이 자극을 간헐적으로 몇 시간씩 유지해 줘야 한다.

✦ 하루에 세 번, 1시간씩 따뜻한 물수건으로 가슴을 마사지하라.

✦ 유방 양쪽을 동시에 펌핑할 수 있는 강력하면서도 부드러운 전기 유방 펌프를 사용하면 좋다. 수동이거나 배터리를 사용하는 펌프보다 유선 펌프의 효과가 크다. 30분 동안 한쪽 유방을 하루에 세 번에서 다섯 번까지 펌핑한다. 수축이 시작되면 멈추고, 수축이 멈추면 재개한다. 10분 정도 안에 수축이 일어나지 않으면 양쪽 유방의 펌핑을 시도한다. 수축이 한 번 올 때마다 잠시 쉰다. 수축의 강도나 빈도를 증가시키기 위해 필요하다면 수축 중간에도 펌핑을 계속할 수 있다.

이 모든 방법은 한쪽 유두에서 시작한다. 적당한 시간 내에 한쪽 유두를 자극했는데도 수축이 시작되지 않거나 수축의 강도, 길이 등이 세지지 않을 때는 동시에 두 유방을 자극하고 필요하다면 계속한다. 한두 시간 뒤에도 수축이 없을 경우, 반나절을 기다려본 후 한 번 더 시도하고, 그래도 잘 안 된다면 다른 방법을 시도해 본다.

대부분의 의사들은 진통을 위한 유두 자극법을 문제삼지 않지만, 몇몇은 가끔 과하게 길거나 강한 수축을 유도하게 될까봐 조심스러워한다. 강한 수축이 태아에게 스트레스를 줄까봐 걱정하는 것이다. 특히 다른 변수들로 인해 임신부에게 위험 상황이 생길 수 있는 경우는 더욱 그렇다. 유두 자극을 시작하기 전에, 전자 태아 심음 장치를 통해 임신부가 유두를 자극했을 때 태아가 어떤 반응을 보이는지 확인하는 게 좋다.

유두 자극을 통해 나타나는 수축의 시간과 강도를 측정하면 지나치게 강하거나 긴 수축을 피하는 데 도움이 된다. 수축이 길어지거나(60초 이상) 고통스러워지면 유두 자극을 멈춰야 한다.

걷기

진통이 간헐적이거나 빈도가 줄어들 경우 자주 오게 하는 데는 효과적이지만, 걷는다고 해서 없었던 진통이 시작되는 것은 아니다. 그래도 시도하고 싶다면 집이나 출산 교실에서 너무 멀지 않은 곳을 택해 비교적 빠른 걸음으로 걷는다. 진통 전에 걸으면 기분 전환에 도움이 된다.

성적 자극

오르가즘이 있는 성교는 수축을 촉진하는 데 가장 효과적이다. 오르가즘이 옥시토신과 자궁 경부를 부드럽게 만드는 프로스타글란딘을 분비하게 만들기 때문이다.

손이나 입을 통한 음핵 자극도 수축을 효과적으로 유도할 수 있다. 만약 이 방법들 중 하나를 선택한다면 진통을 시작해야 한다는 것을 잊고 최대한 성적 쾌감을 즐기도록 해라. 이 방법을 쓰는 데 몇 가지 주의 사항이 있다.

✦ 만약 양막 파수나 출혈이 있다면 질 안으로 아무것도 넣지 말아야 한다. 감염의 위험이 있다.

✦ 임신부의 질 상태가 안 좋거나 부부 중 어느 한 사람이 염증이 있는 경우는 이 방법들을 그대로 사용하지 말고 응용하거나 아예 피해야 한다.

피마자유로 장 자극하기

임신부는 피마자유를 섭취해 장을 비움으로써 분만을 시작할 수 있다. 완화제로 사용되는 피마자유는 장의 강한 수축을 유발하며, 때로는 설사를 일으킬 수도 있다.(반응은 사람마다 다르지만, 대체로 몇 시간 동안 불쾌한 느낌이 들 수도 있다.) 피마자유는 몇 세대 동안 출산을 유도하는 데 꽤 성공적으로 쓰여 왔다. 피마자유를 섭취하면 장이 수축할 때 나오는 물질인 프로스타글란딘의 수치가 증가한다. 프로스타글란딘은 자궁 경관을 얇고 부드럽게 만든다.

피마자유를 사용하기 전에는 반드시 의사와 상의해야 한다. 만약 의사가 허락한다면, 다음 주의 사항을 따라야 한다.

1. 무미無味의 피마자유를 4큰술(약 56그램) 먹는 것으로 시작한다. 같은 양의 오렌지주스를 섞으면 맛이 나아진다. 아니면 피마자유에 계란 두 개를 섞어 먹는 것도 괜찮다.

2. 30분 후 이상 반응이 없으면, 위와 같은 방법으로 피마자유(2큰술, 28그램)를 더 먹는다.

3. 그로부터 30분이 지난 후, 피마자유를 2큰술(28그램) 더 먹는다. 총 세 번 복용에 총 8큰술(112그램)을 넘지 말아야 한다.

피마자유를 먹으면 수축이 바로 시작되기도 하지만 그렇지 않은 경우가 더 많다. 만약 이 방법이 통한다면 반나절 안에 수축이 시작될 것이다. 가끔 피마자유가 출산을 더디게 할 수 있는데, 자궁 경관을 더 열리게 만들고, 다음날 유두를 자극하거나 다른 방법을 함께 사용한다면 바로 출산이 시작될 수도 있다.

관장은 장을 비우는 데에는 효과적이지만 출산에는 효과적이지 않아 요즘은 잘 하지 않는다.

진행이 느린 진통

빠른 진통만큼 어려운 것 중 하나가 느리게 진행되는 출산이다. 느리게 시작하는 진통의 경우, 자궁 경관이 열리기까지 고통스러운 수축이 몇 시간 혹은 며칠 동안 계속되기도 한다. 이런 경우가 어떤 사람에게 일어나는지는 정확히 밝혀지지 않았지만, 만약 다음과 같은 증상이 있다면 느린 진통이 일어날 가능성이 있다.

✤ 수축이 시작되었는데 자궁 경관이 여전히 길거나 두껍거나 강하고, 아기 위치가 후방두정위일 때(79쪽 참조)

✦ 이전의 수술이나 부상으로 인해 자궁 경관에 흉터가 있을 때. 흉터가 있는 경관은 신축성이 없어 확장되려면 더 강하고 잦은 수축이 필요하다. 얇아진 후에는 정상적으로 출산이 진행된다.

✦ 임신부의 자궁이 잘 열리지 않고 그 이유를 잘 모를 때에는 보통 시간이 지나거나 휴식 혹은 잠을 유도하는 명상을 하면 완화된다.

✦ 아기의 머리가 골반 위에 있거나 후방후두위라면, 시간이 지나거나 강한 수축이 일어날 때 자연스럽게 해결될 것이다.

✦ 임신부가 출산에 대해 크게 걱정을 하거나 긴장을 할 때. 출산 초기에 스트레스 호르몬(아드레날린) 분비가 증가하면 출산에 방해가 될 수 있다.

그 외에 밝혀지지 않은 다른 경우들도 있을 수 있다. 진행이 느린 진통은 대부분 결국 빨라지고, 초기의 긴 진통 이후에는 정상적인 속도로 변한다. 하지만 그렇지 않은 경우도 일부 있다. 이런 경우에는 피로와 좌절이 출산의 진행을 방해해 의료적 중재가 필요해질 수도 있다. 출산 동반자의 역할은 임신부의 의욕이 떨어지지 않도록 정신적·육체적으로 돕는 것이다.(273~283쪽을 참조)

진행이 느린 진통을 위한 전략들

진통이 길어져서 힘들긴 하지만 아프지는 않다면 다음과 같은 조치가 도움이 될 수 있다.

✦ 인내하고 자신감을 가져라. 이 출산이 평생 갈 것은 아니기에 출산

동반자의 긍정적인 태도가 임신부의 의욕을 높이는 데 도움이 될 것이다.

✤ 만약 임신부가 걱정을 한다면, 진통이 길다고 아기에게 문제가 있는 것은 아니며, 단지 자궁 경관이 열리기 위해 시간이 필요한 것뿐이라고 전한다. 걱정하지 않으면서 기다릴 수 있는 방법을 찾아본다.

✤ 임신부의 친구, 가족, 의사, 둘라에게 전화해서 임신부가 기운을 얻도록 해준다. 오히려 더 걱정시킬 사람에게는 전화하지 마라. 둘라의 자신감, 경험, 관점은 이런 상황에 큰 도움이 될 수 있다.

✤ 진통에 너무 집중하거나 수축에 과하게 반응하지 않도록 한다. 그렇게 하면 오히려 진통이 더 길게 느껴질 수 있다.

✤ 임신부가 탄수화물을 많이 섭취하도록 한다. 잘 소화되는 토스트, 시리얼, 팬케이크, 파스타, 과일 주스, 차, 셔벗, 푸딩 등을 먹도록 한다.

✤ 깨끗하고 정돈된 환경을 만들어주라. 음악, 난로, 꽃, 좋아하는 향 등이 도움이 될 것이다.

임신부는 다음과 같은 활동을 함으로써 시간이 빨리 가는 것처럼 느낄 수 있다.

1. 낮에 활동을 한다. 출산 동반자는 임신부가 집 밖으로 나가도록 유도한다. 만약 임신부가 나가고 싶어 한다면, 친구를 방문하거나 산책을 하거나 마사지를 받거나 영화를 보러 가게 한다. 쇼핑을 하거나 레스토랑에 갈 수도 있다. 집 밖으로 나가면 임신부는 수축에 대한 반응이 줄어드는 것을 알 수 있다. 집 안에 있는 것보다 밖에서 다른 사람들과 있을 때 수축을 더 잘 견딜 수 있다.

임신부가 집에 있고 싶어 한다면 좋아하는 TV 프로그램을 보거나 춤을 추거나 청소를 하거나 게임을 하게 한다. 빵을 구우며 시간을 보낼 수도 있다. 아기 옷 빨아서 널기, 문서나 사진 정리하기, 아기가 먹을 음식 준비하기, 친구들 놀러오라고 하기 등도 좋다.

2. 임신부가 밤에 쉬거나 자도록 혹은 낮잠을 자도록 도와준다. 만약 임신부가 잠을 못 이룬다면 다음 방법을 써본다.

+ 목욕: 욕조를 따뜻한 물로 채우고 욕조용 베개나 포갠 수건으로 머리를 기대게 한다. 임신부가 욕조에 있는 동안 계속해서 물의 온도를 따뜻하게 맞춰주어야 한다. 따뜻한 물이 쉽게 잠들 수 있게 해줄 것이다. 임신부의 머리가 물속으로 떨어지지 않도록 주의 깊게 살핀다. 목욕이 수축을 느리게 할 수도 있으니, 임신부가 잠시 쉴 때만 하도록 한다.

+ 만약 목욕을 할 수 없다면 샤워를 하도록 돕는다.

+ 안정감을 주는 노래를 들려준다.

+ 등을 쓰다듬어준다.

+ 따뜻한 우유나 허브차를 마시게 한다.

+ 긴장 풀기 전략이나 수축중 천천히 호흡하기를 활용해 본다.(170쪽 참조)

3. 좀 더 강하고 잦은 수축을 유도하기 위해서 1시간 혹은 2시간에 한 번씩 진통 유도 기술을 시도해 본다.(223쪽을 참조)

4. 만약 임신부가 잠을 자지 못할 뿐만 아니라 아파한다면, 목욕, 긴장 풀기, 마사지, 천천히 호흡하기 등이 도움이 될 것이다.(162쪽 참조)

5. 다른 자세와 동작을 취해본다. 다음과 같은 자세와 동작이 가끔 진통을 자극한다. 중력이 작용해 임신부의 골반 모양이 바뀌거나 아기가 더 좋은 자세로 움직일 수도 있다.

✦무릎과 가슴이 열린 자세(183쪽)

✦네 발로 기기 자세. 엉덩이를 흔들어도 좋고 흔들지 않아도 좋다.(182쪽)

✦걷기나 천천히 춤추기(180쪽)

✦복부 올리기: 임신부는 손가락을 치골 위에서 서로 맞물리게 잡는다. 수축이 일어나는 동안 배를 살짝 들어 올리면서 무릎을 굽힌다. 이렇게 하면 일반적으로 허리의 통증이 없어지면서 골반 안 아기도 자세를 바꾼다. 출산 동반자는 임신부의 뒤쪽에 서서 15센티미터 너비로 접

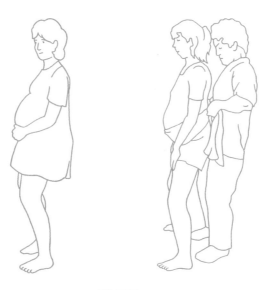

복부 올리기

은 긴 수건을 임신부의 아랫배에 감고 그림에 표현된 것처럼 배를 들도록 도와준다. 수축이 끝나면 감았던 수건을 풀어준다. 조산사나 간호사와 함께 있다면 임신부가 복부 올리기를 하는 동안 탯줄이 눌리지 않는 위치에 있는지 확인하기 위해서 아기의 심장 소리를 듣는 것도 좋다.

임신부는 이와 같은 자세들을 바꿔가며 휴식을 취할 수 있다. 만약 이 방법들로도 긴 진통을 견디기 충분하지 않다면, 의사는 알코올 성분이 든 음료수나 모르핀 혹은 다른 약물을 권할 수도 있다. 만약 임신부가 이때의 긴 진통을 잘 견딜 수 있을까 걱정된다면, 이 시기의 임신부는 긴 시간 동안 잠자지 않고도 버틸 수 있을 만큼 준비가 잘되어 있다는 사실을 기억하라. 임신부가 지치고 실망했더라도 일단 진행 상황이 보이면 기대감이 높아지면서 잘 이겨낼 수 있을 것이다.

허리 통증을 동반하거나 동반하지 않는 느린 진통

처음에는 잘 진행이 되다가 본격 진통에 들어가면 속도가 느려지는 경우가 간혹 있다.(보통 5센티미터 정도 열렸을 때) 이런 지연은 일시적일 수도 있고, 출산까지 계속되는 경우도 있다. 이때에는 허리 통증을 동반하기도 한다.

진통중에 허리 통증 줄이기

임신부의 3분의 1 정도가 진통중에 허리 통증을 겪는다. 그 이유는 아기의 머리와 임신부의 골반이 잘 맞지 않기 때문이다. 실제로는 아기의 머리 크기보다 골반의 위치가 더 문제가 된다. 가장 적합한 자세는 아기의 턱이 가슴이 닿은 후전방두정위이다. 만약 아기의 머리가 후방후두위거나 한쪽 뒤로 치우쳐 있다면, 아기 머리가 골반을 누르고 있는 것이다. 아기가 골반에 진입할 때 얼굴 옆에 있는 손이 통증을 유발할 수도 있다. 임신부의 골반과 척추의 생김새도 원인이 된다. 이 모든 요인이 통증을 수반하면서 진통을 지연시키기도 한다. 임신부와 다른 사람들의 주된 관심사는 통증을 줄이고 아기가 자세를 다시 잡게 하는 것이다.

진통중에 요통 줄이기

휴식하기와 호흡하기는 통증을 견디기에 충분하지 않다. 4장에 나와 있는 진통 완화법을 적용해 보라.(반대 방향 누르기, 십자 마사지, 엉덩이 누르기, 허리 아래위로 롤링하며 압박하기, 아이스팩과 핫팩, 목욕과 샤워 등)

보통 진통중에 생기는 요통은 임신부가 적극적으로 아기의 자세를 바꾸려고 노력할수록 빨리 사라진다.

아기가 자세를 바꾸도록 유도한다

골반 안에 있는 아기의 자세를 알아내기란 쉽지 않다. 숙련된 간호사, 조산사, 의사들 또한 가끔은 찾아내기 어렵다. 출산 동반자는 다음에 설명된 조치를 하기 전에는 아기의 자세를 몰라도 된다. 만약 본격진통이 지연된다면 요통의 여부와 관계없이 당신은 임신부를 도와 아기가 자세를 바꾸도록 해야 한다. 임신부에게 다음과 같은 자세를 취하도록 하여 아기가 자세를 바꾸도록 돕는다. 이 방법이 임신부의 요통을 줄여줄 수도 있다.

✦엉덩이 흔들기(182쪽)

✦천천히 춤추기(180쪽)

✦복부 올리기(232쪽)

✦런지(180쪽): 수축이 올 때 한다. 먼저 각 방향으로 런지를 하게 한 다음 가장 편한 방향으로 대여섯 번의 수축이 올 때까지 계속한다. 출산 동반자는 임신부가 균형을 잡을 수 있도록 도와주고, 의자가 미끄러지지 않게 조심한다. 런지는 문제 있는 자세를 교정하는 데 좋다.

✦옆으로 눕기: 무릎 사이에 베개를 놓고 허리와 무릎을 고정한 채로 옆으로 눕는다. 의료진이 아기가 등의 왼쪽에 위치하고 있다고 확신한다면 임신부는 왼쪽으로 누우면 되고, 아기가 오른쪽 자세라면 오른쪽으로 누우면 된다. 아기의 위치가 정확하지 않다면 20~30분마다 번갈아가며 돌아눕는다.

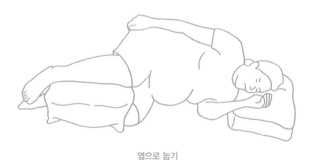

옆으로 눕기

✦반 엎드린 자세: 아기의 등이 엄마 허리 왼쪽을 향해 있는 것으로 판단되면 임신부는 오른쪽 반복와위(한쪽 다리는 쭉 펴고 오른쪽으로 눕는 자세)를 취할 수 있다. 무릎을 구부리고 무릎은 베개를 두 개 쌓은 높이에 놓는다. 몸을 앞으로 구르는 자세를 취한다. 아기의 허리가 엄마 옆구리

의 오른쪽을 향해 있으면, 같은 방식으로 왼쪽으로 누워 자세를 취한다. 아기의 위치가 정확하지 않다면, 20~30분마다 번갈아가며 돌아누우면 된다. 반 엎드린 자세와 옆으로 눕기 자세는 중력 효과가 크게 다르므로, 어느 쪽으로 누워야 하는지 의료진의 지시를 잘 따라야 한다.

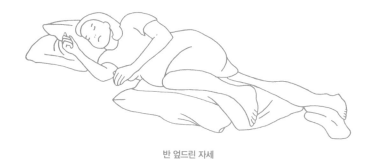

반 엎드린 자세

✛ 무릎 꿇고 기대기: 임신부는 의자나 짐볼에 상체를 기대고 쉰다.(183쪽) 몇몇 특별한 병원 침대는 이 자세를 취할 수 있게 되어 있다.

✛ 일어나서 걷기: 중력의 효과로 아기가 내려오게 돕는다. 임신부가 서 있을 때 아기는 골반 안에서 자리를 가장 잘 잡는다고 한다. 걸으면 골반 관절 안에서 움직임이 확보되는데 이는 아기의 회전을 유도하는 데 좋다.

출산기에 아기의 하강 촉진하기

만약 출산기에 아기가 내려오지 않는다면 임신부는 자세를 바꾸는 것이 좋다. 기대 앉기에서 옆으로 눕는 자세로, 그 다음에는 쪼그린 자세, 또 변기에 앉는 자세로 바꿔본다. 줄이나 동반자의 손을 잡고 쪼그려 앉기(스쿼팅) 등의 자세를 취할 수도 있다. 이 모든 자세들은 4장의 '진통과 출산에 도움이 되는 자세와 동작'(179쪽)에 자세히 나와 있다.

침대 밖에서의 자세들은 임신부가 무통 마취를 했다면 절대 취할 수 없으니 주의해야 한다. 무통 마취 상태에서 취할 수 있는 자세들 역시 4장의 '진통과 출산에 도움이 되는 자세와 동작'에 나와 있다.

쪼그려 앉기 자세는 미리 연습을 해두어야 하며, 에너지를 많이 쓸 수도 있다. 의료진이 허락하지 않을 수도 있으므로 이 자세를 해보고 싶다면 사전에 의사와 상의해야 한다.

임신부의 노력에도 불구하고 아기의 자세가 안 잡힐 수도 있는데, 특히 아기가 큰 경우에 그렇다. 이런 경우에는 아기가 앞을 보면서 나올 수 있는데 이는 매우 드문 일이다. 그렇지 않으면 의료적 중재가 필요할 수도 있다.(277쪽, 287~288쪽, 346~365쪽) 다양한 의료적 조치들에 관해서는 미리 읽어두고 숙지해 두는 것이 좋다.

출산 동반자는 진통이 지연되어도 임신부가 의연할 수 있도록 ① 인내하고 긍정적인 태도를 유지하며, ② 아기가 자세를 바꾸고 내려올 수 있도록 임신부의 자세를 유지시키고, ③ 요통을 줄이기 위해 4장에서 언급된 자세들을 취하게 하고, ④ 가장 핵심적인 질문들을 하도록 도와야 한다.(251쪽) 여기서 의사의 역할은 7장에 설명되어 있다.

반드시 침대에서 진통해야 할 때

때로 임신부는 진통과 출산을 위해서 반드시 침대에 있어야 한다. 그 이유는 대체로 다음과 같다.

✢고혈압이 있을 때: 왼쪽으로 누우면 혈압이 내려가는 경향이 있다.

✢진통제를 사용했을 때: 만약 임신부가 졸려하거나 몸을 가누지 못하거나 무통 마취로 인해서 몽롱한 상태라면 침대에서 움직일 수 있다 하더라도 침대를 벗어나면 안 된다.

✢임신부가 장치들과 연결된 도구들을 사용해야 할 때: 정맥주사 줄, 전자 태아 심음 장치, 방광 카데터, 기타 다른 장치들이 연결되어 있으면 임신부는 침대에서 내려오기 어렵다.

✢대부분의 병원에서는 진통하는 임신부를 침대에 두는 것이 관례이다. 안타깝게도 많은 병원이 정상적인 진통을 하는 임신부들마저 침대에만 있도록 하는데, 이런 관행에 특별한 의료적인 근거나 이유는 없다.[3]

침대에 있는 것이 편하거나 다른 계획이 없다면 침대에만 있는 것이 크게 문제되지 않겠지만, 대부분의 임신부들은 진통중에 계속 누워 있는 것을 불편해한다. 어떻게 움직일지 계획하고 자세를 연구해 놓았던 임신부라면 실망하면서 의사에게 침대 밖으로 나오게 해달라고 요청할 것이다.

임신부가 침대에만 있다 보면 진통은 늦어지고 수축은 강해질 것이다. 게다가 진통을 촉진하고 통증을 줄여주는 다른 활동들은 못하게 된다. 무통 마취를 하지 않고 침대에 갇혀 있는 임신부를 위해 출산 동반자가 할 수 있는 일들은 다음과 같다.

---

3 산모의 자유로운 움직임은 병원의 방침에 따라 차이가 있을 수 있다. 대부분의 출산 센터나 조산원은 자유로운 움직임을 권장하기 때문에 병원용 침대의 사용을 강요하지 않는다.—옮긴이.

1. 꼭 침대에 있어야 하는 의료적 이유가 없으면 임신부와 함께 의사를 설득할 수도 있다. 만약 의료적인 이유로 침대에만 있어야 한다면 이유를 알아 협조를 더 잘할 수 있게 만들어라.

2. 침대에서 절대로 일어나면 안 되는 것인지, 단지 왼쪽으로 돌아눕는 행위가 안 되는 것인지, 잠시 일어나거나 화장실에 가는 것은 허용되는지 등에 관해 정확하게 알아보라.

3. 다른 대안이 있는지 알아보라. 임신부는 링거 거치대 등을 이용하면 침대에서 일어나 걸을 수 있다. 만약 여러 기계에 연결되어 있더라도 침대 옆에 앉거나 설 수 있다.

4. 앞서 제시한 대로 임신부가 할 수 있는 일—휴식 취하기, 리듬 있게 호흡하기, 주의집중하기, 본능적 진통 의식, 요통을 줄이기 위한 역방향 압박과 다른 기술, 마사지와 지압, 냉온요법, 일상적인 임신부 돌보기 등—에 집중하도록 만들어 통증을 잊게 해준다.

침대에만 누워 있는 것은 임신부에게 스트레스가 될 수도 있지만, 출산 동반자가 돕는다면 임신부는 잘 견뎌낼 수 있을 것이다. 중요한 것은 상황에 대한 이해와 납득, 주어진 상황에서 시도할 수 있는 진통 완화법, 그리고 출산 동반자의 도움이다. 출산의 진행 과정에 따라 임신부가 선호하는 자세를 찾을 수 있도록 다양한 자세를 취하게 해주는 것이 좋다.

역아(둔위)

임신 후반기에 태아가 자궁 안에서 거꾸로 위치할 확률은 30분의 1

정도이다. 즉 태아의 머리가 아닌 엉덩이나 발이 엄마의 자궁 경관을 향하고 있는 것이다. 많은 아기들이 갑작스럽게 자세를 바꾸기도 하지만 출산이 다가올수록 그런 일은 거의 없다. 역아逆兒에는 세 종류가 있다. 엉덩이만 자궁 경부에 있는 진둔위, 엉덩이와 발이 모두 있는 완전 둔위, 그리고 한쪽 다리 혹은 두 다리가 자궁 경부에 있는 불완전 둔위이다.

대부분의 역아들이 안전하게 출생할 수 있지만 특별한 경우, 특히 아기가 조산아이거나 클 때는 문제가 생길 수도 있다. 양수가 왈칵 쏟아진다면, 특히 불완전 둔위나 완전 둔위의 경우에는 탯줄이 빠져나올 수도 있다.(308쪽) 다른 어려움은 대체로 머리가 가장 마지막에 나오는 것이 원인이 된다. 때로 신체에서 가장 큰 머리가 출산을 지체하게 만들기도 하고, 때로는 태아가 양수나 질 분비물을 마셔 출산 후 호흡에 어려움을 겪기도 한다. 그리고 아직 머리가 채 나오지 않은 상태에서 아기가 호흡을 의지하는 탯줄이 머리에 눌리기도 한다.

숙련된 의사가 출산에 함께한다면 이런 위험은 줄어든다. 하지만 이런 상황에 필요한 기술을 가진 의사는 드물다. 요즘 역아는 제왕절개 분만의 기준이 되고 있어, 산과의 교육에서 역아 다루는 법을 더 이상 가르치지 않기 때문이다.

따라서 대부분의 의사나 조산사들은 만약 예정일 근처에 와서도 태아가 거꾸로 있다면 예정일이 되기 전에 제왕절개 분만을 강하게 권할 것이다. 이를 원치 않는 임신부들 중 진통이 시작된 후에 제왕절개를 해달라고 요청하는 경우도 있다. 예전과 다르게 진통이 시작된 후의 제왕절개는 더욱 어려워졌는데 이는 제왕절개 분만을 하는 비율이 높기 때문이다. 높은 제왕절개 분만율은 그만큼 많은 수술실이 사용중이라는 의미이다. 진통이 시작되기 전에 제왕절개 분만을 예약한다면 병원의 외과적 시설들을 더욱 효과적으로 사용할 수 있을 것이다.

만약 임신부가 역아 질식 분만을 하고 싶어 한다면 역아 출산을 도운 경험이 많은 의사나 조산사를 찾아가 상담하는 것이 바람직하다. 임신 32~35주라면 역아 기울이기, 음악이나 목소리 자극 등의 방법으로 아기의 위치를 바로잡기 위해 스스로 노력할 수 있다.

역아 기울이기 자세

임신부가 배가 부르지 않은 상태이고 아기가 활동적일 때, 임신부는 하루 세 번 '네 발 자세'(고양이 자세)나, 바닥이나 침대에 등을 대고 누워서 무릎을 굽히고 발바닥을 땅에 붙이는 자세를 취한다. 임신부가 허리를 30~45센티미터 들어 올릴 때 단단한 쿠션을 허리 밑에 넣어서 자세를 고정시킨다. 배와 몸의 긴장을 의식적으로 풀고 그 자세로 10~15분을 유지한다.(만약 불편하다면 더 일찍 바꿔도 된다.) 둘 중 어느 자세라도 임신부가 불편해하면 하지 말아야 한다.

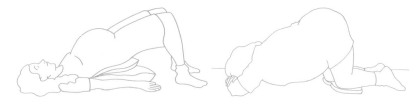

두 가지 역아 기울이기 자세

음악과 목소리

임신부 옆에 스피커나 휴대전화, mp3 등을 놓고 보통 크기로 리듬감 있는 음악을 튼다. 어떤 사람들은 아기가 클래식 음악을 좋아한다고 믿는다. 이 가설은 음악을 틀어주면 아기가 더 자세히 듣기 위해서 자세를 바꿀지도 모른다는 생각에서 나온 것이다. 이 방법과 역아 기울이기를 함께 시도해 볼 수 있다.

출산 동반자가 임신부의 허벅지 쪽에 머리를 대고 배를 바라보며 아기를 부를 수도 있다. 평소 말투로 아기에게 "이리로 내려올래?"라고 해보라. 혹시 아는가, 익숙한 당신의 목소리를 자세히 들으려고 아기가 내려올지.

역아 외회전술

임신 36~38주까지도 역아로 있다면 임신부와 의사는 오랜 동안 다양한 문화권에서 시행되어 온 외회전술을 시도해 볼 수 있다. 요즘의 의료 환경에서는 이렇게 한다.

1. 임신부는 출산 동반자나 둘라와 함께 의료진을 찾아간다. 역아임을 확인하고 아기의 크기, 태반의 위치, 양수가 얼마나 있는지와 그 외의 다른 조건들을 확인하기 위해 정밀 초음파 검사를 한다. 이때 전자 태아 심음 장치가 사용된다.(266쪽)

2. 임신부는 자궁을 진정시키는 터부탈린(기관지 확장제)을 맞을 수도 있다. 어떤 의사들은 임신부의 복부 근육을 이완시키고 진통시의 통증을 막아주는 경막외 주사를 처방하기도 한다. 하지만 짧은 시술에 비해서 시간과 비용이 많이 드는 탓에 대부분의 의사들은 하지 않는다. 약물 사용과 무통 마취가 이런 경우에 성공 확률을 높여주는지는 아직 밝혀지지 않았다.

3. 등을 기대고 편히 쉰다.

4. 복부 초음파 검사를 통해 아기를 골반 밖으로 나오도록 한다. 첫 시도에 성공하지 못할 경우 한두 번 더 시도해 볼 수는 있지만 절대 무리한 시도는 요구하지 않는 것이 좋다.

5. 최대한 안정을 취한다. 이 시술은 상당히 불편할 수 있다. 당신은 가벼운 리듬 호흡을 하면서 임신부를 마주보며 도와줄 수 있다.(211쪽의 '일상적인 임신부 돌보기' 참조) 임신부가 편안할수록 시술을 더 잘 참게 되고, 잘 참을수록 성공률은 높아진다.

6. 아기의 움직임은 시술이 진행되는 동안 초음파로 계속해서 살펴볼 수 있다. 만약 어떤 순간이라도 아기가 이 시술을 못 견뎌한다면 바로 중단해야 한다.

7. 시술이 끝난 후에 임신부는 아기가 스트레스 없이 시술을 잘 받았는지 확인하기 위해 다른 검사를 한다.

역아 외회전술은 많은 보호 장치에도 불구하고 여전히 태아 스트레스와 조기 진통, 임신부의 출혈 같은 위험을 동반할 가능성을 배제할 수 없다. 이런 문제들은 보통 더 심각해지기 전에 발견되지만, 안전을 위해 대부분의 의사들은 병원의 출산 관련 부서에 역아 외회전술을 한다고 미리 알리고 만일의 상황에 대비한다. 따라서 시술 자체는 간단할 수 있어도 임신부와 태아가 건강한지 검사하며 준비하는 전문적인 과정이 필요하다.

이 시술의 성공률은 60~70퍼센트이다. 이 시술을 받는 대부분의 임신부들은 건강한 아기를 출산한다.(어떤 사람들은 이것과 관련 없는 이유로 제왕절개 분만을 하기도 한다. 348쪽을 참고하라.)

출산의 트라우마가 있는 경우

전에 일반적이고 만족스러운 출산을 한 임신부들은 자신감을 갖고 긍정적으로 다음 출산을 준비하지만, 예상치 않았던 제왕절개나 상흔이 남은 출산을 했다면, 또 조산을 했거나 장애아를 낳았다면, 혹은 유산을 했다면, 다가오는 출산에 대한 두려움과 걱정이 앞설 것이다. 이전에 제왕절개 분만이나 겸자 출산 혹은 진공 출산을 한 경우라면 자신의 안전에 대해서도 자신감을 잃게 되고 아기에 대한 불안감도 가질 수 있다. 예전 출산에서 아픈 아기를 낳았거나 아기가 살아남지 못했다면 더욱 그럴 것이다. 다음 제안들은 이런 경우 출산 동반자가 임신부를 돕기 위해 할 수 있는 일들이다.

✛제왕절개나 상흔이 남은 출산 혹은 유산 경험 이후에 출산을 한 사람의 이야기를 다룬 책을 읽어라. 임신부와 함께 읽어라.

✛실망스러운 출산 경험이 있는 부부를 도와주는 기관을 찾아라. 임신부에게 자신만 이런 일을 겪은 것이 아니라는 사실을 알려주고 위로해 줄 것이다. 의사, 둘라 혹은 출산 도우미에게 이러한 기관들의 이름이나 대표자에 대해 물어본다.

✛둘라와 함께하는 출산을 고려해 본다. 둘라는 좋은 출산 안내자가 되어줄 것이다.

✛만약 임신부와 출산 동반자 모두 스트레스를 받는다면 경험 많은 둘라, 출산 도우미 혹은 정신과 의사와의 상담을 고려해 본다.

✛가능성은 적지만, 다가올 출산이 예전의 출산처럼 어려울 수도 있

다. 어떤 점들을 조절할 수 있을까? 예를 들어 만약 예전의 진통이 7시간 동안 멈추었던 경우, 이번에 또 진통이 중지된다면 임신부는 좀 더 빠른 의료적 개입을 원할 수도 있다. 만약 임신부가 부당하다고 느끼는 유도분만이나 제왕절개가 있었다면, 이번에는 의사가 그런 개입이 필요하다고 할 때 임신부는 자신이 좀 더 많은 선택권을 갖겠다고 하며 자세한 이유와 설명을 듣고 싶어 할 수도 있다. 진통제 사용에 대해 예전과 다른 계획을 세우고 싶어 할 수도 있다. 임신부는 비슷한 상황이 생길 수도 있다는 생각을 하며 불안이나 공포를 이번에는 다른 방법으로 해결하려고 할 수 있다.

　✦ 임신부의 걱정을 의사와 나누도록 응원하고, 그녀가 염려하는 바를 출산 계획서에 적어둔다.

　출산 동반자는 임신부가 정서적 도움을 필요로 할 수 있음을 예상해야 한다. 진통에 대한 전형적인 반응 외에도(2장과 3장을 보라), 과거에 힘든 출산을 겪었던 임신부들은 몇 가지 추가 장애 요인들을 이겨내야 한다. 도울 수 있는 방법들은 다음과 같다.

　✦ 진통 초기: 진통이 시작되면 임신부는 갑자기 용기를 잃을 수도 있다. 이때가 중요한 순간이다. 임신부와 감정을 나누고 그런 감정들이 이 상황에서는 매우 정상적이라고 알려준다. 이런 격려를 해주면 수축이 진행되는 동안 과하게 반응하지 않을 것이다. 2장 전체와 5장의 '진행이 느린 진통'(228쪽)을 다시 보면서 진통을 힘들어하기보다 받아들이도록 돕는다.

✦이전 진통에 대한 기억: 임신부는 이번 진통 역시 예전 진통만큼 힘들다는 생각에서 벗어나기 힘들 수 있다. 출산 동반자는 임신부의 감정에 공감하면서, 한편으로 이 진통은 지난번과 전혀 다르게 도전할 새 진통이라는 것을 꼭 상기시켜야 한다.

✦임신부가 생각을 다른 곳으로 집중시키고 스트레스를 줄일 수 있도록 돕는다.(4장을 참조) 임신부가 중요한 시점을 넘기면 함께 기뻐하며 축하해 준다.

힘든 기억에 맞서고 적극적으로 해결해 나아갈 때 치유와 성장을 위한 잠재적 힘이 나올 수 있다. 주위의 많은 사람들이 도와준다면 임신부는 더욱 만족스러운 출산을 경험하게 될 것이다.

의료진과 의견이 다를 때

큰 병원 산부인과 진료 체계의 단점 중 하나는 대부분의 경우 임신부가 한 번도 만난 적이 없는 사람들의 도움을 받는다는 것이다. 임신부는 간호사를 거의 알지 못하고 의사도 임신 기간중 많아야 여덟 번 정도 만난 상태이다. 가끔은 지정된 의사가 진료를 할 수 없게 되어 완전히 낯선 임시 의사에게 출산을 부탁하는 경우도 있다.

대부분의 경우 출산실에서 큰일은 일어나지 않는다. 임신부, 출산 동반자, 의사, 간호사는 서로 잘 어울린다. 하지만 만약 누군가가 간호사나 의사와 불편한 관계라면 어떻게 해야 할까? 출산에 대한 태도, 성격 혹은 각자의 역할에 대해 생각이 달라 갈등이나 마찰이 생길 수도 있다.

이런 경우는 임신부에게 좋은 영향을 미칠 수가 없다. 임신부는 자기를 아껴주는 사람들의 보호를 받아야 한다.

만약 진통이 시작되기 전에 이런 문제들이 생긴다면 의사와 반드시 출산 계획서에 대해서 상의한다.(50쪽) 그리고 출산이 시작되기 전에 임신부와 간호사 혹은 의사와의 관계를 부드럽게 해줄 둘라를 고용하는 것도 고려해 본다. 대부분의 경우 의료진과의 갈등은 잘 해결될 수 있다. 다음은 이런 갈등을 피하거나 해결할 수 있는 방안들이다.

✦출산 동반자 자신이 갈등을 만들지 않는다. 예의바르고 협조적으로 일할 준비가 되어 있음을 태도나 행동으로 의료진에게 보여주라. 그들의 경험과 공로를 인정하고 임신부를 걱정해 주는 것에 감사해라. 만약 당신이 의심하거나 적대적으로 대한다면 그들은 방어적이 될 수 있다.

✦임신부가 가진 문제를 전달하려고 노력한다. 문제란 예를 들면, 진통과 출산에 대한 걱정이나 주사에 대한 두려움 같은 것들이다.

✦임신부의 출산 계획서를 복사해 간호사에게 전해준다. 시간이 있다면 의료진과 함께 읽으면서 상의하고, 그 내용 중 간호사가 걱정하는 부분이 있다면 함께 의논한다.

✦간호사나 의사를 친근한 호칭으로 부른다.

만약 간호사의 의견과 출산 동반자나 임신부의 의견이 너무 다르면 다음 사항들을 실천해 본다.

✦간호사에게 친절하고 공손한 태도로 대한다.

✦ 책임 간호사 또는 수간호사와 대화한다. 비난하는 방식이 되지 않도록 조심스럽게 간호사와 어떻게 안 맞는지 설명하고 다른 간호사로 교체해 달라고 부탁한다.

✦ 의사에게 직접 얘기한다. 만약 진통에 대해 간호사가 명백한 오해를 하고 있다면 의사에게 그 문제를 다루어줄 것을 요청한다.

만약 의사나 조산사가 문제라면(특히 전에 만난 적이 없는 사람일 경우에) 직접적으로 이야기하도록 한다. 만약 효과가 없다면 임신부를 지지해 달라고 간호사에게 부탁한다. 문제 해결을 위해 의료적 결정이 필요하다면 자세한 설명을 요구하고 다른 선택권에 대해서 물어본다.

둘라는 어떻게 도울 수 있을까? 둘라는 누구의 편에 서서 이야기할 권한이 없다. 하지만 임신부는 어떤 상황에서 어떤 면이 출산 계획과 어긋날 수 있는지 잘 알고 있다. 그러므로 필요한 질문들을 할 수 있도록 둘라가 그녀를 도와줄 수 있으며, 피하고 싶었던 개입에 대해서 생각할 시간을 달라고 요청하도록 해준다. 이런 도움을 받게 되면 출산 동반자와 임신부는 생각할 여유를 갖게 될 것이다.

임신부에게는 갈등을 해결하는 것보다 피하는 것이 더 도움이 된다. 다시 말해 갈등을 피하려면 이상적이지 않더라도 주어진 상황에 대해 타협할 줄도 알아야 한다는 것이다.

만약 출산 동반자가 간호나 의사와 의견이 달라 대치를 이루는 상황이라면, 그 상황을 인정하고 임신부를 돕는 데 좀 더 중점을 맞추도록 한다. 진통중에는 의견을 일치시키려 하는 것이 오히려 더 큰 스트레스가 될 수 있다. 출산이 끝난 뒤 의사나 상담가와 논의해도 된다.

PART 3

출산의 의료적 측면

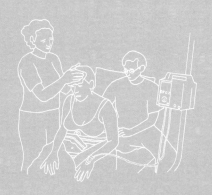

출산에서 의사의 주된 역할은 만일에 상황에 대비해 산모와 아기의 건강을 지키는 일이다. 임신 기간 동안 의사는 다양한 종류의 검사, 기술 등을 사용하여 문제를 미리 예방하거나 조기 진단하려는 노력을 한다. 비슷한 검사나 시술(주로 '의료적 중재' 또는 '의료 개입medical intervention'이라고 불리는)은 진통의 진행 과정과 출산기에도 시행된다.

출산을 담당하는 조산사와 의사는 대부분 산과학의 가이드라인에 따른다. 그러나 산모나 상황에 따라 최상의 선택을 하기 위하여 유연하게 적용한다. 산과학의 목적은 임신부와 태아의 건강이지만 대부분의 의사는 출산에 대한 철학이 다를 수 있다. 즉 어떤 의사들은 출산이란 예측이 몹시 어려운 일이므로, 필요 여부를 떠나 가능한 한 많은 의료적 시술을 행하는 것이 안전하다고 생각한다. 반면 어떤 의사들은 출산이란 신체가 겪는 정상적인 과정이므로, 의료 개입은 단지 문제가 의심되거나 탐지된 경우에만 사용해야 한다고 믿는다.

임신한 여성들도 이 문제에서 의견이 엇갈린다. 어떤 여성은 두려움이 많아서 고도의 의학적인 접근을 안전하다고 여기며, 어떤 여성은 출산을 정상적인 과정으로 생각하여 과도한 의료 개입을 경계한다. 그들은 자신의 신체와 내적 자원을 기술보다 더 신뢰한다. 연구 결과로 보면 건강한 여성인 경우에 진통은 대부분 큰 문제 없이 정상적으로 진행되며, 문제 탐지를 위한 세심한 관찰은 적절한 의료 조치를 위해 필수적이다.

문제를 피하는 한 가지 방법은 약물의 사용과 시술을 신중하게 선택하여 사용하는 것이다. 예컨대 아프다고 하여 바로 진통제를 사용하거나 척추 마취를 바로 시행하면 움직임이 제한되고, 결과적으로 약물 사용과 다른 시술을 사용하게 될 가능성을 더 크게 만들기도 한다. 이런 이유로 인해 약물이나 의료 기술 또는 시술은 꼭 필요한 경우에 신중하게 선택하여 사용하는 것이 원칙이다.

임신부는 응급 상황이 아닌 경우 안전과 고통에 대한 염려로 빠른 의료 개입을 결정하게 되는 것은 아닌지, 그로 인하여 자신이 무엇을 포기하게 되는지, 그리고 얻게 되는 것은 무엇인지 충분한 사전 상의를 할 필요가 있다. 따라서 의료 개입을 해야 할 상황이면 임신부와 출산 동반자는 의사와 함께 다음과 같은 질문을 논의하는 것이 좋다.

후회 없는 결정을 위해 꼭 해야 할 질문들

어떤 검사를 제안받았을 때 던져야 할 질문은 다음과 같다.

✦검사를 해야 하는 이유는 무엇인가? 어떻게 질문하면 그에 대한 답을 들을 수 있을까?

✦그 검사는 어떻게 진행되는가?

✦검사의 결과는 어느 정도 정확하고 또 신뢰할 수 있는가? 틀릴 확률은 어느 정도인가? 다시 말해 그 검사를 하더라도 존재하고 있는 문제를 놓칠 가능성(위음성false negative)이나 또는 실제로는 존재하지 않는 문제를 있다고 믿을 가능성(위양성false positive)이 있는가?

✦검사로 인해 문제가 나타나면 그 다음은 어떻게 할 것인가?(예컨대 그 결과에 따른 다음 조치는 무엇인지, 참고만 하고 하루 이틀 후에 재검사를 하게 되는지, 혹은 그 문제에 관해 더 이상 염려하지 않아도 되는지)?

✦검사 비용이 발생된다면 어느 정도인가?

어떤 치료나 시술을 제안받았을 때 던져야 할 질문은 다음과 같다.

+ 무엇이 문제이고, 그것이 얼마나 중대한 문제인가?
+ 어느 정도 빨리 치료를 시작해야 하는가?
+ 그 치료는 어떤 것이며, 언제 해야 되는가?
+ 그 치료가 문제를 해결할 가능성은 어느 정도인가?
+ 만약 치료가 실패하면 다음 단계는 무엇인가?
+ 그 치료에 부작용은 없는가?
+ 다른 대안(관찰하며 기다릴 수는 없는지, 아니면 다른 방법이나 치료는 없는지)이 있는가?

만약 대안이 제시되면 다시 그 방법이나 기대 효과, 부작용, 그리고 그 대안 치료가 실패할 경우 발생할 문제들에 관해 묻도록 한다.

대부분의 경우에 이런 문제를 논의할 시간은 충분하다. 하지만 응급 상황이 발생하면 그럴 시간이 없을 수도 있다. 의사는 그 상황이 얼마나 중대하고 다급한지 설명해야 한다. 만약 위급한 상황이라면 출산 동반자는 의사를 믿고 임신부가 의료 개입을 받아들이도록 도와야 한다. 완전한 설명을 듣기 위해서는 그런 응급 상황이 끝날 때까지 기다려야 할 것이다. 그런 경우에 간단히 이렇게 질문한다.

"이 조치로 엄마와 아기가 건강하게 출산할 가능성이 커질까요?"

6장에서 9장까지는 출산 과정에서 흔히 행해지는 검사, 의료 기술, 의료 개입(제왕절개 분만을 포함하여), 의약품, 그리고 그것들이 진단하고 치료할 문제들을 살펴볼 것이다.

6. 검사, 의료 기술, 의료 개입, 그리고 진행 과정

아내는 온몸에 줄을 주렁주렁 달고 있었다. 수액에다 피토신[1] 주사를 맞고 있었고, 허리에는 경막외 마취[2] 주사가 꽂혀 있었으며, 소변 카데터에다 태아 심장 박동 및 수축 모니터까지 연결되어 있었다. 게다가 아기에게 산소를 더 많이 공급하게 하는 산소마스크까지 쓰고 있었다. 그런데 간호사가 자궁 경부를 확인하더니 겨우 4센티미터가 열렸다는 것 아닌가? 6시간 전에 3센티미터였는데. "겨우 1센티미터를 위해 이렇게 해야 하나?" 나는 한숨이 나왔다.

—케빈, 새내기 아빠

임신 막달이 되면 임신부들은 대개 일주일에 한 번 정도 의사의 진료를 받는다. 진통에 영향을 미칠 수 있는 문제가 처음 표면에 떠오르는

---

1 인체에서 나오는 호르몬인 옥시토신과 유사한 작용을 하는 약물. 흔히 촉진제로 알려져 있다. 자궁 수축 효과를 내는 것은 같으나 인체에서 나오는 자연 호르몬과 같이 사랑의 호르몬 역할 등은 하지 않는다.—옮긴이.

2 척추의 뼈 사이로 긴 바늘을 삽입하여 신경을 싸고 있는 막 바깥에 진통 기능이 강한 약물을 주입함으로써 하반신의 통증 감각을 둔화시키는 마취법. 약효가 2~3시간 정도 유지되므로 재주입을 위하여 가늘고 긴 플라스틱 줄이 연결되어 있다. 마취과 의사가 시술하며, 제왕절개 분만 때도 사용한다.—옮긴이.

때가 바로 이때이기 때문이다. 만약 문제가 보이면 의사는 어떻게 진료를 할지 계획을 세울 수 있다. 다음은 일반적인 임신 후반기 검사들과 이 검사를 하는 목적과 방법에 대한 설명이다. 이 정보가 앞의 '후회 없는 결정을 위해 꼭 해야 할 질문들'을 대체할 수는 없지만 그 질문이 어떤 근거가 있는지 그 배경은 제공해 줄 수 있다. 임신 초기에 행하는 일상적인 검사는 여기에서 빠져 있다.

임신 후반기 검사

임신 후반기에는 엄마와 아기에게 출산에 영향을 미칠 어떤 문제가 있지는 않은지 알아보기 위해 혈액 검사를 통해 빈혈 검사, 혈액 응고 검사, 간·신장 기능 검사를 시행한다. 또 합병증이나 제왕절개 분만의 가능성이 있다고 판단되는 경우에는 임신부 심전도 측정이나 흉부 엑스레이 촬영을 하게 된다. 그 외에도 아래와 같은 검사를 실시한다.

B군 연쇄상구균

B군 연쇄상구균Group B Strep(GBS)이라는 이름의 박테리아가 산도 주변의 몸에 존재하는지 알아보는 검사이다. 임신 35~37주차에 질이나 장 분비물을 채취하여 실험실에서 배양하여 검사한다.

임신 여성 서너 명 중 한 명은 아무 증상 없이 GBS를 장내 세균으로 갖고 있다. 즉 정상 상주균으로 존재하는데, 체내에 박테리아가 존재하지만 감염의 징후는 없다는 뜻이다. 이 균을 검사하는 이유는 임신부 때문이 아니라, 힘든 출산 과정으로 중환자실에 입원한 신생아 중에서

이 균으로 인해 신생아 폐렴, 패혈증(혈액 내 감염), 뇌수막염이 발생할 경우 다른 균에 의한 질병보다 더 위험하기 때문이다. 따라서 진통 전에 미리 검사를 하여 양성 반응을 나타낸 모든 임신부에게 예방적 항생제를 치료하기도 한다. 이 경우 신생아 감염의 위험도는 2,000분의 1에서 4,000분의 1로 낮아진다.

항생제는 대개 혈중 농도를 유지하기 위하여 주기적으로 4시간이나 6시간에 한 번씩 수액의 형태로 투여된다.

초음파 검사

복부 초음파 검사는 음파를 이용해 아기(뇌, 심장 및 각 신체 기관, 얼굴 윤곽, 팔과 다리, 성기 등 모든 것)와 태반, 탯줄, 자궁 경부 및 기타 구조를 자세하게 투시해 보는 검사이다.

초음파 검사는 임신 기간 내내 여러 가지 목적으로 사용된다. 임신 초기에는 임신을 확진하기 위하여, 분만 예정일을 정확하게 파악하기 위하여, 초기에 빈도가 높은 자연 유산을 조기 진단하기 위하여, 즉 태아가 잘 발달하고 있는지 관찰하기 위하여 시행한다. 중기에는 태아의 모든 장기와 기관이 정상적인 구조를 갖고 있는지 확인하기 위하여 시행한다. 후기에는 대개 역아나 다른 어려운 위치는 아닌지, 아기의 성장 상태와 몸무게, 양수의 양이나 아기의 혈류의 흐름, 저항을 측정하기 위하여 사용한다. 초음파는 아주 세밀하고 정확한 이미지를 제공하지는 않는다. 또한 측정하는 기계의 종류와 측정하는 사람의 숙련도에 따라 오차가 발생할 수 있다. 즉 측정치의 오류 정도는 시술자에 따라 차이가 난다.

초음파에서 발생하는 음파는 엑스선이 아니므로 태아에게 안전하게 시행할 수 있다. 초음파는 시행하는 목적에 따라 시간이 차이가 나며 이에 따라 비용도 달라진다.[3] 약 10~30분에 걸쳐 질 쪽으로 접근하면서 검사를 하는데, 질 쪽으로 접근하는 이유는 초음파의 특성상 가까이 갈수록 이미지가 세밀하고 정확하기 때문이다. 따라서 임신 초기에는 주로 질 쪽으로 초음파를 보게 된다. 초음파는 진통중에도 유용하게 쓰일 수 있다.

진통중에도 아기가 후방후두위라는 것이 의심되면 간단한 초음파 스캔으로 아기 위치를 파악할 수 있다.(71쪽)[4]

무자극 태아 심음 검사

이 검사는 아기가 자궁 안에서 움직일 때 일어나는 심박 수의 변화를 측정해 아기의 건강 상태를 파악하는 것이다. 무자극 태아 심음 검사는 임신부가 아기 움직임이 느려졌다고 느낄 때(47쪽, '태동 세기' 참조), 의사가 태아의 성장이 예상치에 못 미친다고 느낄 때, 혹은 예정일이 가깝거나 넘어갈 때 임신부에게 고혈압, 당뇨 또는 다른 의학적 문제가 있는 상황에서 추천된다.

외부 전자 태아 심음 장치(266쪽, '전자 태아 심음 장치' 참조)를 사용하여 임신부는 아기가 움직인다고 느낄 때 단추를 누른다. 아기의 심박은 일정한 패턴보다는 오르락내리락 반응하는 것이 건강함을 보여주는 신호이다. 이 검사는 문제를 진단하는 검사가 아니라, 이상이 없다는 것을 확인하고 싶을 때 주로 시행하는 검사이다. 따라서 패턴이 이상할 때는

---

3 우리나라의 경우 초음파의 비용은 지역, 병원에 따라 달라진다. ─옮긴이.
4 초음파 검사는 간단하면서도 부작용이 거의 없는 검사법으로 산전 관리와 진통중 그리고 출산 전후에 산모와 아기의 상태를 파악하는 데 유용하다. ─옮긴이.

추가 검사나 조치가 필요할 수 있다.

진통중 관찰해야 할 기본적인 것들

임신부가 저위험군에 속한다면 진통 기간에 어떤 기본 진찰들을 받아야 할까? 저위험군이란 전체적으로 건강한 임신부가 정상적인 임신 기간을 보내고 있는 경우, 또 그 아기가 자궁 안에서 좋은 자세를 취하고 있는 경우를 말한다. 숙련된 의료진은 정기적이고도 간단한 관찰만으로도 임신부와 태아가 건강한 상태인지, 아니면 좀 더 긴밀한 관찰이나 치료가 필요한지 정확하게 파악할 수 있다.

기본적인 진찰에는 임신부, 진통의 경과, 양수, 태아, 그리고 신생아에 대한 필수 검진이 포함된다.

임신부, 진통의 경과와 관련해서는 다음과 같이 관찰한다.

+ 수축 중간이나 그 사이, 그리고 출산 후 산모의 행동과 감정적인 상태
+ 임신부의 신체 기능, 즉 먹고 마시는 일과 소변 및 장의 움직임
+ 수축의 빈도와 강도와 길이
+ 수축 사이 자궁의 탄력 정도
+ 통증의 위치와 특징(복부나 허리 또는 두 군데 모두. 통증이 지속적인지 간헐적인지 등)
+ 통증의 정도(0~10): 대부분의 병원은 모든 환자의 통증 수준을 측정하여 그 통증이 심해지거나 환자에게 압박을 준다면 통증 완화제를 권하는 기준으로 삼는다.

+ 질의 분비물

+ 진통의 경과(수축의 패턴, 임신부의 행동 등. 이따금 질 검사를 통해 판단)

+ 임신부의 생체 징후(체온, 맥박, 호흡)

+ 혈압

+ 출산 후의 자궁 탄력

+ 출산 후 출혈의 양

양수가 흐르면 의사나 간호사는 다음과 같은 관찰을 한다.

+ 색깔: 양수가 맑으면 건강한 정상 양수로 판단한다. 가끔은 혈액이 묻어 갈색이나 핑크빛을 보일 수 있다. 아기가 스트레스를 받는 경우에는 태변이 나와 양수가 녹색이나 푸르스름하게 보일 수 있다.[5]

+ 양(흐르는지 아니면 쏟아지는지): 많은 양의 양수를 잃으면 수축하는 동안 탯줄에 압박이 가해질 가능성이 커진다. 이는 아기에게 스트레스가 될 수 있지만 대부분의 아기들은 문제가 없다.

+ 냄새: 악취가 난다는 것은 감염을 시사하는 신호이기도 하다.

태아에 관해서는 다음과 같은 관찰을 한다.

---

5 아기는 보통 자궁 안에서 태변을 보지 않는다. 그러나 진통중에는 엄마와 같이 아기도 어느 정도 스트레스를 받아 태변을 볼 수 있다. 태변을 본 것 자체가 나쁜 상황은 아니지만, 아기가 얼마나 힘들어하는지 주의 깊게 관찰해야 하는 징후로 볼 필요가 있다. 태변은 성인의 변과 달리 세균이나 나쁜 성분을 갖고 있지는 않다. 그러나 진득한 점도가 있고 섬유질 성분이 많아 출산 과정이 힘들었던 신생아에게는 호흡 곤란을 줄 수 있기 때문에 주의해야 한다. 한편 건강한 아기는 태어나자마자 바로 태변을 보는 경우가 많다. 태변을 본다는 것은 배변에 관한 자율 운동과 항문 등에 이상이 없다는 좋은 사인으로 보기도 한다.—옮긴이.

✛심박 수: 초음파 기구나 태아 심박 측정기로 자주 들어보아 모니터링한다.

✛크기: 자궁저의 크기나 초음파로 태아의 머리, 복부 둘레, 다리 길이 등을 재서 체중을 환산한다.

출산 직후 신생아에 대해서는 다음과 같은 관찰을 한다.

✛출산 후 1분, 5분, 10분이 지났을 때 각각 아프가 점수apgar score 측정
✛아기의 체온, 호흡, 맥박
✛아기의 전체적인 움직임과 반응 상태
✛아기의 신체적 외관

이런 간단한 관찰을 자주, 계속해서 하면 임신부와 아기의 상태에 대해 잘 알 수 있다. 아기가 정상 상태로 판단되면 이런 통상적 관찰만으

아프가 점수

징후	0 점	1 점	2 점
심박 수	없음	1분당 100 이하	1분당 100 이상
호흡	없음	느림, 불규칙	좋음, 운다
근력	처져 있다	팔과 다리가 몸에 가깝다	활동적으로 움직인다
자극에 대한 반응	석션에 반응 없음	찡그림	힘들어하며 기침이나 재채기를 한다
피부색	푸르스름한 회색	신체가 붉거나 분홍색을 띠며 손가락과 발가락이 푸름	모두 붉거나 분홍색

로도 충분하다. 같은 의료진이 임신부를 관찰하고 출산 동반자, 둘라 또는 다른 조력자가 계속해서 옆에 있어주면 정서적으로 든든한 지원이 되어 지속적인 통증 완화 요법들을 행하는 데 도움이 될 수 있다.

분주한 병원 분만에서는 간호사가 지속적으로 일대일 간호를 하기가 불가능하다. 대개 간호사 한 명이 두세 명의 임신부를 동시에 관리한다. 임신부들은 여러 명의 간호사와 의사를 정기적으로 만나게 되지만, 대개는 많은 임신부를 동시에 돌볼 수 있는 기술적인 대체품(데이터를 간호사실로 전송하는 전자 태아 심음 장치, 수액 펌프, 진통 완화제)에 더 많이 의존하고 있다.[6]

의료 개입에 영향을 미치는 요인들

출산의 의료적 측면이라고 하면 대기, 기본적인 관찰을 비롯하여 많은 검사, 시술, 의약품이 포함된다. 전문화된 장비, 다양한 약물, 그리고 작은 외과적 시술이나 큰 수술도 포함할 수 있다. 그것들을 언제 어떻게 사용하게 되는지는 임신부와 태아의 상태 그리고 문제의 종류에 따라 다음과 같은 사항을 고려하여 결정된다.

 +임신부의 건강 상태: 앞서 말했지만 진통이 정상적으로 진행되고 있으며 임신부가 체력을 잘 유지하면 의료 개입의 필요가 적다.[7]

---

6 병원의 규모와 전문성에 따라 산모를 일차적으로 간호하는 의료인이 다르다. 조산원은 건강한 임신부를 대상으로 경험 많은 조산사가 진통과 출산 관리를 하나, 의사가 대기하고 있지 않아 의료적인 개입이 많이 필요한 상황에서는 병원으로 후송을 해야 하는 불편함이 있다. 분만 전문 병원에서는 의사가 주로 진통과 출산 관리를 하며 간호사나 간호조무사가 기본적인 간호를 맡는다. 산부인과 병원이나 의원 중에서 자연주의 출산을 하는 출산 센터에서는 의사와 조산사가 산전 관리를 하다가 진통과 출산은 조산사가 주로 전담하며, 의사가 만일의 상황에 대비하여 의료 개입을 필요로 할 때 즉시 시행하기도 한다.—옮긴이.

✦ 태아의 건강: 만삭이며, 태아 발달 상태가 정상적이고 스트레스가 없는 걸로 나타나면 대부분의 의료 개입은 필요치 않을 수 있다.

✦ 의사의 훈련과 철학: 어떤 의사들은 다른 의사들보다 더 많은 의료 개입을 일상적으로 행하는데, 대부분 문제를 빨리 찾고 싶다거나 문제가 발생하기 전에 해결하고 싶은 예방적 관점에서 또는 조기 진단을 위해서 그렇게 하는 것이다. 그들은 비록 이런 관행이 종종 과잉 진료를 낳기도 하지만, 오히려 그런 진료가 아니면 문제를 놓칠 수도 있다고 생각한다. 나중에 후회하는 일이 없도록 하기 위해 혹은 말썽의 요소를 없애기 위해 만전을 기한다는 것이 그들의 생각이다. 이와 반대로 어떤 의사들은 엄마와 아기, 그리고 진통의 경과를 지켜보는 정도에 만족하며 문제가 생길 경우에만 치료를 한다. 그들은 과잉 진료가 문제를 일으킬 수도 있다고 생각한다. 최근의 많은 과학적 연구들은 후자의 접근을 지지한다.[8]

✦ 병원과 의료진의 진료 정책: 이는 진료 기준, 간호사들의 훈련 정도, 조산사나 의사의 역량, 관습, 법적 문제, 재정적 한계, 그 나라의 보험 제도 등 여러 요인에 의해 결정된다. 같은 지역이라도 병원마다 큰 차이가 있다. 예컨대 한 병원은 임신부들이 침대에서 나와 돌아다니는 것을

---

7 의료 개입을 최소화하기 위하여 의료진이 대기하며, 주로 진통과 출산의 과정을 출산 동반자와 둘라 조산사와 함께하는 자연주의 출산을 하기 위해서는 임신 기간중에 영양, 운동, 산전 교육 등의 정신적·육체적 체력 증진을 위한 노력이 필요하다.—옮긴이.

8 이 책은 의료인이 아니라 출산을 돕는 비의료인이 쓴 책이다. 따라서 의료진이 진료 현장, 특히 출산 현장에서 어떻게 보일지 알 수 있는 좋은 자료이기도 하다. 의사의 진료 철학은 그의 진료 과목이나 성격, 또 어떤 환경에서 훈련받고 임상인 경험을 하느냐에 따라 결정되는 경우가 많다. 임상적인 경험이 쌓이면서 진료 철학이 달라지기도 한다. 즉 의과 대학을 나오고 의사가 되어 전문의 과정을 거치는 기간은 주로 대학 병원에서 훈련을 받기 때문에 이들이 경험한 것은 대개 문제가 있거나 합병증이 있는 산모들을 대상으로 한 병원 분만일 가능성이 크다. 그에 반해 수련 기간을 마치고 난 뒤 다양한 임신부와 임상 경험을 하게 되면, 즉 진통하는 임신부를 옆에서 장시간 관찰하고 경험하게 되면 좀 더 유연성 있는 진료 철학을 갖게 될 수 있다.—옮긴이.

허용하고 진통중 목욕하는 걸 권하지만, 근처의 다른 병원에서는 이런 것을 못하게 할 수도 있다. 유도분만율, 무통 마취제 사용 여부, 제왕절개 분만율 또한 병원마다 크게 다르다.[9]

✦임신부의 선호: 의사는 임신부가 무엇을 선호하는지(50쪽, '출산 계획서를 작성하고 검토한다' 참조) 알고 있어야 한다. 모든 결정에 의학적인 전문가적 소견도 중요하지만 임신부가 선호하는 것을 우선해서 고려해야 한다. 왜냐하면 출산의 주체는 임신부이기 때문이다.

일반적인 산과의 의료적 중재

다음은 일반적으로 행해지는 산과 시술들의 종류와 그 목적, 단점, 가능한 대안들에 대한 설명이다. 대부분은 정상적인 진통에서는 필요가 없지만 문제가 생길 경우 필요할 수 있다. 7장 '조산, 진통, 그리고 산후의 문제'에서는 이런 시술이 의료적으로 필요한 상황들에 대해 다루었다.

출산 동반자는 임신부와 의료진 사이의 중개인이다. 경험 많은 둘라는 의료 행위를 하지는 않으나 출산 동반자가 그 역할을 잘할 수 있도록 조언할 수 있으며, 임신부가 선호하는 바를 의료진에게 알려주고 선택 가능한 것들 중에서 결정을 내리도록 도울 수 있다. 의료 개입에서 발생할 수 있는 불편함—감정적이거나 신체적인—을 어떻게 다루어야 할지 알려주는 것도 둘라의 몫이다. 안전을 위해 어떤 의료 개입이 필요한

---

9 우리나라는 비슷한 경제적인 발전을 보이는 다른 나라들, 예를 들어 일본이나 호주, 뉴질랜드 등에 비해서 진통과 출산에 의료 개입이 많은 편이다. 그 이유로는 안전 및 출산의 결과에 대한 책임 문제, 의료 행위 위주로 보험금을 지급하는 의료 체계 등이 지목된다. 이러한 비용 효율성 위주의 환경과 시스템에서는 임신부와 개인의 요구 사항이나 자유가 제한되기 쉽다.—옮긴이.

지 알려주는 것도 중요하다.

정맥 수액

정맥 수액intravenous fluids은 물과 전해질, 당과 약물을 포함한 액체가 들어 있는 비닐 주머니이다. 주머니에 연결된 튜브를 임신부의 손이나 팔에 있는 정맥에 부착하여 액체가 정맥 안으로 흘러 들어가게 한다.

정맥 수액을 주는 목적
+ 수분이나 칼로리, 혹은 둘 다를 공급하기 위해
+ 전해질 또는 약물을 주입하기 위해
+ 경막외 주사와 함께, 혈압을 유지하거나 일시적으로 순환하는 혈액량을 증가시키기 위해
+ 임신부에게 약물 투여가 필요한 상황에 대비해 정맥을 열어두기 위해

많은 의사들이 진통중인 임신부에게 정맥 수액을 투여한다. 그들은 임신부가 먹거나 마시는 것을 원치 않는다. 임신부의 위가 비어 있는 상태를 최상으로 생각하기 때문이다. 그렇게 생각하게 된 배경은 제왕절개 분만을 하는 대부분의 임신부에게 전신 마취를 행하던 시절로 거슬러 올라간다. 전신 마취를 할 때는 위가 차 있으면 위험하다. 하지만 지금은 출산에서 전신 마취를 하는 경우에 반드시 금식을 해야 할 필요는 없다. 하지만 많은 의사들은 오늘날에도 여전히 예전 방식을 고수하면서 불필요하게 모든 임신부에게 정맥 수액을 주는 것을 관행적으로 하고 있다.

일부 의사들은 정맥 수액에 유보적인 태도를 가지고 있다. 그들은

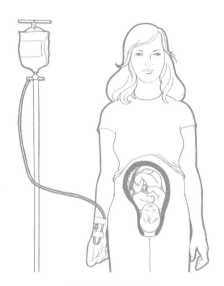

정맥 수액을 맞는 임신부

무조건 수액을 주는 것보다 스스로 마시고 먹는 것이 더 좋다고 생각한다. 이런 이유로, 응급 수술을 할 가능성이 적다면 임신부들이 갈증을 해소할 수 있을 정도로 충분히 음료를 마시도록 허락한다. 수액은 '의료적 지시가 있을 때', 즉 의사가 임신부나 아기의 상태 때문에 의료적으로 필요하다고 판단하여 투여하게 되는 순간을 위해 남겨둔다. 그렇다면 수액이 의료적으로 필요한 때는 언제일까?

✦ 진통이 매우 길어지며 탈수 가능성이 보일 때

✦ 임신부가 계속해서 구역질을 하고 구토를 할 때

✦ 부분 마취를 받을 때(340쪽 참조)

✦ 조기 진통을 완화하고자 할 때

✦ 다른 약물을 사용해야 할 때(예컨대 진통을 유도하기 위해)

✛ 혈압을 조절할 때

✛ 통증을 줄여야 할 때

✛ 출혈이나 다른 혈압 강하가 예상되어 즉각적인 의료 조치가 필요할 때

정맥 수액의 단점

✛ 많은 양의 수액은 출산 후 임신부와 아기에게 일시적 혈당의 불균형(만약 수액에 당의 일종인 덱스트로즈가 섞여 있다면), 전해질의 불균형(수액에 전해질을 포함한다면)을 가져다줄 수 있다.

✛ 많은 양의 수액은 임신부의 다리와 유방 등에 수액이 정체되게 만든다. 즉 부종이 올 수 있다. 이것이 사라지려면 며칠이 걸리며 유방의 확장은 첫 주에 모유 수유를 더욱 어렵게 한다. 드물지만 과도한 수액은 산모의 폐에 축적되기도 한다.(이를 폐부종이라고 한다.)

✛ 수액의 선은 임신부가 옆으로 돌아눕거나 침대 밖으로 나와야 할 때 움직임을 방해하며 불편하게 한다.

✛ 정맥에서 액체가 직접 임신부의 세포로 들어가 통증과 부종을 유발할 수 있다. 만약 이때 수액에 약물이 포함되어 있다면 그 약물은 혈류로 흐르지 않아 좋지 않다.

수액은 임신부가 음료를 충분히 마신다면, 또한 다른 정맥주사 약물을 투여할 필요가 없다면 주지 않는 게 좋다. 임신부에게는 시간당 4분의 1 컵 정도의 물이 필요하며, 땀을 많이 흘리거나 가벼운 호흡을 많이 할 경우에는 더 많은 양이 필요하다. 가장 좋은 것은 목이 마를 때나 수

축을 한 후에 임신부가 원하는 만큼 물을 마시는 것이다.

<u>고려해야 할 대안들</u>

의사와 함께 정맥 수액의 대안에 대해 논의할 수 있다.

✦진통이 급속히 진전된다면 수액을 주지 않는다.

✦물이나 과일 주스, 이온 음료(전해질이 포함된), 또는 얼린 주스 아이스크림 등을 마시도록 권한다.

✦정맥을 열어두어 필요한 경우 의사가 빨리 정맥주사 약물을 줄 수 있도록 한다. 즉 손목 위 정맥에 짧고 부드러운 튜브를 부착해 놓되, 자유로운 움직임을 위해 정맥주사 선에 연결하지는 않는다.

전자 태아 심음 장치(EFM)

전자 태아 심음 장치에는 두 가지 방법, 즉 임신부의 배를 통한 간접 '외부 모니터링'과 질을 통해 아기 머리에 직접 부착하는 '내부 모니터링'이 있다. 또 적용하는 방식에 따라 지속적 감시와 간헐적 감시, 감시 방법에 따라 전자 모니터로 하는 중앙 감시, 개별적으로 하는 종이 출력 방식으로 나뉜다.

외부 모니터링을 위해 의사와 간호사는 임신부의 복부 주변에 두 개의 벨트를 둘러놓는다. 아랫배에 두르는 벨트는 태아의 심박 수를 탐지하는 초음파 기구 역할을 하며, 다른 하나는 조금 위쪽에 두르는데 이는 수축을 탐지하는 역할을 한다.

내부 모니터링 장치도 두 가지가 있다. 하나는 나선형 전극 센서를 태아 두피에 놓아 심박 수를 탐지하는 것이고, 다른 하나는 수축의 강도를 측정하기 위해 임신부의 자궁 내에 설치하는 자궁 내압 측정기이다. 이는 수액이 가득한 튜브 형태로, 자궁이 수축할 때 그 튜브에서 액체가 나와 수축의 강도를 정확하게 측정하게 해준다.

이들 장치를 통해 1분당 태아 심박 수와 그 변화 패턴, 자궁의 근력 정도가 매초마다 측정되어 모니터로 전달되며, 그래프 형태로 계속해서 종이에 인쇄된다. 이 자료를 통해 의료진은 진통의 양상과 태아의 건강

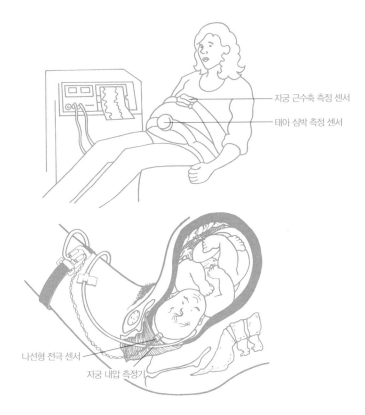

자궁 근수축 측정 센서
태아 심박 측정 센서

나선형 전극 센서
자궁 내압 측정기

지속적 감시를 위한 전자 태아 심음 장치: 외부 모니터링(위)과 내부 모니터링(아래)

상태를 평가한다.

일반적으로는 적용하기가 쉽고 상대적으로 안전한 외부 모니터링이 널리 사용되고 있다. 내부 모니터링은 외부 모니터링으로는 태아 심박이나 수축을 정확하게 측정할 수 없을 때(비만인 임신부, 강도의 세기가 의심스러운 수축이나 기타 다른 상황들) 사용한다.

진통중 태아 심음 장치를 하는 목적

EFM은 의사나 간호사가 진통에 대해 아기가 어떻게 반응하는지, 즉 건강한 반응을 보이는지 측정하는 데 도움을 준다. 그리고 수축이 일어난 시점(임신부 본인이 느끼지 못한 경우)과 수축의 길이, 빈도, 강도를 알려준다. 그렇다면 EFM을 사용할 때는 언제인가?

+ 외래 진료시나 입원시 태아의 건강 상태와 진통의 강도와 빈도를 평가하고자 할 때

+ 진통이 지연되고 의사가 피토신(277쪽)을 사용하여 진행 속도를 높이려고 할 때: 수축의 길이와 빈도는 외부 자궁 근수축 측정 센서로 측정할 수 있다. 만약 의사가 수축 강도를 정확하게 측정할 필요가 있다고 판단하면 자궁 내압 측정기를 사용한다.

+ 간호사나 조산사가 계속해서 임신부와 함께 있을 수 없을 때

+ 수축을 위해 태아에게는 너무 강한 피토신이나 다른 약물을 투여할 때

+ 진통중에 태아의 건강이 염려될 때(미숙아나 작은 아기, 양수의 오염, 산소 부족의 가능성 등으로 인해)

✦임신부에게 어떤 문제가 있을 가능성이 높다고 여겨질 때

지속적 태아 심음 장치의 단점

✦비록 침대에서 자세를 바꿀 수 있고, 때로 침대 옆에 서거나 의자에 앉을 수 있다 해도 이 장치가 부착되어 있으면 움직임이 제한된다. 내부 장치는 외부 장치에 비해서 제한이 덜한 편이다.

✦때로는 임신부보다 기계에 더 많은 관심을 갖게 한다. 출산 동반자는 이런 함정에 빠지지 말아야 한다.

✦모니터 출력물을 해석하는 것은 매우 복잡하기 때문에 심장 박동의 양상이 실제로 어떤 의미인지, 언제 의료 개입이 필요한지에 대해 전문가들끼리도 의견이 일치하지 않는 경우가 있다.

✦내부 장치는 양수와 태아 두피, 둘 다에 상처를 입힐 수 있다. 임신부의 질에 염증이 있는 경우 이 장치를 하면 태아의 감염 위험이 커질 수 있으며, 태아의 머리와 탯줄을 보호하던 양수가 새면 태아에게 또 다른 스트레스를 줄 수 있다.

✦EFM은 단지 태아의 심박 수만 측정할 뿐 실제 태아가 받는 스트레스, 즉 산소가 부족한 상황은 측정하지 않는다. 제왕절개 분만이 오직 EFM의 결과만 가지고 행해진다면 아기는 태아 스트레스에 관한 아무런 징후도 보이지 않을 것이다. 그런 이유로 다른 검사가 EFM의 결과를 확인하기 위해 함께 시행된다.(271쪽의 '태아 두피 자극 검사' 참조)

고려해야 할 대안들

진통이 오기 전에 다음의 대안을 논의해 보고 출산 계획서에 자신

이 선호하는 것을 기록하자.

✦간호사와 의사가 수축중 간헐적으로 휴대용 태아 심음 장치로 태아의 심장 소리를 자주 듣는다. 연구 결과 EFM으로 지속적인 모니터링을 하는 것보다 이렇게 간헐적으로 심장 소리를 들을 때 건강한 아기가 태어날 확률이 높았으며, 제왕절개 분만율은 더 낮아진 것으로 나타났다. 이런 방법을 간헐적 태아 심음 측정이라고 하는데, 이는 간호사의 기

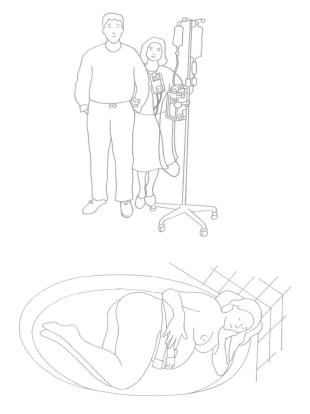

이동식 원격 태아 심음 측정기: 유선(위), 무선 측정기를 하고 욕조에 있는 임신부(아래)

술이 좋아야 하고 초기에는 1~2분 동안 들으면 되지만, 본격 진통에서는 매 15분마다 5분씩 들을 수 있어야 한다.

✛ 외부 EFM을 간헐적으로 매시간 10~15분 정도 사용하기도 한다. 이로써 임신부는 나머지 시간 동안 움직일 수 있다.

✛ 이동식 무선 EFM을 사용한다. 이것을 착용하면 자유롭게(간호사실에서 약 60미터 이내) 다닐 수 있고, 그 정보는 중앙 모니터와 입원실 모니터로 전송된다.

✛ 이동식 방수 초음파 청진기 또는 방수 원격 측정기로 임신부가 욕조에 있을 때도 아기의 맥박을 들을 수 있다.

태아 두피 자극 검사

의사가 질 검사를 하는 중에 아기의 두피를 누르거나 문지르는 간단한 검사이다. 만약 아기의 상태가 좋으면 그런 자극을 받았을 때 아기의 심장 박동이 올라갈 것이다. 아기가 스트레스를 받으면(다시 말해 산소가 부족하면) 심장 박동은 올라가지 않는다. 이 검사의 결과가 실제 태아 상태와 상관 관계가 많다는 것을 나타내 준다.

태아 두피 자극 검사의 목적

EFM이나 청진기로 모니터링한 결과 아기가 스트레스를 받고 있는 것으로 나타날 때 정말 그런지 확인하기 위해 시행한다. 이 검사는 의학적으로 태아 스트레스가 의심될 때에는 언제든지 행해지며, 특히 태아 스트레스로 인한 제왕절개 전에 시행한다. 진통중에는 몇 번이라도 시행할 수 있다.

태아 두피 자극 검사의 단점

이 검사를 할 때마다 내진을 해야 한다. 그 순간에는 아기 상태를 알 수 있지만, 예측성이 있지는 않다. 그래서 한 번에 끝나지 않고 되풀이된다.

고려해야 할 대안들

태아 두피 자극 검사의 대안에는 다음과 같은 것들이 있다.

+ EFM만 참고한다.
+ 태아 심박을 자주 듣는 것으로 대체한다.
+ EFM과 태아 맥박 측정기를 병행한다.

그러나 이 세 가지 대안보다 태아 두피 자극 검사가 더 장점이 많다. 첫 두 가지는 정확도가 떨어지고, 장시간의 모니터링은 엄마나 태아한테 스트레스가 될 수 있다. 그리고 마지막의 것은 비용은 훨씬 더 많이 들면서 성가시고 효과도 적다.

태아 스트레스가 의심될 때에는 언제든 태아 두피 자극 검사를 요청할 수 있다. 미리 의사와 상의하여 출산 계획서(50쪽)에 원하는 것을 적어둔다.

인위적 양막 열기

의사가 길고 가는 도구를 질 내로 삽입해 자궁 경부를 통하여 태아와 양수를 싸고 있는 얇은 막을 여는 것을 '인위적 양막 열기'라고 한다.

이렇게 하면 양수가 흘러나온다. 인위적으로 양막을 열면 수축의 강도가 급격히 증가하기도 하는데, 그것이 이 시술의 목적이기도 하다.

과거에는 양막이 열린 후에는 감염의 위험 때문에 목욕을 금하기도 했는데, 건강한 임신부가 깨끗한 환경에서 목욕한다면 감염의 위험이 없는 것으로 연구 결과 밝혀졌다.

인위적 양막 열기의 목적

✦진통의 속도를 올리기 위해: 시간이 정확히 지켜진다면, 양막을 열고 나면 진통이 평균 40분 정도 단축된다. 하지만 아기의 위치가 진행에 좋지 않은 상태라면 이 시술은 실제로는 진통을 연장시킬 수도 있다. 양막이 열리면 아기 머리 주변에서 쿠션이 되어주던 양수를 잃게 되기 때문에 머리가 골반에 더 단단히 끼이게 된다. 이렇게 되면 아기 위치가 돌아서 진행이 될 기회가 줄어든다. 인위적 양막 열기가 진통을 줄여주리라는 예측도 확실한 것은 아니다. 하지만 진통의 경과가 좋지 않다면 시도할 만하다. 왜냐하면 진통의 속도를 높이려는 다른 의료 개입은 더 복잡하고 위험할 수 있기 때문이다.

✦진통을 유도하기 위해: 프로스타글란딘이나 옥시토신 등을 함께 쓸 수도 있고 그렇지 않을 수도 있다. 자궁 경부가 아주 부드럽고 얇은 상태가 아니라면, 즉 열릴 준비가 안 되어 있는 상태라면 인위적 양막 열기만으로는 진통을 유도하기가 쉽지 않다.

✦태아의 장 운동(태아 스트레스의 징후인 태변의 유무), 감염, 출혈, 또는 다른 문제의 징후가 있는지 양수를 확인하기 위해

✦내부 EFM을 위한 전극, 카데터, 태아 맥박 측정기를 적용하기 위해

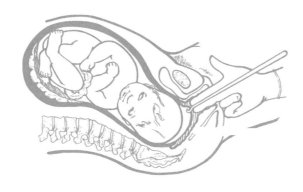

가느다란 기구로 인위적 양막 열기

인위적 양막 열기는 의료적으로 어떤 의미가 있는가? 이 질문에 대한 답은 엇갈린다. 초기 진통에서 인위적으로 양막을 여는 빈도는 의사에 따라 크게 다르다. 어떤 의사들은 그 방법이 무해하다고 보고 진통중인 대부분의 임신부에게 사용한다. 또 어떤 의사들은 그 장점이 단점을 넘어서는 경우가 별로 없다며 꼭 필요한 상황에서만 하려고 한다. 즉 그들은 양막을 건드리지 않고 그냥 두는 것을 더 선호한다.

인위적 양막 열기의 단점

+ 진통의 속도를 올리지 못하는 경우가 많다.

+ 양수가 흐른 후 시간이 지나면서, 그리고 질 검사 횟수가 거듭됨에 따라 임신부나 아기의 감염 확률이 높아진다.

+ 아기 머리 주변을 보호하는 쿠션 역할을 하던 양수가 사라짐으로써 수축 동안 아기 머리에 대한 압박이 증가해 태아 스트레스를 유발할 수 있다.

✢아기의 머리 위치가 좋지 않은데 그 머리를 둘러싸고 있는 양수를 제거한다는 건 아기가 움직일 공간을 없애버리는 것이다. 그에 따라 아기가 스스로 자리 잡을 수 있는 기회가 줄어든다.

✢수축시 탯줄을 압박할 위험이 증가한다. 이런 압박으로 아기에게 산소가 부족한 상황이 생길 수 있다.

✢만약 아기의 머리(혹은 역아일 경우 엉덩이)가 이 시술을 행할 때 높이 있으면, 제대 탈출(308쪽)의 위험이 증가한다.

고려해야 할 대안들

✢진통의 속도를 높이기 위해 양막을 여는 것을 피하고, 임신부가 스스로 수축을 자극하는 방법을 시도하도록 제안한다.

✢태아 스트레스를 점검하고 진통을 유도하기 위한 다른 방식을 사용한다.

✢휴식을 취한 뒤 수축을 기다릴 수 있다.

진통의 유도 또는 증대

때로 진통은 인위적으로 시작되며(유도), 진통이 느려졌다면 속도를 높일 수도 있다.(증대) 진통을 유도하거나 증대하는 방법은 여러 가지가 있다.

1. 자기 주도적 방법들(224~228쪽)

2. 진통 유도를 위해 '양막 마사지'를 한다. 질 검사 내진을 통하여 손가락을 자궁 경부로 집어넣어 원을 그리면서 자궁의 아랫부분에서 양

막을 분리하듯 마사지한다. 이때 임신부들은 매우 힘들 수 있으며, 이로 인해 때로 양막이 파열되기도 한다. 양막의 분리가 실제로 진통을 유발하지는 않지만 자궁 경부의 확장을 촉진할 수는 있다.(79쪽의 '진진통의 6단계' 참조) 자궁 경부가 손이 닿기 힘든 쪽으로 열려 있거나 완전히 닫혀 있을 때는 이 시술을 할 수가 없다.

3. 인위적 양막 열기: 때로 정확하게 시간을 지켜 이 시술을 행하면 진통의 속도를 높이거나 증대시키는 데 도움이 된다.

4. 프로스타글란딘 젤, 좌약, 알약: 여성의 몸에서 분비되는 프로스타글란딘과 마찬가지로, 약물의 형태로 나오는 프로스타글란딘도 자궁 경부를 부드럽게 하며 때로 확장을 촉진한다. 자궁 경부가 자연적으로 부드러워지거나 얇아지기 전에 출산을 유도해야 할 때 사용된다. 프로스타글란딘은 다음과 같은 형태로 나온다.

✛수용성 젤: 주사기를 통해 자궁 경부 안쪽 혹은 바깥쪽에 투입한다. 6시간 정도 후에 다시 투입할 수 있다.

✛탐폰과 같은 기구: 자궁 경부 뒤쪽 질 안에 삽입한다. 이 기구는 최대 약 12시간에 걸쳐 프로스타글란딘을 내보낸다.

✛합성 프로스타글란딘인 미소프로스톨을 함유한 작은 알약(사이토텍): 이 알약은 질 안 자궁 경부 뒤에 넣거나 경구 복용한다. 양막이 열린 후 질 안에 무엇을 넣는 것은 감염의 위험을 증가시키므로 입으로 복용하기도 한다. 두 번째 약은 4시간이나 6시간 이후에 처방된다. 적은 용량의 사이토텍(질 내 25마이크로그램 또는 경구 50마이크로그램)은 대체로 서서히 작용하지만, 때로 적은 용량으로도 급작스럽고 심한 수축과 태아 스

트레스가 생길 수 있다.

용량과 적용 방법은 의사와 임신부의 선호도, 그리고 자궁 경부의 상태에 따라 다르다. 적은 용량을 쓰는 게 일반적으로 더 안전하다.

5. 옥시토신 호르몬의 합성 형태(촉진제 피토신이라 불리는)의 정맥주사 처방: 이는 진통을 시작하게 하거나 속도를 높여줄 수 있다. 하지만 자궁 경부가 단단하고 두껍다면 피토신으로 진통을 시도하는 데 한계가 있다. 의사는 그 양을 조절하여 수축의 강도와 빈도를 조절할 수 있고, 이때는 간호사의 세심한 관찰이 필수적이다.

만약 의료적 이유로 유도분만을 하다가 실패한다면 제왕절개 분만이 유일하게 남은 선택이다. 예전에는 편리를 위해 유도분만을 했다가 실패하면 자발적 진통을 기다리기 위해 집으로 돌아갔지만 요즘 그런 일은 드물다. 이런 경우 대개 아기는 제왕절개로 출산한다.

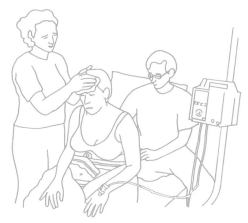

임신부가 피토신으로 유도분만을 하고 있다. 수축과 태아 심박 수는 모니터에 나타나고 있다.

진통을 유도하거나 증대하는 목적

다음과 같을 때 진통을 유도하거나 증대하려 한다.

＊임신 기간이 길어질 때: 통계적으로 임신 42주가 넘어가면 아기에 대한 위험이 그 이전에 유도분만을 하는 위험보다 크다는 것에는 동의한다. 42주가 지나면 사산아를 낳을 확률과 과숙아가 태어날 확률이 높아진다.

＊아기가 자궁 안에서 잘 지내지 못할 때

＊양막이 열려 양수가 흐른 지 오래되었는데 진통이 자연적으로 시작되지 않거나, 임신부가 B군 연쇄상구균 검사에서 양성 반응이 나왔을 때(254쪽)

＊외음부 포진의 병력이 있는 임신부가 재발이 우려돼 자연 진통을 기다리기가 부담스러울 때: 진통에 들어갔는데 질 안이나 주변에 포진이 있으면 제왕절개 분만이 행해진다.(298쪽)

＊오랫동안 준비 진통이 있었고 자궁 경부가 단단할 때: 그런 경우 프로스타글란딘을 사용하는 것이 적절하다고 판단하기도 한다.(78쪽의 '준비 진통', 228쪽의 '진행이 느린 진통' 참조)

＊본격 진통시 수축이 느려지고 강도가 약해져 진행이 지연될 때: 그런 경우 피토신 수액을 투여하는 것이 적절하다고 판단하기도 한다.

약물 유도분만의 단점

＊약물 유도분만을 하게 되면 대개의 경우 자발적 진통을 할 때보다 안전을 위한 의료 개입—지속적인 전자 태아 심음 장치와 정맥 수액

등—이 더 많이 시행된다.

　＋첫 수축이 오기 전—어떤 때는 몇 시간 이전에—입원한 임신부는 입원 시간이 너무 길어져 지치고 배가 고파서 기운이 떨어지며, 자신의 진통이 뭔가 잘못되었다고 느끼기 시작한다.

　때로 아기가 너무 커질 것이 두려워 유도분만을 하기도 한다. 아기가 지나치게 커지기 전에 진통을 유도하면 출산이 더 쉬워지고, 발생할 수 있는 문제와 제왕절개 분만을 예방할 수 있다는 판단 때문이다. 얼핏 듣기에는 맞는 말인 것 같지만 실제 연구는 다음과 같은 결과를 보여준다.

　＋태어나지 않은 아기의 크기를 정확하게 측정하는 것은 불가능하다. 추정치가 10퍼센트 이상 차이가 나는 일이 종종 있으며, 초음파를 사용해서 측정해도 마찬가지이다.

　＋아기가 커질 것이라고 생각해 진통을 유도하면 자발적 진통을 할 때보다 제왕절개 분만 가능성이 더 높다. 이런 경우 진통을 유도하는 것이 결코 아기의 건강을 보장해 주지 않는다.

　＋일반적으로 아기의 몸무게가 4킬로그램이 넘으면 진통이 힘들어질 확률이 높아지지만, 진통을 유도한다고 해서 이런 어려움이 줄어드는 것도 아니다. 또한 다른 이유로 인한, 잠재된 제왕절개 분만을 막을 수도 없다.

　＋머리 출산 후 어깨가 걸려 나오지 않을까봐 유도분만을 하기도 하는데 실제 어깨 난산의 70퍼센트는 평균 크기의 아기에게 일어나며, 이

문제는 예측할 수 없다. 이런 심각한 문제를 해결하기 위해서는 의사와 조산사의 숙련된 기술이 필요하다.

진통을 유도하는 비의료적 이유

실제 의료 현장에서는 자연 진통을 의료적 기준에 이를 때까지 기다리지 않는 경우가 많다.

✛임신부나 의사 혹은 양쪽 모두의 편리를 위해: 의사가 자신의 스케줄 때문에[10] 혹은 임신부나 가족이 원해서 출산일을 조정하고 싶을 때 종종 선택적 유도분만을 시도한다.

✛임신 40주째가 되면 의례적으로 시술을 권하는 의료진이 있다. 많은 의사들은 이때가 되면 진통을 유도하지 않을 이유를 찾지 못한다.[11] 또한 그들은 제왕절개 분만 가능성에 대해서는 염려하지 않는다.(아래의 단점을 참고할 것)

✛임신부의 불편함 또는 합병증 가능성 때문: 부종과 허리 통증, 피로 등으로 인해 일부 여성들은 안전하기만 하다면 빠른 시간에 임신 기간을 끝내고자 한다.

---

10 산모가 진통과 출산에 이어 산후 모유 수유 등의 관리에 이르기까지 입원해서 퇴원할 때까지 한 병실에서 진행하는 자연주의 출산 방식과 달리, 전통적인 병원 분만hospital delivery 시스템에서는 산모가 응급실로 입원을 하고 진통실에서 출산 직전까지 진통을 한다. 출산에 임박하게 되면 분만실로 옮겨 의사의 주도하에 분만을 하게 되고, 태반 출산과 회음부 봉합 등의 상황이 끝나면 아기는 신생아실로 보내지고 임산부는 다시 회복실에서 한두 시간 관찰 후 일반 병실로 이동한다. 따라서 유도분만과 같이 진통이 없는 산모를 입원하여 진통 유도를 하려면 수술 스케줄을 잡듯이 진통실의 입원을 예약해야 한다.—옮긴이.

11 자연적으로 진통이 올 때까지 기다린다는 진료 철학을 갖고 있지 않은 경우나 그렇게 하기 어려운 진통실 환경에서 근무하는 경우이며, 예정일이 상당히 지난 임신부의 출산 경험이 적을수록 더 그러한 경향이 있다.—옮긴이.

✦ 진통중에 병원에 가는 과정의 스트레스를 피하기 위해: 병원이 멀거나 이전 출산에서 급속한 진통을 한 경험이 있는 경우에는 더욱 그렇다.

적응증이 아닌 경우에 하는 진통 유도의 단점

아기가 태어날 때를 알고 계획할 수 있다는 것은 출산 동반자에게나 임신부에게나 매우 솔깃하게 들린다. 자궁 경부가 상당히 부드러워지고 얇아진 상태에서 진통을 유도한다면 출산은 더욱 성공적으로 진행될 것이다. 하지만 진통을 유도하는 시술이 전혀 무해한 것만은 아니다. 그러므로 출산 동반자와 임신부는 결정을 내리기 전에 선택적 유도의 장점과 위험을 함께 고려해 봐야 한다. 단점에는 다음과 같은 것들이 있다.

1. 유도는 때로 매우 느리게 진행된다. 특히 자궁 경부가 열리지 않고 있다면(79쪽의 '진진통의 6단계' 참조) 더욱 그렇다. 아기가 태어나기까지 며칠이 더 지날 수 있으며, 낮에 유도 시술을 하다가도 밤이 되면 임신부가 먹고 휴식을 취할 수 있도록 중단해야 한다. 이렇게 많은 시간을 들이는 이유는 임신부와 태아의 스트레스로 인한 제왕절개 분만을 피하기 위해서이다. 하지만 이렇게 느린 유도는 모두를 기운 빠지게 하는 일이다.(유도를 하다가 양수가 흐르면 의사는 대개 앞서 제왕절개 분만을 한다.) 따라서 이런 상황을 원치 않는 일부 의사들은 12시간 정도가 지나면—그 시간 동안 진통이 시작되지 않았을 경우—제왕절개 분만을 결정하기도 한다.[12]

2. 선택적 유도의 타이밍이 아기에게 최선이 아닐 수도 있다. 태아에게는 자궁 안에서 며칠 더 있는 것이 더 좋을 수도 있다. 진통이 자연

---

12 '유도분만 실패'라는 제왕절개의 적응증이 있다. —옮긴이.

적으로 시작될 때까지 대부분의 아기들은 계속해서 자라면서 힘과 다른 능력도 얻으며, 충분히 성숙하였을 때 비로소 진통을 주도하는 호르몬을 분비하기 시작한다. 예정일이 불분명한 상태에서 진통이 유도되면, 아기는 미성숙한 상태로 태어날 수도 있다.

3. 때로 프로스타글란딘은 메스꺼움을 유발하거나 혈압의 급격한 변화를 일으키기도 한다.

4. 선택적 유도를 하는 초산 임신부의 경우, 제왕절개 확률이 자연발생적 진통을 하는 초산 임신부보다 두 배에서 네 배까지 높다.

5. 때로 유도일을 계획했더라도 병원이 너무 바쁘거나 그 날짜에 침상이 부족한 상황이 되면, 임신부는 입원하지 말라는 통보를 받거나 심지어 도착했을 때 되돌려보내지기도 한다. 이렇게 되면 침상이 날 때까지 수시로 병원에 전화를 해야 한다. 이런 일을 생각하지 못했던 임신부라면 무척 좌절하고 걱정할 수 있다.

6. 유도된 진통은 아기나 임신부가 견디기에 너무 길거나 강한 수축을 유발할 수 있다. 그런 문제를 탐지하기 위해 계속해서 전자 태아 심음 장치(266쪽)를 확인해야 한다. 1990년대 후반 도입된 사이토텍(미소프로스톨)은 당시에는 기준 용량이 높아 조절하기 위험하고 어려운 약물이었다. 그 약물은 때로 수축을 감당할 수 없게 만들고 태아 스트레스, 출혈, 심리적 상흔을 유발하기도 한다. 이제는 대부분의 병원에서 그런 높은 용량을 기준삼고 있지 않다. 약물의 용량을 낮게 시작하여 점차 늘려가면 고통스러운 수축의 급작스런 충격으로부터 피해갈 수 있을 것이다.

만약 수축이 아기가 견디기에 너무 강하다면, 정맥주사 피토신 등을 투여하여 수축을 멈추게 하거나 낮추어야 한다. 프로스타글란딘을 이미 투여했다면 질 세척을 하거나 알약을 복용해 수축의 강도를 낮출 수 있다.

7. 자궁이 열리는 초기에 통증 완화제를 사용하면 진통이 유도될 가능성이 커진다. 그 이유는 다음과 같다.

✤임신부는 자세 변화나 마사지 같은 진통 완화법을 사용하고 싶어도 수액 선과 벨트식 전자 태아 심음 장치 등으로 인해 움직임에 제약을 받게 된다.

✤진행이 느릴 경우 임신부는 피로감으로 인해 수축에 대응하고자 하는 동기가 저하된다. 또한 피토신이 투여되는 동안은 먹지를 못해 배고픔도 느낄 것이다.

✤유도된 진통의 경우, 특히 조기 수축시의 진통은 자발적 진통보다 더 간격이 빠르고 오래 지속되는 경향이 있다.

✤수축이 시작되기 전에 입원을 하면, 일상적 활동으로 바쁘게 지내던 집에서보다 시간이 느리게 간다고 느껴질 수 있다.

고려해야 할 대안들
진통 유도에 대한 의료적 이유가 없다면 다음과 같이 할 수 있다.

✤자발적 진통을 기다린다. 임신부가 선택적 유도를 연기할 것을 요구하면 의사는 적어도 예정일이 한두 주 정도 지날 때까지는—건강을 세심하게 감독하는 한—진통이 자연스럽게 시작되기를 기다려볼 것이다.

✤223쪽의 '진통을 유도하는 방법들'에서 설명하는 '진통 수축을 자

극하는 비의료적 방법'을 시도해 본다.

회음절개술

회음절개술은 출산 직전 회음부(질에서 항문 사이)를 일부 절개하는 것을 말한다. 국소 마취나 경막외 마취 상태에서 하기도 하지만, 아기의 만출 직전에 한다면 마취하지 않고 절개해도 임신부는 거의 알아차리지 못한다. 출산 후 절개된 회음을 봉합할 때는 주로 국소 마취를 한다. 자연적으로 열리는 것에 비해서 통증은 더 오래갈 수 있는데 이는 상처가 깊기 때문이다. 앉기 어려울 정도로 심한 통증을 오래 느끼는 경우도 있고, 특히 성교시에는 한동안 느낄 수 있다. 몇 주가 지나도 여전히 통증이 있다면 의사에게 문의해야 한다.

한때 일상적이었던 회음절개술은 현재는 조산사들은 거의 실시하지 않고 있으며, 의사들도 1990년대 초·중반보다 훨씬 더 적게 행하고 있다. 회음절개술의 주된 목적은 회음이나 질이 찢어지는 것을 피하기 위함이었다. 그러나 이 시술을 합리화한 이론이 과학적 지지를 받지 못

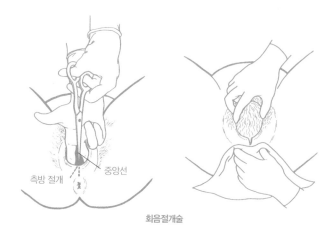

측방 절개　　　　중앙선

회음절개술

하자 지금은 덜 행해지고 있다.

회음절개술의 목적

✛아기가 스트레스를 받고 있는 것처럼 보일 때 출산까지의 시간을 단축하기 위해 실시한다. 이 경우 출산을 수 분~수 시간 앞당길 수 있다.

✛다른 문제로 인해 아기가 아직 성숙하지 못한 경우 아기의 머리에 가해지는 압박을 줄이기 위해

✛아기의 만출이 느려지는 마지막 단계에서 아주 꽉 조인 질의 개구開口를 확대하기 위해

✛흡입 분만 기구를 넣기 위하여 입구를 벌리려고 할 때 실시한다.

✛관행적으로(회음절개를 하지 않는 출산을 보거나 배운 적이 없는 의료진에 의한 분만시)

회음절개술의 단점

회음절개술은 임신부의 회음을 절대적으로 손상시킬 것이다. 절개,

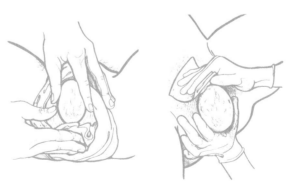

옆으로 누운 임신부가 회음절개 없이 정상적으로 출산하는 모습 이완과 순환을 촉진하는 따뜻한 압박을 사용하여 부드럽게 회음부를 잡아준다.(왼쪽) 옆으로 돌아누운 임신부에게 의사가 아기의 머리가 나타나자 살짝 역압을 주고 있다.(오른쪽)

봉합, 치유 기간이 필요하고 불편함이나 통증도 있다. 하지만 회음절개술을 하지 않을 경우 회음부가 벌어질 확률은 30~60퍼센트이다. 연구 결과, 평균적인 회음절개술보다 자연스럽게 찢어지는 편이 상처의 크기도 작고 빨리 치유된다고 보고된다.

때로 아기의 머리가 주는 압박 때문에 절개된 부분이 더 커질 수도 있다. 이런 일은 대략 20명 중 1명에게 일어난다. 자연적으로 찢어진 부위가 이보다 큰 경우는 드물다.(100분의 1보다 적은 확률) 다시 말해 회음절개술을 한 경우 그렇지 않을 때보다 회음부가 손상될 확률이 높다.[13]

고려해야 할 대안들

회음부가 찢어질 가능성이 보인다고 해서 무조건 회음절개술을 시도하는 것은 아니다. 그렇다고 해도 상처가 나지 않을 수 있으며, 상처가 난다 해도 정도가 심하지 않은 경우가 대부분이다. 물론 드물지만 아주 큰 상처를 입을 수도 있다.

회음부가 심각하게 손상되는 것을 막기 위해 의사는 회음부에 따뜻한 압박을 가함으로써 머리와 어깨의 출산을 통제하고, 아기가 쉽게 내려올 수 있는 자세를 취해보자고 제안할 것이다. 그리고 직접적으로 힘을 주기보다는 상황을 자연스럽게 받아들이라고 할 것이다.(135쪽의 '출산 단계', 175쪽의 '즉각적인 밀어내기' 참조) 회음부 마사지(43쪽 참조)를 한다면 회복이 한결 수월할 것이다. 회음부가 찢어졌든 회음절개술을 했든 골반저 근육을 회복하는 데에는 골반저 근육 운동(케겔 운동)이 매우 중

---

13 회음절개를 한 경우 자연적으로 열리는 경우에 비해서 질 안쪽까지 손상될 확률이 높다. 이러한 손상은 아직 충분히 내려오지 않은 아기를 인위적으로 빼낼 경우에 더 깊고 크게 발생한다.─옮긴이.

요하다. 이에 관해서는 42쪽을 참고하라.

진공 흡입(흡입 분만)

진공 흡입기는 출산 단계(2기)에 사용한다. 플라스틱 석션 컵[14](지름 7센티미터 정도)을 아기의 머리에 부착한다. 자궁이 수축하고 임신부가 밀어내기를 하는 동안 의사는 아기 머리에 연결된 기구를 잡아당긴다.

진공 흡입의 목적

진공 흡입은 아기 머리가 산도에 있을 때 분만을 돕기 위해서 혹은 분만을 서두를 필요가 있을 때 행해진다. 이 시술은 다음과 같은 이유가 있으면 의료적으로 시행된다.

＋출산 단계(2기)가 길어지고, 피로나 마취로 인해 임신부가 효과적으로 밀어내기를 할 수 없게 된 경우

＋출산 단계에 아기 머리가 골반에 잘 맞지 않을 때

＋마지막 순간 태아 스트레스가 있을 경우 빠른 분만을 위하여

이 시술은 아기가 산도에 높이 있고 아기에게 안전하다고 판단될 때 시행한다.

진공 흡입의 단점

＋석션 컵이 놓였던 아기 머리 부위에 혹이나 멍이 생길 수 있다. 또

---

14 석션 컵의 구조와 원리는 유축기와 비슷하다.　옮긴이.

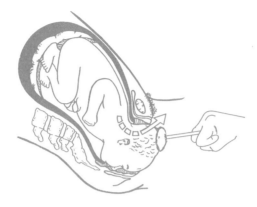

흡입 분만 아기 두피에 석션 컵을 놓은 후 임신부는 밀어내고, 자궁이 수축할 때 의사는 잡아당긴다.

는 피부에 찰과상을 입을 수도 있다. 혹이 사라지려면 며칠에서 몇 주가 걸린다.

✚진공 흡입기를 산과 전문의가 사용할 경우, 아기 머리에 심각한 상처를 입힐 가능성은 매우 적다. 그러나 전혀 없다고 할 수는 없다.

✚만약 석션 컵이 머리와 분리되어 튕기기라도 하면 그 소리에 출산 동반자와 임신부는 놀랄 수가 있다.

고려해야 할 대안들

✚임신부는 스쿼팅이나 서 있는 여러 자세에서 밀어내기(힘주기)를 할 수 있다. 179쪽의 표 '진통과 출산에 도움이 되는 자세와 동작'을 참고한다.

✚제왕절개 분만이 행해질 수 있다.(9장 참조)

7. 조산, 진통, 그리고 산후의 문제

진통은 정말 잘 진행됐어요. 베스가 자랑스러웠죠. 그런데 출산 직후 출혈이 심했어요. 엄청나게 피를 많이 흘렸죠. 의사가 빨리 대처해 주어서 얼마나 고마웠는지 몰라요. 지금은 모두 건강합니다. 그런데 이번에는 내가 임신을 했어요. 그런데 그때의 무서웠던 기억 때문에 겁이 나네요.

—모린, 새내기 엄마의 친구

이번 장에서는 진통 이전, 중간, 이후에 발생할 수 있는 몇 가지 문제점들을 짚어보고, 그런 일이 생길 때 임신부와 출산 동반자는 각각 어떻게 대처할 수 있는지 알아볼 것이다. 임신부에게 생긴 문제, 진통에 관한 문제, 태아에 관한 문제, 그리고 신생아와 관련된 문제로 각각 분류해서 살펴보겠다.

임신부는 심각한 문제가 생기면 걱정을 하고 충격을 받거나 겁을 내거나, 심지어는 자신에게 일어난 일을 의심하여 문제를 받아들이기 어려워할 수도 있다. 임신성 당뇨, 고혈압, 혹은 조기 진통처럼 이상 증세를 느끼지 못한다면 받아들이기가 더욱 어렵다. 진통만도 힘든데 그 외의 것까지 받아들이기란 무척 버거운 일이다. 임신부는 출산 동반자가 의사 결정 과정에 함께 참여하고 책임을 나누기를 바랄 것이다. 출산 동반자는 다음과 같은 방법으로 도울 수 있다.

✦상황을 파악하고, 그것이 왜 문제인지, 얼마나 심각한 것인지 알아본다.

✦의료적인 조치를 취했다면 그렇게 한 이유와 그 경우 어떤 결과를 기대할 수 있는지 알아본다. 의사에게 3부 도입부의 '후회 없는 결정을 위해 꼭 해야 할 질문들'(251쪽)을 하고 이 말을 덧붙인다. "건강한 아기를 낳는 데 도움이 되는 조치인가요?" 답변을 들었다면 임신부가 이해하도록 잘 설명한다.

✦의사와 협력적인 관계를 유지한다. 임신부의 바람을 의료진에게 알리고, 대안이 있는지 알아본다. 이때 출산 계획서(50쪽)를 지침으로 삼는다.

✦정말 중요한 응급 상황에는 의사의 판단을 받아들여야 한다는 것을 인지한다.

✦임신부가 바뀐 상황에 적응하도록 돕는다. 예기치 않은 문제들이 발생했을 때 어떻게 하기를 원하는지 출산 계획서에 밝혀둔 경우, 설령 원하는 바를 벗어났다 할지라도 자신과 아기에게 좋은 조치라면 받아들이게 해야 한다.

✦임신부와 늘 함께 있어준다.

✦임신부가 감정적으로 회복할 수 있는 시간을 허락한다. 출산 동반자도 회복할 시간이 필요하다.

임신부에게 생긴 문제

이 장에서는 문제가 되는 상황과 그것을 관리할 방법에 관해 소개했다. 문제가 생겼을 때 임신부는 어떤 반응을 보이는지, 그녀에게 도움이 되는 대응 방법은 무엇인지도 함께 실었다. 문제가 생길 경우 이 정보들을 활용한다면 도움이 될 것이다.

조산

임신 37주 전에 진통이 시작되면 조산早産으로 간주한다.(조산 진통의 징후에 대한 설명은 72쪽 '진통의 징후'를 보라.) 조산한 경우, 아기들은 의학적으로 몇 가지 심각한 위험을 안게 된다. 예를 들어 호흡 곤란이나 황달, 감염, 체온 유지 곤란, 수유 곤란 같은 문제이다.

조산의 관리

진통이 예상보다 일찍 오면 다음과 같은 조치를 취할 수 있다.

✛ 자궁 경부가 얼마나 열려 있는지 판단하기 위해 내진으로 검사를 한다.

✛ 수축이 얼마나 길고 강하게 자주 오는지 무자극 태아 심음 검사를 시행한다.

✛ 임신부를 침대에서 쉬게 하거나 약물을 사용하여 진통을 멈추도록 시도한다. 자궁 경부가 2센티미터 미만 열렸을 때는 이런 치료가 효과적일 수 있다.

✦아기의 폐가 성숙했는지, 즉 출생 후에 어려움 없이 호흡할 수 있는지를 알아보기 위해 양수를 채취하여 폐 성숙도 검사를 한다. 이 검사는 진통과 출산이 진행되는 것이 안전한지 결정하는 데 도움이 된다.

✦아기 폐가 미성숙하다면 성숙하게 하는 약물을 주사한다.

✦전자 태아 심음 장치로 수축과 아기의 상태를 확인한다.

✦감염에 대한 테스트를 한다.(254쪽에 설명된 'B군 연쇄상구균') 이 검사가 양성으로 나오면 임신부에게 항생제를 투여한다.

✦출산을 지연시킬 수 없다면 임신부를 고위험군으로 관리해야 한다. 33주 이전의 조산이라면 더욱 그렇다.

✦출산시에는 소아과나 신생아 전문의가 아기를 진찰하도록 한다.

✦출산이 성공적으로 늦춰지면 임신부는 약물을 처방받아 집으로 돌아갈 수 있다. 36주까지는 침대에서 휴식을 취하며 활동을 줄인다.

임신부는 어떤 느낌이 들까?

임신부는 아기가 건강한 인생을 시작하게 하기 위해 최선을 다하지만, 일찍 수축이 일어난 것이 자기 때문이라고 생각하거나, 침대에 누워 쉬느라 집안일을 못할 경우 죄책감을 가질 수도 있다. 출산 동반자에게 짐을 더해주는 것 같아 미안한 마음이 들 수도 있으며, 침대에서 안정을 취하는 것이 자신의 건강에 어떤 영향을 미칠지 염려하게 될 수도 있다. 또 하루 종일 누워 있는 것이 지루할 수도 있다.

출산 동반자는 어떻게 도울 수 있을까?

죄책감을 더하지 말아야 한다. 출산 동반자는 자신의 책임이 커진 것을 즐겁게 감당해야 한다. 그것이 아기의 건강을 위한 일이라고 생각하면 된다. 가능하면 집안일을 도울 사람을 구한다. 임신부에게 인터넷으로 아기 물건을 구입하거나 책을 읽거나 양육에 관한 비디오를 보라고 권할 수도 있다.

고혈압(임신 중독증)

임신부 중 약 5퍼센트가 고혈압을 앓는데, 이는 임신 전이나 직후에 시작된다. 이런 경우 임신 기간 내내 세심한 관찰이 필요하다. 약물을 복용해야 할 수도 있으며, 그럴 경우 그 양을 수시로 조절해야 하기 때문이다.

임신 여성의 5~8퍼센트는 임신 후기에 고혈압(140/90 이상)이 생긴다. 대개는 가벼운 고혈압으로 다리, 손, 얼굴 등이 붓고 소변에 단백질이 나오는 증상을 동반할 수 있다. 이런 증상은 출산하고 나면 대부분 없어지지만, 때로 진통 중간에 더욱 심해지기도 한다.

고혈압이 임신성 고혈압으로 합병증을 동반하면 더 위협적이다. 이경우 몸이 붓고 단백뇨가 나올 뿐 아니라 시야가 흐려지거나 반점이 보이고 윗배 통증과 두통이 심해진다. 반사 작용이 강해지며 간과 신장의 문제를 동반할 수도 있다. 태반의 기능이 저하되어 태아 성장을 느리게 하며, 심한 경우 발작을 경험하기도 한다. 매우 드물지만 사망에 이르기도 한다.

임신중의 고혈압 관리

다음과 같은 방법들로 고혈압을 관리할 수 있다.

✦활동을 줄이고 침대에서 쉬되, 왼쪽으로 누울 것을 권한다. 침대에 누워 쉬는 시간은 고혈압 수치에 따라, 또 의사가 침대 요양의 가치를 어느 정도 신뢰하는가에 따라 다르다. 의견은 상당히 엇갈릴 수 있다.

✦혈압을 내리는 약물이나 발작을 예방하는 마그네슘 황산염을 처방한다. 둘 다 사용하기도 하는데, 이 경우 입원을 해야 한다. 만성 고혈압에 사용되는 약물 일부는 태아에게 위험하기 때문에 의사는 좀 더 안전한 약물을 처방할 것이다.

✦고혈압이 악화되는 것에 대한 징후를 긴밀히 살핀다.(혈압과 소변 검사, 반사 작용 검사, 태아 성장 및 건강 검사, 몸무게 확인)

✦상황이 악화되면 진통 유도제를 투입해 유도분만을 하거나 제왕절개 분만을 행한다.

임신부는 어떤 느낌이 들까?

고혈압 증상이 있는 임신부는 다음과 같이 느낄 것이다.

✦증상이 가벼울 경우, 대부분의 여성들은 괜찮다고 여겨 침대에서 요양하라는 지시를 따르고 싶어 하지 않을 수 있다. 의사가 과잉 반응을 한다고 느낄 수도 있다.

✦일을 그만두거나 줄일 수 있다는 것에 안도할 수도 있다. 힘들거나 스트레스가 많은 일이었다면 더욱 그렇다.

✦상황이 조절되지 않으면 자신과 아기에게 중대한 문제가 있을 수 있다는 것을 알고 걱정할 수도 있다.

✦유도분만과 같은 의료 개입(275쪽)을 받아야 하거나 침대에서 요

양할 경우 지속적 전자 태아 심음 장치(266쪽)를 부착해야 한다는 점을 불편해할 수 있다.

✛약물, 특히 마그네슘 황산염을 투여할 경우 경련과 땀, 더운 느낌 같은 불편감이 들 수 있다. 혈압 조절 약물로 인해 두통, 구역질, 졸음, 숨 참, 배뇨 이상과 같은 부작용도 경험할 수 있다.

출산 동반자는 어떻게 도울 수 있을까?

임신부를 이해하며, 그녀가 해야 할 일에 집중할 수 있도록 돕는다. 그녀가 주어진 상황에서 적용할 수 있는 진통 완화법들을 기억하도록 한다.(237쪽의 '반드시 침대에서 진통해야 할 때')

임신성 당뇨

이 질환은 임신한 여성의 3~5퍼센트에서 발생한다. 두 단계의 검사로 임신성 당뇨를 진단할 수 있다. 임신 26~28주 사이에는 당이 든 음료를 마시고 피를 검출하여 혈액 내 당을 측정한다.(50그램 당부하 검사) 이 검사 결과, 수치가 높게 나온 여성은 좀 더 정확한 결과를 위해 3시간 동안 당내성 검사를 받게 된다. 먼저 혈액을 채취한 다음(금식 혈압), 같은 용액을 마시게 하고 3시간에 걸쳐 두세 번 더 혈액을 채취한다. 그 결과 혈당이 높게 나오면 임신성 당뇨가 있는 것이다.(첫 번째 50그램 당부하 검사에서 혈당이 높다고 나온 여성의 85퍼센트가 당내성 검사에서는 정상 수치가 나온다는 점에 유의한다.) 관리와 치료 방법은 매우 개별적이며 저당 저탄수화물 식단과 함께 규칙적인 운동을 하는 것에 주안점을 둔다. 이것은 혈당의 수치를 정상적으로 유지하는 데 필수적이다. 병원에 따라서는 내과로 진료 의뢰를 하여 혈당 측정과 인슐린 치료를 받는 것을 권하기도 한다.

임신성 당뇨의 관리

앞서 말한 식단과 운동 외에 의사는 다음과 같은 방법들도 권할 수 있다.

✤ 특수 혈당 측정기를 가지고 직접 자가 혈당 검사를 해 의사에게 수치를 보고한다.

✤ 특수 식단과 운동 요법을 이행하기 위해 전문가의 도움을 받는다.

✤ 태동의 수를 센다.(45쪽)

✤ 태아의 성장과 건강 상태를 면밀하게 모니터링한다.

✤ 필요하다면 자가 인슐린 주사를 맞아 혈당을 조절한다.

아기에 대한 관리

임신부의 혈당이 잘 조절되지 않을 경우 아기에게 다음과 같은 문제가 생길 수 있다.

✤ 태아가 지나치게 커지고, 그로 인한 출산 후유증 가능성도 높아진다.

✤ 태어날 때 저혈당이 올 수 있다.

✤ 황달이 올 수 있다.

✤ 황달 수치가 높은 상태로 더 오래갈 수 있다.

✤ 아기는 크지만 폐가 미성숙해 호흡의 문제가 생길 수 있다.

✤ 신생아가 중환자실로 입원할 확률이 높아진다.

이런 문제들을 예방하기 위해 임신성 당뇨는 잘 관리해야 한다. 임신부의 당뇨병이 잘 관리되면 아기에 대한 예후도 매우 좋다.

진통중 또는 그 이후의 임신성 당뇨에 대한 관리

✛ 혈당이 잘 조절되지 않을 경우 38주에서 39주 사이 혹은 그 이전에 유도분만을 권하기도 한다.

✛ 아기가 엄마의 골반에 비해 지나치게 크면 제왕절개 분만의 가능성이 커진다.

✛ 진통중 혈당 검사를 자주 하게 될 수 있다.

✛ 당이나 인슐린을 조절하기도 한다.

✛ 신생아도 혈당이 정상으로 될 때까지 자주 검사한다.

✛ 임신성 당뇨로 인해 아기에게 생긴 문제들을 검사하고 치료한다.

✛ 임신성 당뇨가 있었던 여성은 이후 지속적으로 혈당 관리를 해야 한다.

임신부는 어떤 느낌이 들까?

✛ 자신은 괜찮다고 느끼는데 주위의 간섭이 많아져 낙담한다.

✛ 아기에 대해 염려한다.

✛ 복잡한 치료 과정을 이해하지 못하고 무기력함을 느낀다.

출산 동반자는 어떻게 도울 수 있을까?

✛ 임신부가 여러 선택안들에 대해 알 수 있도록 돕는다.(추천 자료를 보라.)

✦임신부가 '후회 없는 결정을 위해 꼭 해야 할 질문들'(251쪽)을 하도록 돕는다.

✦임신부가 식단과 혈당 검사, 그리고 진통중에 경험하게 될 의료 개입의 필요성을 인식하고 협조하도록 돕는다.

✦진통중에 할 수 없는 일들을 과하게 언급하지 말고, 할 수 있는 일들을 긍정적으로 강조한다.

외음부 포진(헤르페스)

성기 주변에 포진이 생기면 반드시 의사에게 알려야 한다. 진통에 들어갔을 때 바이러스가 활동하면 분만중에 아기가 감염될 수 있다는 의학적 증거 때문이다. 신생아가 포진에 감염되면 뇌 손상과 심할 경우 사망에 이를 수도 있다. 오랜 기간 포진을 앓아왔다면 진통중의 염증이 아기에게 감염될 위험은 1~3퍼센트이나, 최근에 포진을 앓았다면 그 위험은 훨씬 더 커진다.

임신 마지막 몇 주 동안, 많은 의사들이 포진 염증이 있었던 모든 여성에게 항바이러스 약물의 투여를 권하기도 한다. 몇 년 동안 발병하지 않았다면 약물을 거부할 수도 있지만, 최근에 한 번 이상 발병했던 여성이라면 이 조치를 받아들이는 것이 현명하다. 스트레스를 줄이고, 균형 있는 식단을 유지하고, 몸에 습기가 차는 것을 방지하기 위해 면 섬유로 된 속옷을 입는 것이 증상을 예방하는 또 다른 방법이다.

의사는 진통이 임박한 시기에 포진이 발병했던 임신부에게는 항바이러스 연고를 처방할 것이다. 유도분만이나 제왕절개 분만을 권하기도 한다.

포진 이력이 있는 임신부를 위한 진통중 관리
의료진은 다음과 같이 관리할 것이다.

+ 염증이 있는 부분을 면밀하게 검사한다.
+ 바이러스의 존재 유무를 확인하기 위해 질 분비물을 배양한다.
+ 바이러스가 발견되면 아기의 감염을 막기 위해 제왕절개 분만을 행한다.
+ 염증이 눈에 보이지는 않지만 배양 결과 포진 바이러스가 존재하는 것으로 나오면, 아기는 항바이러스 연고 치료나 복용법을 받을 수 있다.

임신부는 어떤 느낌이 들까?
임신부가 자기 성기에 염증이 있다는 사실을 알게 되면, 특히 예상을 못했을 때에는 크게 실망하고 우울해할 것이다. 그리고 그 포진의 원인이 남편이 아닐까 원망의 마음이 들 수도 있을 것이다. 그녀에게 필요한 절차에 관한 상담이 필요하다는 것을 알려주고, 그녀가 받아들이도록 돕는다. 이 경우 출산 계획을 바꾸어야 하며, 아기에게 어떤 문제가 생길 수도 있다는 것을 알아두어야 한다.

출산 동반자는 어떻게 도울 수 있을까?
+ 임신부에게 원망과 실망감을 표현할 기회를 준다.
+ 약물 치료의 필요성을 받아들일 시간을 준다.
+ 출산 동반자가 원인 제공자라면 방어적이 되지 않으려고 노력해야 한다.

✦제왕절개 분만이 만족할 만한 대안이 될 수 있는지 알아본다.(362쪽)

진통중 과다 출혈

진통중 출혈은 전치 태반, 태반 조기 박리, 출산중 산도의 열상 또는 태반이 자궁과 분리되는 과정에서 일어난다. 태반이 만약 자궁 입구에 가까이 있다면 평균보다 출혈이 많을 수 있다. 간혹 아기가 나오기 전에 태반이 먼저 분리되기도 한다. 이를 '태반 조기 박리'라고 부른다. 자궁은 수축 사이에 매우 단단해지고, 임신부는 비정상적인 진통과 통증에 시달릴 수 있으며, 출혈의 양상이 다르게 나타난다.(일반적인 휴식기 없이) 어느 경우나 엄마와 아기는 위험하다. 이는 잠재적인 응급 상황이다.

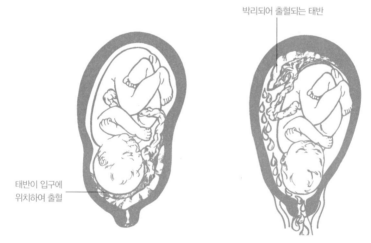

전치 태반(왼쪽)과 태반 조기 박리(오른쪽)

<u>진통중의 출혈 관리</u>

이 문제는 다음과 같이 관리할 수 있다.

◆ 진통 전이나 진통 초기에 심각한 출혈이 있다면 제왕절개 분만을 고려해야 한다. 출혈의 양이 많고 속도가 빠르면 응급 마취로 폐 기관 삽관을 할 수 있다.

◆ 출혈이 있더라도 심각하지 않다면, 의료진은 아기의 심박을 계속해서 모니터링하며 기다릴 것이다. 아기의 심박이 정상이면 정상 분만도 가능하다.

임신부는 어떤 느낌이 들까?

◆ 깜짝 놀란다.

◆ 걱정과 두려움에 빠져 다른 우선순위를 이행하지 못한다.

◆ 의사가 과잉 반응하는 것이 아닌지 의심한다.

출산 동반자는 어떻게 도울 수 있을까?

◆ 문제의 심각성에 관해 잘 파악하고 정보를 임신부와 공유한다.

◆ 수축을 하는 동안 계속해서 임신부를 도와준다.

◆ 아기가 스트레스 징후를 보이면 적절한 조치를 준비한다.

출산 후 과다 출혈

출산 직후 보이는 어느 정도의 출혈은 정상이다. 자궁은 대개 출산 이후 급격히 수축하는데 이로써 출혈도 가라앉는다. 특별한 치료 없이 혈압과 맥박이 잘 조절될 정도의 양은 정상으로 본다.

다음과 같은 문제는 출산 직후의 과다 출혈로 이어질 수 있다. 자궁의 이완, 잔류 태반, 질이나 자궁 경부의 찢어짐 등이 그것이다. 과다 출혈이 있으면 혈압이 떨어져 어지럼증이나 몸이 차가워지는 증상 등이 나타나기도 한다. 이때는 머리를 낮추고 가만히 누워 있는 것이 좋다. 의료진은 혈압을 올리는 약물을 투여한다.

출산 후 몇 주 동안 산모는 생리혈과 비슷한 분비물이 나오다가 조금씩 줄어드는 것을 경험할 것이다. 오로惡露라고 불리는 이 분비물은 혈액과 자궁 내에 있던 점막 등으로 이루어진 세포의 일부이다.

출산 후 출혈 관리

✛자궁 수축을 위해서 의사는 산모의 아랫배를 힘차게 마사지할 것이다. 산모에게는 고통스러워도 그것이 자궁 수축을 위한 가장 빠른 방법이다.

✛의사는 임신부의 대퇴부에 자궁 수축제를 주입하고, 피토신을 정맥에 투여하거나 출산 동반자나 간호사에게 산모의 유두를 자극하게 함으로써 옥시토신 분비를 촉진시킬 것이다.

✛의사는 태반이나 기타 잔여물이 질 안에 고여 있으면 손으로 제거한다. 이 과정은 산모에게 불편감을 동반한다.

✛질이나 자궁 경부에 열상이 있으면 그 열상을 봉합해야 한다.

✛산모가 많은 양의 출혈을 할 경우 수혈을 받거나 다른 수액을 주입받는다.

✛질과 자궁의 손상으로 출혈이 된 경우 봉합하기 어려울 만큼 안쪽에서 출혈이 되고 있다면 자궁동맥 색전술 또는 개복술로 혈관 결찰을 하거나 자궁 절제술을 받을 수도 있다.

산모는 어떤 느낌이 들까?

✛ 처음에는 혈액의 손실이 얼마나 심각한지 깨닫지 못한다.

✛ 많은 양의 혈액이 손실되면 어지럼증을 느낀다.

✛ 출혈이 계속되고 긴급한 조치들이 취해지면 놀랄 것이다.

출산 동반자는 어떻게 도울 수 있을까?

의료진의 지시대로 한다. 출혈은 응급 상황이므로 빠른 처치가 필수적이다. 가능하면 임신부 옆을 지키며 그녀가 요구받는 일에 잘 협조하도록 돕는다.

진통의 진행과 관련된 문제들

의사나 간호사는 주기적으로 진통의 경과를 관찰하고 기록한다. 자궁 경부의 변화와 태아의 자세, 위치 등을 판단하기 위해 질 검사나 복부 초음파 검사를 하며, 수축의 빈도, 기간, 강도 등을 지켜보고 임신부의 반응을 관찰한다. 진통은 급격한 진행과 느린 진행 두 가지로 나누어 살펴볼 수 있다.

급격한 진행

수축이 비정상적으로 강하거나 자궁 경부가 예외적으로 부드러울 때 진통은 급격하게 진행된다. 빠른 진통은 의료적으로 다루어야 하는 문제가 될 수 있으며, 빠른 진행은 심한 통증을 수반하므로 임신부에게는 극히 두려운 일이 될 수도 있다.

의사의 주요 관심

✚임신부를 적절히 돌볼 수 있도록 다양한 방법으로 배려한다. 만약 가정 출산을 하는 경우라면 의사나 조산사가 도착하기 전에 취할 조치에 대하여 임신부와 출산 동반자에게 알려준다.

✚강하고 잦은 수축을 태아와 임신부가 어떻게 견디고 있는지 살핀다.

✚출산이 급격하게 진행되는 동안 임신부의 회음부에 손상이 있을 가능성은 얼마나 되는지 살핀다.

✚질의 손상과 출혈의 양이 많지는 않은지 살핀다.

✚신생아는 잘 적응하고 있는지 살핀다.(이런 종류의 출산에서는 흔히 임신부의 호흡 문제가 생길 수 있다.)

급격한 진통의 관리

✚임신부를 지지하고 위로한다.

✚호흡이 끊기지 않도록 한다.

✚수축 때 태아 심장이 어떤 반응을 보이는지 모니터링한다.

✚임신부에게 힘을 주지 말라고 하거나 아기 머리가 나오는 것을 손으로 막아서 분만 속도를 조절하는 시도를 한다.

출산 동반자는 어떻게 도울 수 있을까?

217~220쪽의 '진행이 빠른 진통'을 참고한다.

본격 진통의 지체(난산)

자궁 경부는 4~5센티미터 열릴 즈음이면 아주 얇아져서 이후로는 확장에 더욱 속도가 붙는다. 이 지점까지 오는 데 하루나 이틀이 걸렸다고 해도(228쪽의 '진행이 느린 진통' 참조), 이제 확장과 태아의 하강은 속도를 내게 된다. 하지만 때로 그렇지 않은 경우도 있다. 확장이 매우 느리거나(이를 '진통의 지체'라고 부른다) 수 시간 이상 멈춘 것처럼 보일 때(이를 '진통의 정지'라고 부른다)도 있다.

본격 진통이 지체되는 이유를 진단하기란 쉽지 않으며, 시간이 지나기 전에는 그것이 얼마나 심각한 상황인지도 알기 어렵다. 느린 진행이 항상 문제가 되는 건 아니다. 하지만 진통이 정지되는 상황은 임신부와 출산 동반자, 의사 모두에게 큰 걱정거리이다. 특히 가능한 모든 시도를 다 해보아도 상황이 끝날 것 같지 않을 때 가장 염려되는 것은 임신부가 지치게 된다는 점이다. 어떤 지점이 되면 의사는 진통 촉진제 투여를 선택할 수 있도록 제안하거나 때로는 강력하게 권고한다. 이는 5장에서 설명한 대로 '어려운 진통'에서 '문제 있는 진통'으로 넘어가는 때이며, 의료적 개입이 요구되는 시점이 되기도 한다.

진통이 느려지는 원인
+ 아기의 머리와 엄마의 골반이 잘 맞지 않아서(아두 골반 불균형)
+ 수축의 강도가 약해지고 느려지거나 시간이 짧아질 때
+ 수축의 빈도가 낮을 때
+ 임신부의 탈수, 탈진, 혹은 지나친 두려움이나 긴장

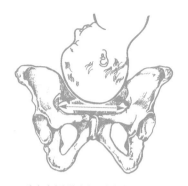
아기 머리와 엄마의 골반이 잘 맞지 않은 경우

지체되는 진통의 관리

진통이 지체되면 의료진은 다음과 같은 조치를 취한다.

✚ 태아 심박을 계속 모니터링하여, 진통의 진행이 지체되는 상황에서도 아기가 건강한지 관찰한다.

✚ 엄마가 지쳐 있는 경우 긴장을 푸는 것을 도와줄 마취제나 경막외 주사를 권한다.

✚ 수분과 에너지 공급을 위한 수액을 처방한다.

✚ 수축이 느려질 경우 옥시토신(피토신)을 사용하기도 한다.

✚ 전자 태아 심음 장치를 통해 수축의 강도와 피토신의 효과를 관찰한다.

✚ 출산기(2기)에서 지체가 발생하면 흡입 분만을 권하기도 한다.

✚ 여러 노력에도 불구하고 진행이 없으며 상당한 시간이 경과했다면 제왕절개 분만을 추천한다.(9장 참조)

임신부는 어떤 느낌이 들까?

+ 한동안은 빠른 진행을 위해 노력할 것이다.

+ 눈에 보이는 효과가 없을 땐 지쳐서 낙담할 수도 있다.

+ 필요에 따라 경막외 주사를 요구할 수도 있다.

+ 진통의 정상 비정상 여부에 관계없이 진행이 느린 사실을 받아들일 필요가 있다.

+ 자신과 자궁에 뭔가 문제가 있을까봐 두려워한다.

+ 어떻게든 빨리 진통을 끝내고 아기 낳을 준비를 하고자 한다.

출산 동반자는 어떻게 도울 수 있을까?

+ 5장의 '진행이 느린 진통'(228쪽)과 '유두 자극하기'(224쪽)에 언급된 방법들을 임신부에게 제안한다. 목욕이나 자세 바꾸기 또는 진통을 자극하는 방법들에 대해 임신부가 생각지 못했을 수 있다.

+ 임신부가 기운이 빠져 있다면, 사전 선호도를 고려하여 진통 완화 약물(344쪽)을 권유해 본다. 경막외 주사는 임신부가 잠을 자는 동안 수축을 강화하고 정상 분만으로 진행시킬 수 있다.

+ 임신부가 심한 진통을 하는 동안 그녀의 감정 상태에 집중하고 그녀를 이해하려고 해야 한다.(244쪽의 '출산의 트라우마가 있는 경우' 참조)

+ 먹고 쉬게 하거나 세수나 양치를 하게 하여 기분을 새롭게 전환하도록 돕는다.

+ 임신부를 도울 사람(둘라나 친구, 친척 등 다른 사람)이 없다면 임신부 옆을 떠나지 않는다.

태아에게 생기는 문제들

진통을 견디는 능력은 태아의 건강 상태와 엄마의 진통 관리, 즉 호흡의 정도에 따라 다르다. 대개 진통은 호흡이나 체온 조절, 젖 빨기 등 아기의 여러 신체 기능에 도움이 되지만, 문제 있는 진통의 경우 태아나 신생아의 건강을 방해하기도 한다. 의사는 태아가 진통을 잘 견디지 못하는지 징후를 주시하며 개입이 필요한지 살펴본다.

제대 탈출

아주 드문 경우지만 탯줄이 아기보다 먼저 산도로 내려오기도 한다. 이는 응급 사태이며 숙련된 의료진은 즉각적으로 정확한 조치를 통해 응급 제왕절개를 시행한다. 그러나 강한 진통으로 아기가 내려오는 상황이면 아기는 사망에 이를 수도 있다. 탯줄이 빠지면서 아기 머리와 골반 사이에 탯줄이 끼여 혈액 공급을 막을 수 있기 때문이다.

눈에 띄는 징후

제대 탈출은 드물기는 하지만, 다음의 두 가지 조건에서 발생할 확률이 높다. ① 역아인 경우, 또는 머리가 자궁 경부의 높이에 있거나 자궁 경부에서 멀어진 경우, ② 역아가 완전 또는 불완전 둔위인 경우, 자연발생적으로 양수가 터졌거나, 진행중에 인위적으로 양막을 열었거나, 양수가 갑자기 왈칵 흐르는 경우. 이런 상황이 합쳐지면 양수가 빠져 나가기 때문에 탯줄이 아기 머리나 엉덩이 주변을 빠져나올 수 있다.

역아라도 진둔위인 경우나, 아기가 이미 골반 아래 있거나 아기 머리나 엉덩이가 자궁 경부를 이미 압박하고 있다면 제대 탈출 가능성은 희박하다.

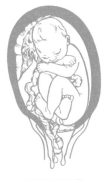

역아의 제대 탈출

제대 탈출의 관리

의사는 임신부에게 네 발 자세(고양이 자세)를 취하게 하고 손을 질 안으로 넣어 아기의 탯줄을 잡는다. 가능하면 빨리 제왕절개 분만을 행한다. 진통이 강하게 오지 않는 경우라면 빠른 조치만 취한다면 아기는 건강하게 태어날 것이다.

임신부는 어떤 느낌이 들까?

✛ 양수가 흐르면 진통의 신호라고 생각하고 흥분할 수 있다.

✛ 병원으로 이동할 때 네 발 자세를 취하지 않으려 한다. 자신이 지나치게 반응한다고 생각하기 때문이다.

✛ 차 안에 그냥 앉아 있으려 한다.

✛ 아기가 위험해질까 두려운 마음에 아기를 위한 것이라면 무엇이든지 하려 한다.

✛ 자신이 어떻게 해야 할지 알고 있다고 생각한다.

출산 동반자는 어떻게 도울 수 있을까?

아기가 높이 있거나 거꾸로 있어서 양수가 왈칵 쏟아지며 탯줄이 빠지는 경우는 100분의 1의 확률이다. 제대 탈출의 경우 대응하는 시간이 가장 중요하다. 아기 생명을 지키는 핵심이 바로 시간과 임신부의 자세이기 때문이다. 가능한 방법을 다 동원할 수 있도록 의료진과 협력해야 한다.

태아 가사假死, fetal distress

건강한 아기는 진통중에 발생하는 일시적인 산소 부족을 상쇄하는 놀라운 능력을 가지고 있다. 즉 대부분의 건강한 태아는 적절한 진통으로 인한 스트레스를 회복할 능력을 갖고 있다. 하지만 산소 결핍 정도가 심각하고 너무 오랫동안 지속되었다거나, 아기에게 그런 보상 능력을 감퇴시킬 다른 문제가 있는 경우에는 혈액과 산소의 결핍으로 대사 장애가 발생하며 뇌 손상이 일어날 수도 있다. 태아 가사는 태아가 평소보다 적은 양의 산소 때문에 신체적으로 적응해야 하는 징후를 보이는 것을 의미한다.

태아 가사를 진단하는 방법

태아 가사는 전자 태아 심음 장치로 심박 수의 패턴 변화를 살펴 진단할 수 있다.

✦간호사나 조산사는 긴 시간 임신부 곁을 지키며 이동식 전자 태아 심음 장치로 태아의 심박 패턴을 듣는다.(270쪽)

✦의사나 간호사는 지속적 전자 태아 심음 장치(266쪽)로 수축의 강도와 태아 심박을 살핀다.

✦양수가 자연적으로 흐르거나 의사가 인위적으로 양막을 연 경우라면(272쪽) 양수 안에 태변이 있는지를 검사한다. 태변은 건강한 상태에서도 볼 수 있지만 태아의 스트레스를 나타낼 수도 있기 때문이다.

태아 가사의 관리

만약 태아가 스트레스를 받고 있다는 표시가 모니터에 나타나면 의사나 간호사는 다음 중 한 가지 혹은 전부를 행할 것이다.

✦임신부에게 깊은 호흡을 유도해 산소를 공급한다. 이렇게 들이마신 산소는 혈류를 통해 태반까지 가고, 탯줄을 통해 다시 아기에게 간다.

✦임신부의 자세를 바꾸게 한다. 이렇게 하면 태아 스트레스를 유발하는 탯줄의 압박을 줄일 수 있다.

✦피토신과 같은, 스트레스를 유발할 가능성이 있는 모든 약물의 사용을 중단한다. 피토신은 매우 강하고 긴 수축을 일으킬 수 있으며, 이렇게 할 경우 수축하는 동안 태반을 통해 흐르는 산소가 줄어들 수도 있다.

✦수축을 느리게 하는 약물을 주기도 한다.

✦정확한 판단을 위하여 내부 모니터링, 태아 두피 자극 검사, 맥박 산소 측정법 등 다양한 검사를 실시한다.

✦태아 스트레스가 심각해 보이면 진행 상태에 따라 진공 흡입기를

사용해 즉각 정상 분만을 시도하거나 응급 제왕절개 분만을 한다. 제왕절개 분만은 스트레스 정도와 임신부가 출산에 얼마나 가까워졌는지에 따라 달리 결정한다.

지속적 전자 태아 심음 장치의 검사 결과뿐 아니라 어떠한 검사도 태아 가사를 정확하게 조기 진단하기는 어렵다. 따라서 응급 제왕절개를 하기 전에 태아 스트레스 정도가 얼마나 심각한지, 더 확인하기 위한 검사에는 어떤 것들이 있는지 물어보는 게 좋다. 하지만 태아 두피 자극 검사를 제외하면 각종 검사와 조치에는 시간이 걸리며, 전자 태아 심음 장치의 추적 결과를 기다리고 있기에는 아기 상태가 위험하다고 판단이 되는 경우도 있다. 아기가 어느 정도로 잘 견디고 있는지, 그리고 앞으로 몇 시간을 더 견딜지 알 수가 없어 위험하다고 판단되면, 의사들은 응급 상황으로 발전하기 전에 빨리 조치를 취하려고 할 것이다.

임신부는 어떤 느낌이 들까?
+ 태아 스트레스의 징후가 보인다고 하면 충격을 받을 것이다.
+ 의사의 생각은 어떤지 묻고 싶지 않을 수도 있다.
+ 안도, 혼란, 두려움, 후회, 그만두고 싶은 마음 등 복합적인 감정이 들 것이다.

출산 동반자는 어떻게 도울 수 있을까?
+ 현재 일어난 상황의 심각한 정도를 파악하려고 노력하며, 의료진과 계속해서 대화를 시도한다.

+ 질문을 하되 의사가 필요한 조치를 취하고자 할 때 막지 않는다.

+ 확진을 위해 태아 두피 자극 검사를 빨리 요청한다.

+ 이 장의 초반에 했던 제안들을 따른다. 상황이 위급하다면 의논할 시간이 없다는 점을 명심한다.

신생아에게 생기는 문제

신생아는 출생 직후 진찰 또는 검사를 받는다. 모든 것이 정상이라면 아기는 대개 엄마에게 안겨 젖을 빤다. 만약 문제가 있다면 아기는 아마 집중 치료실 또는 중환자실로 옮겨질 것이다.

만약 아기에게 문제가 있다면 의사가 내린 결정을 따라 적절한 치료를 받게 하는 것이 이후에 좋은 결과를 가져올 수 있다. '후회 없는 결정을 위해 꼭 해야 할 질문들'(251쪽)이 도움이 될 것이다. 산모는 출산으로 인한 흥분과 약물의 영향, 누적된 피로와 여러 가지 문제로 인해 생각을 명확히 하기 어려울 수 있고, 판단이 잘 서지 않을 수 있다. 출산 동반자가 산모 다음의 법적 친족이라면 치료 과정에 동의해야 할 것이다.(법적인 권리가 없거나 아기와 생물학적인 유대가 없다면, 아기에 관한 결정을 내릴 수 있도록 산모와 미리 조정을 해두도록 한다.)

아기가 여러 날을 집중 치료실에 있어야 한다면 출산 동반자는 아기의 보호자로서 많은 사람들(예컨대 소아과, 신생아 전문의 혹은 다른 전문의, 실험실 직원, 초음파사, 호흡기 치료사, 간호사, 사회 복지사 등)을 만나 치료법과 각자의 역할, 책임 등에 관해 듣게 될 것이다. 모든 것을 따라가기는 대단히 혼란스러울 것이며 거의 불가능해 보일 수도 있다. 종종 무력감을 느끼고 스트레스를 받으며 의사를 불신하거나 그들의 말을 받아들이려 하지 않을 수도 있다. 의사소통을 잘해서 기록으로 남겨놓는 일은 이러한 무력감을 예방하는 방법이 된다.

출산 동반자는 가능하면 아기와 함께 지내야 한다. 아기에게는 가까이에서 사랑을 주는 사람이 필요하다. 상황이 허락한다면 아기를 만지고 아기에게 얘기를 걸어주는 것이 좋으며, 아기에게 일어나는 일을 계속해서 파악하고 있어야 한다. 자리를 떠나야 한다면, 주변 사람에게 얼마 동안만이라도 아기와 함께 있어달라고 부탁한다.

요점은 전문가들이 들려주는 아기에 관한 정보를 잘 알고 있어야 한다는 것이다. 각 전문가가 방문할 때마다 날짜, 시간, 아기 상태와 검사, 사용되는 약물 등에 관한 대화 내용을 잘 적어두어야 한다. 모든 기록은 노트에 하며, 종이쪽지에다 적지 않는다. 또한 질문할 것이 생각날 때마다 바로 적어두고, 의사가 방문했을 때 잊지 않고 물어본다. 무엇보다 아기 진료를 누가 담당하고 있는지, 근무일이 아닐 때는 누가 담당자를 대체하는지도 알아야 한다.

아기 엄마도 가능하면 아기와 함께 있어야 한다. 출산 동반자는 산모를 위해 편안한 의자나 침대를 준비하고, 영양가 있는 음식을 먹도록 돕는다. 만약 아기가 모유를 직접 빨 수 없다면 엄마는 유축기를 사용해 모유를 받아둔다. 비록 엄마가 모유 수유를 계획하고 있지 않더라도 소아과 의사는 아기가 분유를 잘 받아들일 수 있을 때까지 모유를 먹이라고 권할 것이다. 모유는 아기를 감염으로부터 보호하고 면역력을 키우는 데 큰 도움이 되기 때문이다.

캥거루 케어

연구에 의하면 부모의 가슴과 아기 몸을 맞닿게 한 뒤 이불을 덮어 주는 것이 아기 체온 유지에 가장 좋다고 한다. 이를 캥거루 케어라고 한다. 아기는 부모의 체온뿐만 아니라 움직임, 부드러운 목소리, 손길, 그리고 맥박 뛰는 소리를 좋아한다. 날마다 이런 캥거루 케어로 시간을 보내면 부모와 아기는 큰 친밀감을 느끼게 된다. 캥거루 케어를 받은 아기들은 더 빨리 몸무게가 늘고 더 잘 빨며 덜 울고 병원에서 퇴원도 더 일찍 한다. 캥거루 케어는 산소 공급을 받거나 튜브로 영양 공급을 받아야 하는 아기들과 아픈 아기들에게도 행해지고 있다. 아기의 의사나 간호사에게 캥거루 케어에 관해 물어보고, 이에 관한 정보는 추천 자료를 찾아본다.

신생아 문제에 관한 상세한 설명은 이 책의 범위를 벗어나는 것이므로 아래에서는 출생 직후에 자주 발생하는 문제들만 설명했다.

호흡 문제

아기 폐에 양수나 진한 분비물이 있는 경우, 또는 아기가 태변을 흡입한 경우(378쪽 '아기 코와 입의 이물질 제거'), 또는 출산 직전에 임신부에게 마취약을 준 경우(제왕절개 분만시) 신생아는 호흡 곤란이 있을 수 있다. 감염이나 미성숙한 폐, 선천적 문제 등도 신생아의 호흡을 어렵게 하는 요인이다.[1] 스스로 호흡하는 것이 느리거나 호흡이 너무 빨라 숨을 쉴 때마다 그렁그렁하는 소리가 나는 아기는 약물, 분유 수유, 인큐베이터, 석션, 소생, 호흡 보조 기구 등의 도움을 받아야 한다.

---

1 건강한 신생아도 열 명 중 한 명꼴로 출생시 호흡 곤란을 겪으며, 대부분은 간단한 처치와 신생아 심폐 소생술로 문제없이 회복된다. 그러나 신생아의 약 1퍼센트는 전문적인 신생아 심폐 소생술 관리를 필요로 한다.—옮긴이.

저체온증

아기의 체온이 정상 아래로 떨어졌다면 산소와 에너지를 주어 체온을 끌어올려야 한다. 아기를 따뜻하게 하는 것이 중요하다. 315쪽의 '캥거루 케어'와 385쪽의 '유아용 온실'을 참고한다.

감염

신생아는 때로 자궁 안에서 혹은 출생 직후에 균에 노출이 된다. 건강한 신생아는 면역력으로 이를 이겨내므로 대부분 아무 문제가 없다. 그러나 감염을 유발한 것이 무엇인가에 따라 그 정도는 매우 다양하게 나타날 수도 있으며 때로 심각할 수 있다.(254쪽의 'B군 연쇄상구균') 이 경우 즉각 진단을 받은 뒤 집중 치료실(분유 수유, 인큐베이터, 그리고 집중적인 관찰)에서 항생제나 기타 약물을 이용해 치료를 받아야 한다.

신생아 감염은 예측이 어려운 경우가 많고 문제가 급속히 커질 수 있기 때문에, 불필요한 것 같아 보여도 예방 차원에서 의료 개입이 필요한지 신중하게 결정해야 한다. 일단 의료적 관리에 들어가면 다양한 체액 검사와 발꿈치를 통한 혈액 검사, 척수 천자, 방광 천자, 두피, 정맥주사 선, 코에서 위로 주입되는 튜브 등 복잡한 검사 절차들이 개입된다. 아기 부모는 이 모든 것이 혼란스럽고 두려울 것이다. 어떤 일이 왜 행해지는지 알도록 하고, 진행을 잘 따라가도록 한다.

출산으로 인한 상처

일부 아기들은 출생 과정에서 물리적 상처를 입는다. 특히 엄마의 출산이 힘들었을수록 더 그러하다. 아주 급박한 출산이나 진공 흡입기

분만, 역아(둔위) 출산, 혹은 제왕절개 분만을 하는 경우 아기는 상처를 입을 수 있으며, 심하면 쇄골이 부러지거나 신경이 손상될 수도 있다. 현명하게 관리한다면 그 가능성은 줄어들지만, 아무리 기술이 뛰어난 조산사나 의사라도 이런 일은 생길 수 있다.

일부 아기들(예를 들어 조산아, 선천적 결손증, 유전자나 다른 선천적 문제를 가진 아기들)의 경우는 정상적인 분만 과정조차도 감당하기 힘들어할 수 있다. 일부 아주 큰 아기들의 경우도 마찬가지이다. 이런 아기들은 대개—항상은 아니더라도—진통 전에 알아낼 수 있으므로 미리 계획을 세워두어야 한다.

때로 아무리 주의를 기울여도 아기가 응급 처치나 장기간의 보호를 필요로 하는 심각한 문제를 안고 태어나기도 한다. 산전 관리는 제한적이기 때문에 신생아의 모든 문제를 예측할 수는 없다는 것을 이해해야 한다. 이는 부모와 의료진 모두에게 힘든 일이다. 이를 계기로 의료진은 더 나은 진단법과 치료법을 개발하고자 한다.

약물 후유증

진통 완화 약물의 부작용은 종류에 따라 다르다. 모든 약은 원하는 '작용'과 원치 않는 '이상 반응'이나 '부작용'이 있을 수 있다. 하지만 아기 몸 안에 약물이 남아 있다면 그 약물은 아기의 행동에 미묘하게 또는 눈에 띄게 영향을 줄 수 있다. 사용된 약물의 종류와 양에 따라 아기는 수면, 호흡, 빨기 등을 힘들어하거나 짜증, 황달, 반사 행동이 느린 증상 등을 보일 수도 있다. 또는 정형화되지 않은 다른 징후를 보이기도 한다. 그러나 의사가 부작용을 언급하지 않은 대부분의 약들은 아기에게 별다른 영향을 미치지 않는다. 때로 특정 약물(마취제의 효과를 상쇄하는 마취 길항제 등)이나 치료(황달에 대한 광선 요법)가 아기의 회복에 도움이 되기도 한다.

저혈당

저혈당은 ① 당뇨병 임신부의 아기, ② 너무 크거나 작거나 미성숙한 아기, ③ 진통중에 많은 양의 포도당을 맞은 임신부의 아기, ④ 지연 진통 후에 태어난 아기, ⑤ 특정한 다른 조건을 갖고 태어난 아기에게 잘 생기는 병이다. 저혈당의 증세에는 황달, 짜증, 호흡 곤란, 체온 이상 등이 있다. 저혈당은 아기 발꿈치에서 혈액을 채취하여 진단하며 포도당액, 인공식, 초유를 주거나 혈당 수준을 다시 검사하는 것으로 치료한다. 대개 문제는 스스로 해결되지만, 태아가 호흡 곤란이 심한 경우는 교정해 주지 않을 경우 상태가 악화되기도 한다. 10장의 383쪽(혈액 검사 관련 내용 참조)을 보라.

황달

아기의 피부나 눈의 흰자위가 노란색을 띠면 이 아기는 황달이 있는 것이다. 혈액 내 빌리루빈의 수치가 올라가면서 생기는 생리적 황달은 대개 며칠 만에 저절로 없어지지만, 때로 한 달 이상 가기도 한다. 출생 후 합병증이 있는 아기의 경우 빌리루빈이 뇌에 장기간 축적이 되면 손상을 야기한다는 우려도 있다. 미숙아나 출생중에 특별한 문제가 있었던 아기, 높은 빌리루빈 수치가 지속되는 아기는 병적 황달이 되지 않는지 특별 관리가 필요하다.

황달은 혈액 내 빌리루빈 수치를 측정하여 판단한다. 혈액형, 간 기능, 장 기능 검사는 황달의 원인을 파악하는 데 도움이 된다.

황달은 아기의 피부에 며칠 동안 계속해서 특별한 밝은 빛을 쪼이는 광선 요법이나 교환 수혈 요법 등으로 치료한다. 광선(포토옥시다이즈)은 아기 피부의 혈관을 통해 돌아다니면서 빌리루빈을 분해하여 총 빌리루빈 수치를 낮춰준다. 대부분의 치료는 검사와 수액 치료 등을 병행하는 경우가 많아 입원을 하게 된다. 잦은 영양 공급(하루에 8번 이상)도 황달 증상을 완화하는 데 도움이 된다.

만약 빌리루빈 수치가 매우 높거나 아기가 미성숙하여 황달이 더 심각해지면, 아기 혈액을 완전히 교환해서 주입하기도 한다.(교환 수혈) 황달의 치료 필요성은 출생시 아기의 상태, 체중, 수유 정도, 대소변 횟수, 체중, 향후 회복 기대치, 전문의의 평가 기준 등을 고려하여 결정한다.

미숙아 혹은 저체중아

미숙아(37주 전에 태어난 아기)나 저체중아(2.5킬로그램 이하)는 기한을 다 채우고 태어난 평균 체중의 아기보다 여기에서 설명한 신생아의 모든 문제들에 대해 더 취약하다. 평균 체중과 크기에 이르면 그런 문제들에 대한 취약성은 자연히 줄어든다.

사산

드물기는 하지만 진통 전이나 출산 도중 혹은 출산을 앞두고 아기가 사망하기도 한다. 이때 아기 부모와 사랑하는 사람들이 느끼는 충격과 슬픔은 말로 다 표현할 수 없다. 어떤 것도 아기의 생명을 되살릴 수는 없지만, 시간이 지나면서 어떤 기억을 가지게 되는지는 큰 의미로 남을 것이다.

이런 일은 생각하기도 싫지만 비극적 상황에서 긍정적 의미를 가져다줄 여러 방법들을 찾아보는 것은 중요하다. 29쪽과 30쪽에서 제안하는 방법들에 대해 생각해 본다면 도움이 될 것이다. 큰 슬픔에 빠진 사람이 어떤 의사 결정을 하기는 매우 어렵겠지만 아름다운 이별을 하지 않는다면 나중에 후회할 수 있다. 추천 자료를 보고 약간의 도움을 받도록 한다. 또한 사산의 원인을 찾고자 하는 노력을 같이 해야 한다.

많은 병원이 부모가 아기와의 마지막 시간을 의미 있게 보내도록 돕는다. 아마 사전에 지원 단체와 상담에 대한 자료를 제공할 것이다. 하지만 만약의 경우에 대비한다는 데 의미를 둘 뿐 실제로는 그 계획을 옆으로 치워놓고, 건강하고 예쁜 아기를 다시 맞는 것에만 초점을 맞추자.

모든 일이 끝난 후

진통 중간이나 출산 후 생긴 문제는 그것이 산모와 관련된 일이든 아기와 관련된 일이든 산모와 의사, 아기, 출산 동반자, 둘라 등 모두에게 큰 도전이 된다.

문제가 생기면 그것을 재빨리 수용하는 것이 좋다. 때로는 어떤 상황이 일어난 건지 완전히 이해하지 못하는 경우도 있을 것이다. 거의 충격 상태에 빠지더라도 출산 동반자는 할 일을 해야 한다. 하지만 나중에 이 일을 뒤돌아볼 때는 좋지 않았던 당시의 감정이 되살아날 수 있다. 아기 엄마와 아기가 모두 건강해졌다 할지라도 감정적인 영향은 남아 있을 수 있다. 특히 사태를 파악하기도 전에 문제가 발생해 버렸다면, 또 아기나 엄마가 불친절하게 대우받았거나 존중받는 출산을 경험하지 못했다면 죄의식과 분노, 실망감을 갖게 될 수 있다.

실현되지 못한 기대를 접는 데에는 시간이 걸릴 것이다. 산모의 경우는 더욱 그렇다. 이때 출산 동반자가 인내하면서, 힘들어하는 산모의 마음을 이해해 준다면 산모는 큰 위로를 받을 것이다. 때로 출산 교실 강사, 카운슬러, 심리학자와의 상담을 통해 불필요한 감정은 걷어내고 좋지 않은 출산 경험을 신체적으로나 감정적으로 건강한 관점에서 이해할 수 있도록 돕는 것도 좋다. 362쪽의 '제왕절개 분만시 출산 동반자의 역할'을 참고삼아 힘든 출산 이후의 감정적 반응에 대해 산모와 의견을 나누도록 한다.

마지막으로, 문제 있는 진통이 가져온 예기치 못한 상황들을 겪어낸 산모는 스스로 자신의 용기와 능력을 인정하는 시간을 갖도록 한다.

8. 진통중의 약물 사용

우리는 둘 다 무통 마취(경막외 마취)를 하지 않고 아기를 낳을 수 있다면 좋겠다고 생각했다. 하지만 진통은 계속됐고 통증은 점점 심해졌다. 아내는 (그리고 나도) 정말 지쳐갔다. 수축이 한 번씩 올 때마다 무슨 엄청난 시련을 겪는 것 같았다. 아내는 무통 마취를 요구했다. 주사액이 부드럽게 흘러 들어가자 아내의 통증은 사라졌다. 심지어 수축이 오는 것조차 모를 정도였다. 우리는 둘 다 잠이 들었다. 진통을 하고 있다는 사실조차 믿기 어려웠다.

—존, 새내기 아빠

아내는 의료 개입이 되지 않는 출산을 원했다. 하지만 예측할 수 없는 진통의 특성들 때문에 무조건 자신의 의견을 우길 수만도 없다고 했다. 나는 그녀에게 이러한 사실이 왜 그렇게 중요한지 이해하지 못했었다. 그런데 진통이 시작되자 깨닫게 되었다. 아내와 나는 한 팀이 되었다. 나는 아내와 함께 출산을 겪게 된 것이 좋았다. 하지만 한참이 지나도 끝이 보이지 않자 우리는 곧 기운이 다 빠져버렸다. 이런 상황에서 무통 마취는 크게 도움이 되었다. 아내는 그 주사가 자신이 계획했던 대로 제때 사용되었다며 출산에 대해 아주 만족해했다.

—앤디, 두 아이의 아빠

출산에서 엄마와 아기의 건강 다음으로 중요한 관심거리는 임신부가 진통의 과정을 어떻게 견뎌내는가 하는 것이다. 진통의 통증은 다양하게 나타나므로 미리 겁먹거나 주눅들 필요는 없다. 통증을 견딜 만한 것으로 만들어주는 우리 몸 스스로의 조절 작용과 자연주의 출산에서 제공하는 다양한 진통 완화법들이 있기 때문이다. 임신부는 사전에 그 방법들을 충분히 배우고 연습해 둘 수 있다. 하지만 그 배운 것을 진통과 출산의 순간에 적절하게 사용하려면 출산 동반자, 둘라, 다른 도우미들과 의료진의 도움이 필요하다. 어떤 분만 환경에서는 약물 외에 다른 것을 특별하게 제공하지 않는다. 따라서 도움 없이 관리하기에 진통은 대부분의 여성들에게 힘에 부치는 일이다.

병원 분만을 하는 경우 통증을 덜어주는 약물(가정과 조산원에서는 비약물 처치법들만 사용된다)이 사용될 수 있다. 통증 완화 약물에 대한 선택권은 상당히 넓다. 임신부는 약물을 사용할 것인지, 사용한다면 어떤 약물을 언제 사용할 것인지를 결정할 수 있다. 약물은 통증 완화 외에 원치 않는 다른 효과도 있을 수 있기 때문에 사전에 주의 사항을 듣고 안전한 사용을 위한 절차를 거쳐야 한다. 임신부는 진통중에 약물을 사용하는 것에 대한 자신의 생각도 미리 정리해야 하며 출산 동반자도 함께 준비해야 한다. 출산 동반자는 임신부에게 약물을 사용하는 것에 대해 어떻게 생각하는지, 동의할 수 있는지 결정하고, 그녀가 원하는 대로 할 수 있도록 지원 계획을 미리 짜두는 게 좋다.

임신부가 미리 진통 완화제 사용에 대한 계획을 세운다는 것이 다소 어리석어 보일 수도 있다. 왜냐하면 통증이 얼마나 심할지 혹은 자신이 그 통증에 어떤 반응을 보일지 알 수 없기 때문이다. 비록 그렇다 하더라도 자신이 결정을 할 수 있게 도울 수 있는 것들에 대해서는 알아두는 게 좋다. 예를 들어 통증이나 다른 느낌을 가능하면 적게 느끼고 싶은지, 아니면 진통을 제대로 경험하고자 하며, 가능하면 약물을 사용하지 않고 통증을 견디기를 원하는지 등등.

임신부와 출산 동반자는 이번 장에서 다룬 정보를 참고하여 함께 진통을 맞을 계획을 세우면 좋다.

통증 완화 약물 없이 진통 보내기

정상 진통에서의 통증은 심하기는 하지만 만약 다음과 같은 준비가 되어 있다면 약물을 사용하지 않고도 성공적으로 견뎌낼 수 있다.

+통증 완화 약물을 피하고 싶은 마음을 가진다. 임신부는 자신이 약물을 피하길 원하는지, 또 피한다면 그 바람이 얼마나 강렬한지를 알려야 한다.

+출산 과정을 알고 약물 없이 통증을 완화하는 방법에 대해 알아둔다. 만약 약물 사용을 피하고자 한다면 출산 동반자와 함께 4장에서 설명한 진통 완화법을 알아두는 게 좋다. 이 방법을 함께 연습해 보고 자신에게 맞는 방식으로 적용한다면 도움이 될 것이다. 또한 목욕, 샤워, 흔들

의자, 짐볼, 냉온팩, 스쿼팅 지지대(185쪽 그림), 그리고 음악(4장 '진통 완화법') 등을 활용하면 더 잘 대처할 수 있다.

✦ 임신부가 정서적인 지원과 도움을 받고 있다. 출산 동반자는 임신부를 사랑하고 잘 알며 출산의 경험을 공유하고 싶어 하는 사람이다. 또 임신부가 원하는 바를 이루도록 돕고 싶어 한다.

✦ 둘라가 격려와 위로를 해주며, 고통을 줄이고 진통이 잘 진행되도록 하는 정보를 지속적으로 제공한다.

✦ 임신부를 믿고 격려하며 진통 완화법을 사용하게 도와주는 의료진이 있다.

✦ 임신부가 어느 정도 정상 진통을 하고 있어야 한다. 의료 개입을 요구할 정도로 문제가 있지 않다면, 진통은 온몸의 기운을 다 빼게 하거나 낙담하게 만들 정도는 아닐 것이다. 그렇다고 진통이 짧거나 고통이 없어야 한다는 뜻은 아니다.

만약 위의 조건들을 갖추었다면 임신부는 통증 완화제 없이도 힘든 진통을 잘 견딜 수 있을 것이다. 하지만 상황에 따라 통증을 완화하는 약물이 필요할 수 있다는 것을 깨닫고 그것을 수용하려는 자세도 가지고 있어야 한다. 임신부가 만약 약물 없는 진통을 원한다면 출산 동반자는 적극적인 지원자가 되어주어야 한다.

통증 완화 약물에 관해 알아야 할 것들

통증 완화 약물 사용 여부를 결정하려면 다음과 같은 것을 알아야 한다.

✦어떤 약인지, 그 약은 어떤 작용을 하는지, 통증을 완화하는 데는 얼마나 효과적인지? 그것이 진통의 진행에, 또 태아나 신생아에게 다른 효과를 나타내는 건 아닌지?

✦안전을 위해 사전 주의 사항이나 추가 의료 개입이 필요하지는 않은지?

✦통증 완화 약물을 복용한 임신부를 어떻게 도울 수 있는지?

약물이 어떻게 통증을 완화하는가?

약물은 통증을 인식하고 해석해 반응하게 하는 시스템인 신경계의 일부분을 치환하여 통증을 감소시키는 것이다.

진통은 자궁과 질, 또는 골반 관절의 조직에 대한 압박과 당김 혹은 압축에서 연유한다. 곧 자궁이 수축하고 자궁 경부가 열리고 태아가 움직이면서 그런 통증이 일어난다. 통증 신호의 전달은 이런 경로, 즉 신경의 말단, 신경의 뿌리, 척수(또는 뇌)를 따라 어디서나 바뀔 수 있다.

다음은 다양한 통증 완화 약물이 작용하는 방식이다.

✦부분 마취: 신경 말단이 신경 섬유를 지나 척수와 뇌에까지 통증 충동을 전달하지 못하게 막는다.

✦무통 마취(경막외 마취)와 척수(신경축) 약물: 주사로 주입하거나 척수액으로 흡수된다. 그것들은 척수로 들어가는 신경 섬유가 주는 통증 신호의 전달을 막는다.

✦전신 작용 약물(마취제와 같은): 뇌에서 작용하여 통증의 인식이나 그에 대한 반응을 감소시킨다.

이번 장의 나머지는 진통중에 사용되는 다양한 약물에 관한 구체적인 정보를 담았다. 의사와 상담할 때나 더 많은 정보를 원할 때, 그리고 중요한 판단을 내려야 할 때 활용한다면 도움이 될 것이다.

전신 작용 약물

전신—전체 시스템—에 영향을 미치는 약물을 전신 작용 약물 또는 시스템 약물이라고 부른다. 시스템 진통제(통증 완화 약물)는 약물이 혈관을 통해 통증 완화 효과를 실행하는 뇌에까지 전달되게 하는 것이며, 알약, 흡입용 가스, 피부나 근육 주사, 또는 정맥에 직접 주는 용해액 등 여러 형태로 나와 있다.

전신 작용 약물은 단시간(약물의 종류와 투여량에 따라 30분~2시간) 완화 효과가 있다. 이 시간이 지나면 다시 투여하거나 경막외 주사를 맞을 수도 있다. 전신 작용 약물을 투여한 임신부는 수축 사이에 나른함이나 졸음을 느끼게 된다.

전신 작용 약물은 임신부의 뇌뿐만 아니라 전신을 통해 순환하며, 태반을 지나 아기에게도 간다. 약물이 출산 후 아기에게 미치는 영향은 상당하기 때문에 출산 전에 일찌감치 주입되어야 한다. 만약 전신 작용 약물이 출산시까지 다 사라지지 않을 경우, 일어날 수 있는 원치 않은 효과를 상쇄하기 위해 마취 길항제가 투여된다.

심지어 투약 시기가 적절했다 해도 어떤 약물(혹은 그 대사 부산물)은 아기의 혈관에 남아서 출산 후 며칠 동안 아기의 행동과 반사 능력에 영향을 줄 수 있다. 영향의 정도는 아기의 건강과 성숙도, 약물의 종류, 투여량과 횟수, 진통중 언제 주어졌는지 등에 따라 다르다. 아기가 건강할 수록 또 약물이 적게 사용될수록, 그리고 투여된 시점에서 출산까지의 간격이 길수록, 아기에게 미치는 영향은 적을 것이다.

임신부가 마취용 약제를 맞을 때 출산 동반자의 역할

안정제, 진통제, 모르핀은 준비 진통에서 임신부의 불안감을 줄여주거나 잠을 자도록 도와주는 데 사용된다. 따라서 이런 약물이 투여되면 출산 동반자는 임신부를 쉬도록 해주는 것이 좋다. 하지만 마취용 약제는 임신부가 통증을 견디도록 돕는 약물이기 때문에 진통중에 주어지며, 이때는 출산 동반자나 둘라의 도움이 필요하다. 마취용 약제는 수축 사이에 임신부가 휴식을 취할 수 있게 하며, 다음 수축이 오기 전에 좀 더 오래 휴식할 수 있게 해준다. 하지만 수축이 절정기에 달하면 마취용 약제를 투여했건 하지 않았건 통증은 극심해진다. 공통점은, 수축 초기 몇 초간은 졸립다가도 이후 절정의 순간이 오면 견딜 수가 없다는 점이다. 마취용 약제를 맞은 많은 여성들이 "약물 덕에 조금은 쉬었지만 곧 쓸모 없어졌다"고 말하는 것은 이 때문이다.

출산 동반자는 임신부의 행동을 보고 수축이 오고 있다는 것을 알려줄 수 있다. 임신부는 수축을 완전히 인식하기 전 졸면서도 인상을 찡그리거나 신음을 할 것이다. 그런 행동이 시작되면 바로 그녀의 주의를 환기해야 한다. "자, 다시 왔어. 눈을 뜨고 나와 함께 호흡하자고. 좋아." 이렇게 하여 수축이 오기 전에 리듬을 찾도록 한다. 말을 걸거나 손을 잡고 규칙적으로 움직이면서 그 수축을 견디도록 도와준다.

무통 마취(경막외 마취)

이 약물들은 대개 마약으로 분류된, 효과가 좋은 약으로서 가장 적은 양을 사용하고, 임신부의 정신 상태와 아기의 건강에 가장 작은 영향을 미친다. 투여량에 따라 부분적인 혹은 완전한 무감각, 근육 무력증, 다리의 통제력 약화, 배변 능력의 약화 같은 결과를 야기한다.

무통 마취에 들어가는 약의 종류는 다양하다. 의사나 조산사와 상의하여 병원에서 어떤 약물을 어떻게 사용하고 있는지 알아두는 것이 좋다.

무통 마취는 질식 분만이나 제왕절개 분만시 다 사용할 수 있다. 대개 적은 양의 마취제와 약물을 혼합하여 사용하며, 다른 전신 작용 약물만큼 임신부의 의식을 흐리게 하지는 않는다. 여기에는 매우 적은 양의 마취제가 들어가고, 또 혈관에 직접 주어지는 것이 아니기 때문이다. 무통 마취는 진통중 쓰일 수 있는 모든 약물 중에서 통증 완화 효과가 가장 좋다.

무통 마취를 사용하려면 상당한 수준의 기술력이 요구되므로 마취과 전문의나 특별히 마취 전문 훈련을 받은 의사에 의해서만 행해진다. 신경축 차단제는 모든 산과 통증 완화 약물 중에서 가장 비싸지만 가장 많이 쓰이고 있다. 효과가 좋으므로 상당수의 병원이 경막외 주사의 사용을 적극적으로 장려한다.

무통 마취의 일반적인 특징

무통 마취에 사용하는 약물은 주로 '카인caine'이라는 접미사가 붙는다. 흔히 카보카인, 마르카인, 크롤로카인, 네사카인, 로피바카인 등이다. 모르핀, 펜탈린, 스펜탈린 같은 마취제는 카인계 약물보다 효과가 빠르고 다리를 움직이는 데에도 불편함이 덜하다. 만약 이 마취제를 초기 진통에만 사용한다면 대개는 척추에 투여될 것이다. 이런 경우 임신부는 도움을 받으면 살살 걸을 수 있지만 다리에 힘이 없어서 금세 넘어진다. 이런 이유로 대부분의 병원에서는 척추 마취제를 맞은 뒤 걷지 말라고 한다. 만약 걷고 싶다면 출산 동반자나 간호사가 반드시 동행해야 한다.

무통 마취는 부작용 우려가 있으며, 아기에게도 영향을 미칠 수 있다. 이런 약물이 들어가면 급격한 혈압 강하로 인하여 약간의 나른함, 가려움, 메스꺼움 등의 증상이 나타날 수 있다. 굵은 바늘로 척추 사이를 찌르기 때문에 시술 부위의 통증이 오래갈 수도 있다. 바늘이 신경을 싸고 있는 막을 뚫게 되면 마취의 효과가 떨어지며 심한 두통이 올 수 있다.

무통 마취의 일반적 기법

무통 마취는 임신부 신체(자궁의 맨 위와 발 사이) 대부분의 감각을 둔화시키거나 감소시킨다. 영향을 받는 부위는 투여되는 약의 양과 집중도에 의해, 그리고 주사 위치에 의해 상당한 정도로 조절할 수 있다. 예컨대 임신부 몸의 감각이 둔해져도 다리는 움직일 수 있다. 산과의의 선호도에 따라 조절된다. 다음은 그 과정이다.

1. 마취제를 맞기 전에 혈압이 떨어지는 확률이 줄어들도록 정맥주사 수액을 맞는다.

2. 옆으로 눕거나 앉으며 몸을 앞으로 둥글게 만다. 마취의가 주사를 놓을 부위를 쓰다듬어 부분 마취가 될 피부의 감각을 둔하게 한 다음, 허리 아래 척추뼈, 경막외와 경막 공간(331쪽의 그림을 보라)에 적은 양

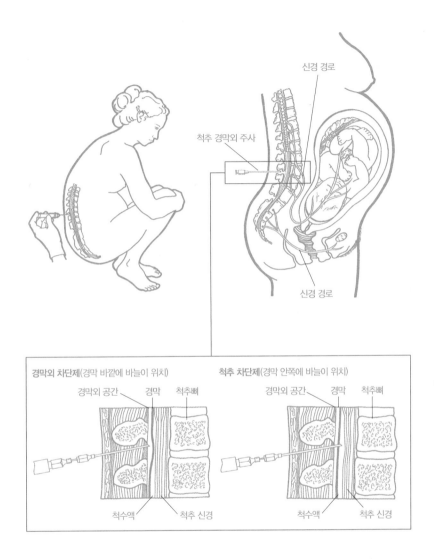

신경 경로

척추 경막외 주사

신경 경로

경막외 차단제(경막 바깥에 바늘이 위치)

경막외 공간   경막   척추뼈

척수액   척추 신경

척추 차단제(경막 안쪽에 바늘이 위치)

경막외 공간   경막   척추뼈

척수액   척추 신경

무통 마취(경막외 마취)

위 왼쪽: 옆으로 눕거나 앉아 있는 임신부에게 의사가 마취제를 주사하고 있다.
위 오른쪽: 무통 마취 주사 위치
아래: 이 그림은 무통 마취제(왼쪽)와 척추 마취제(오른쪽) 바늘의 위치를 보여준다.

의 마취제를 주사한다. 마취과 전문의는 바늘이 제대로 들어갔는지 확인한다. 때로 바늘이 제대로 자리 잡으려면 한 번 이상의 시도가 필요하기도 하다.

3. 척추 시술 후에는 한 번 주사로 많은 양을 주입하여 약 2시간 정도 지속하며, 지속적으로 주입을 하려고 할 경우 경막외 마취시에 연결해 놓은 가느다란 튜브로 지속적으로 약물이 흘러가도록 한다. 몇 분 내로 효과를 느낄 수 있다. 곧 원하는 부위의 통증이 없어진다. 대체로 약물을 사용하는 목적은 영향을 미치는 부위의 통증을 없애는 것이다. 진통중에 임신부의 통증을 감소시켜 이완이 되게 하고, 또 특별히 지연되고 진이 빠지는 진통중에 임신부가 잠에 들게 해 자궁 경부가 더 빨리 열리도록 한다. 튜브를 장착해 놓으면 수술이나 분만 후에도 통증 완화를 위해 사용할 수 있다. 이 마취제는 임신부가 아직 수술실에 있을 때 투여되며, 이후에는 다른 통증 완화제가 주어진다. 24시간 동안은 매우 효과가 좋다.

4. 때로 통증 완화제가 골고루 퍼지지 않거나 뭉치게 되는 경우도 있다. 그럴 때 통증 완화제가 적절하게 작용하도록 하려면 약간의 변경(임신부 자세 바꿈, 더 많은 양을 주사함)이 필요하다.

5. 척추 마취는 경막외 마취와 비슷하지만 척추의 좀 더 아래쪽으로 시술을 하며 투여하는 약물도 좀 다를 수 있다. 이 마취는 수술시 즉시 마취 효과를 내기 위해서 주로 사용한다.(앞 그림 중 아래의 오른쪽 그림 참조)

6. 혈압과 맥박은 수시로 점검해야 한다.

무통 마취(경막외 마취)를 할 때 출산 동반자의 역할
출산 동반자들은 임신부에게 통증이 없으면 더 이상 자신이 할 일이 없다고 믿기가 쉽다. 그래서 임신부가 무통 마취를 하면 출산 동반자들은 종종 휴식을 취하거나 식사를 하거나 잠을 자러 가거나 TV를 본다. 그러나 무통 마취 전과 후의 임신부들의 생각과 느낌에 대한 연구를 보면 그들은 통증이 없을 때에도 지속적인 지원을 원한다는 것을 알 수 있다. 무통 마취는 진통 완화에 매우 효과적이며, 임신부가 긴장을 풀고 휴식할 수 있게 도와준다. 잠을 잘 수 있게도 하고 적절한 피토신으로 진통의 진행을 더 수월하게도 만들어줄 것이다. 하지만 무통 마취가 모든 스트레스를 없애주는 것은 아니다.

무통 마취를 하는 여성들은 어떠한 감정적 어려움을 경험하는지, 또 출산 동반자들은 그들을 어떻게 도울 수 있는지 알아보자.

✛무통 마취를 요청하려는 결심: 자연주의 출산을 원했던 여성이라면 통증을 참을 수 없게 되었을 때 무척 실망할 것이다. 무통 마취를 미리 계획했던 임신부라면 진통이 더 진행될 때까지 기다리라는 말을 들었을 때 기분이 나빠질 수도 있다.

✛기다림: 무통 마취를 하기로 결정한 뒤부터, 실제로 주사를 맞고 통증 완화 효과가 나타날 때까지 기다리는 시간은 대단히 견디기 힘들다. 약물은 대개 30분에서 1시간 정도가 지나야 효과가 나타난다. 만약 마취 전문의가 다른 환자를 진료중이거나 임신부가 신청한 서류 작업을 해야 하거나 정맥 수액을 준비해야 한다면 주사를 맞기 위해 기다리는 시간은 더 길어진다. 그동안 임신부는 참기 싫어도 통증을 참아야만 한다.

만약 그런 상황에 놓이게 된다면, 출산 동반자는 임신부가 아파하는 동안 옆에서 아무런 도움이 되지 못하는 자신이 무기력하다고 느낄 수도 있다. 그러나 이 경우 출산 동반자는 마취 전문의가 도착할 때까지 임신부가 진통을 잘 견디도록 도와줘야 한다. 진통이 오기 전에 미리 이런 상황에 대해 토론하여 4장에서 설명한 통증 대응 기법들, 특히 리듬감 있는 움직임, 신음, 쓰다듬기, 일상적인 임신부 돌보기를 계속하기로 약속한다.

때로 진통의 진행이 너무 빠르면 마취 효과가 나타날 즈음 추가 약물이 필요 없을 수도 있다. 그때에는 아기가 나오도록 힘을 주고 있을 테니!

✦무통 마취 과정: 마취약을 주사하는 데 걸리는 시간은 마취과 전문의의 숙련도와 경험, 임신부의 척추 모양, 허리를 둥글게 말고 가만히 앉아 있거나 누워 있을 수 있는지 여부에 따라 달라지지만, 대략 15~45분 정도가 소요된다. 구부리는 자세는 특히 수축이 오는 동안에는 매우 불편하다. 출산 동반자는 임신부가 의사의 요구대로 하는 것이 얼마나 어려운 일인지 공감하면서 잘 견디고 있다고 격려해 줘야 한다.

✦통증의 완화: 통증은 무통 마취를 한 뒤 몇 분 이내에 가라앉기 시작하여 15~30분 내에 사라질 것이다. 임신부의 상황은 눈에 띄게 개선된다. 말이 많아지고 낙관적이 되며 마취과 의사에게 매우 고마워한다. 만약 통증이 완전히 사라지지 않으면 실망을 하여 조정하는 시간을 참아내지 못할 수도 있다. 임신부가 편안해하면 출산 동반자도 긴장이 풀려 휴식을 하거나 간식을 먹을 수도 있다.

✦"다들 어디 간 거야?": 임신부가 편안해하면 더 이상 집중적인 지원이나 밀접한 신체적 접촉은 필요 없게 된다. 하지만 출산 동반자가 식사를 하기 위해 자리를 비운다면, 혹은 TV를 켜거나 낮잠을 잔다면, 임

신부는 갑자기 외로워지며 자신이 중요하지 않은 것처럼 느낄 수도 있다. 둘라나 다른 가족이 병실에 남아 있을 수 없다면 방을 비우지 않는 것이 좋다. 임신부가 편하게 느끼는 것들—따뜻한 담요, 얼음, 빗과 칫솔 등—을 가져다주거나 질문을 하고 간호사와 대화를 하면서 계속해서 관심을 갖고 있음을 보여줘야 한다. 때때로 모니터를 보고 수축이 올 때를 알려주는 것도 좋다. 두 사람 다 수축을 하고 있는지, 또 어떤 일을 겪고 있는지 모를 정도이다.

임신부가 가벼운 단잠을 잘 수도 있다. 그런데 깨어났을 때 방에 아무도 없거나 출산 동반자가 자고 있으면 상당히 외롭다고 느낄 것이다. 물론 출산 동반자가 많이 지쳐 있는 경우 계속 깨어 있기는 힘들다. 이럴 경우 잠을 청하기 전에 필요한 일이 있거나 의사가 들어오면 자신을 깨워달라고 임신부에게 미리 말해두는 것이 좋다.

✚ 진통을 하고 있다는 사실을 거의 잊는다: 더 이상 진통이 느껴지지 않으면 임신부는 다른 곳으로 관심을 돌리기가 쉽다. 하지만 이때에도 계속 진통이 느려지는 것을 방지하고 아기 위치를 바꾸기 위한 여러 자세를 취할 필요가 있다. 336쪽 '누운 자세 바꾸기' 그림에서 나온 여섯 가지 자세를 시도해 보고, 깨어 있을 때마다 매 20분에서 30분씩 자세를 바꾼다. 그 자세 중에서 간호사가 문제가 있다고 지적하는 것은 빼고 다음 자세로 넘어간다.

✚ 부작용이 발생할 때: 이렇게 잠잠한 순간에도 문제가 일어나서 의료진의 조치가 필요한 경우가 있다. 예를 들어 진통의 진행이 느려지고 혈압이 떨어지거나 아기의 맥박이 떨어지는 경우, 또는 임신부의 열이 오르는 경우이다. 이때 의사나 조산사는 피토신을 투여하거나 양막

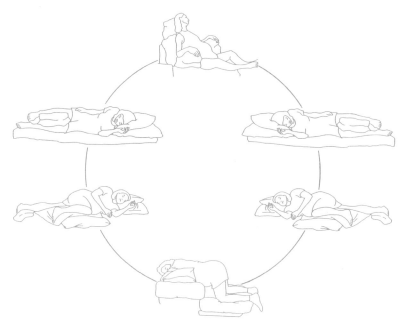

누운 자세 바꾸기

을 터트릴 수도 있다. 간호사는 혈압을 자주 점검할 것이며, 누운 자세
를 바꾸게 하고 아기의 심박이 올라갈 때까지 산소마스크를 쓰게 할 수
도 있다. 임신부의 열이 오를 경우 항생제를 투여할 수도 있는데, 그것
은 그 열이 무통 마취의 부작용일 수도 있지만 감염으로 인한 것일 수
도 있기 때문이다.

✚ 휴식과 기다림: 무통 마취 효과가 나타나면 임신부는 밀어내기를
할 때까지 자신이 진통을 하고 있다는 것을 거의 모를 수도 있다. 손으로
배를 눌러보고 느끼지 않는 한, 직접적인 진통 경험 없이도 진통을 하고
있다는 게 이상하게 여겨질 것이다. 간호사는 임신부의 혈압, 태아 심음
장치, 그리고 때로는 자궁 경부를 점검하고 변화를 차트에 기록을 하게

된다. 임신부는 잠이 오지 않으면 지루해하거나 어떻게 해야 할지를 모를 수도 있다. 진통이 너무 길게 가는 것이 아닌지, 아기가 진통을 잘 견디고 있는 것인지 걱정할 수도 있다. 이 시간은 2단계에서 힘을 주는 노력을 준비하기에 좋은 때이다. 부드럽게 밀어내는 기법(호흡을 들이마시고, 숨을 참고 가볍게 힘을 준다)과 힘을 줄 시간이 올 때 어떤 일이 생길지에 관해 간호사와 대화를 나눌 수 있는 시간이기도 하다.

✚다른 불편함들에 집중하기: 통증이 잘 조절되면, 그 외의 증상들이 나타날 때 불편함을 느낄 수 있다. 무통 마취의 직·간접적인 효과, 다리가 무겁고 둔한 느낌, 속쓰림, 환류하는 느낌, 너무 덥거나 너무 추운 느낌, 몸이 떨림, 등 위쪽과 어깨의 통증, 마취제가 작용하는 부위에 생기는 통증, 입마름, 가려움, 메스꺼움, 불편한 자세 등이 그런 것에 속한다. 간호사는 업무 지침이나 의사 지시에 따라 어떻게 할지를 결정할 것이다. 출산 동반자나 둘라는 얼음조각, 찬물이나 주스, 따뜻한 담요, 차가운 수건 등을 제공하고 마사지를 해주거나 자세 바꾸기를 제안한다. 가려움, 메스꺼움, 속쓰림이나 돌발성 통증 같은 증상이 나타난다면 의사나 마취 전문의의 지시를 따라야 한다.

✚돌발성 통증: 진통이 진행되면서 통증이 되살아나기도 한다. 몇 시간 동안이나 통증에서 자유로웠던 임산부에게 그것은 무서운 일이다. 이런 일이 있다면 의료진에게 알려서 마취과 의사를 부르거나 주사의 양을 조절해 통증 완화 효과를 충분히 유지하도록 해야 한다.

✚완전히 열림: 자궁 경부가 열린 것을 느끼지 못한다고 해도 간호사가 완전히 열렸다고 말하면 성취감과 낙관적인 감정을 느끼게 된다. 그것은 장애물 하나를 넘은 것과 같다. 이때 여러 선택들이 존재한다. ① 임신

부가 감각을 살려 밀어내기를 할 수 있도록 무통 마취를 포기한다. ② 수축이 올 때마다 숨을 참고 힘을 주어서 밀어내기를 시작한다. ③ 아기가 질 입구에 보이거나 엄마가 밀어내려는 충동을 느낄 때까지 밀어내기를 참는다.

첫 번째 선택안은 의료 개입을 원치 않았던 여성에게 적합할 것이다. 그녀는 진통을 자신이 적극적 역할을 재개할 기회로 생각할 수 있다. 하지만 무통 마취가 효과를 나타낼 때 생겼던 엔도르핀이 감소하기 때문에 마취제의 양이 줄어들면 전혀 그 약물을 경험하지 않았을 때보다 통증을 더 심하게 느낄 수 있다. 무통 마취를 거부했던 많은 여성들은 출산 2기를 가장 힘들어한다. 엔도르핀은 인체가 스스로 만들어내는 통증 완화제이다. 엔도르핀이 없으면 무통 마취 수위를 더 높여야 할 수도 있고, 그것에 기분 나빠하지 말아야 한다.

두 번째 선택은 최대한 숨을 참고 힘을 주는 것으로 일부 병원에서 여전히 사용하지만, 효과가 별로 없기 때문에 실제로는 진공 흡입 분만의 필요(287~288쪽)가 늘고 있다. 무통 마취를 하는 임신부들은 일반적으로 밀어내기를 효과적으로 하지 못한다고 느끼며 지시에 따르는 것을 힘들어한다. 이는 자신이 하는 행동에 대해 아무 느낌도 받지 못하기 때문이다.

세 번째 선택은 의료진이 아기를 모니터링하는 동안, 엄마는 밀어내려는 충동이 느껴지거나 아기의 머리가 질 입구에 나타날 때까지 1시간 이상 휴식하는 것이다. 비록 이 선택은 출산 단계를 길어지게 할 수 있지만, 아기와 엄마 둘 다에게 가장 쉬우면서도 기구를 적게 사용하게 하는 방법이다. 출산 계획서에 이 세 번째 선택에 대한 요구를 적어두고 진료시 의사와 상의할 것을 고려해야 한다. 운이 좋으면 의사도 이 선택

안을 선호할 수 있다.

✢밀어내기를 돕는다: 밀어낼 시간이 되면 출산 동반자나 둘라는 모니터를 보면서 언제 힘을 줘야 하는지 알려주고, 임신부가 밀어내기를 잘하도록 기운을 북돋워줘야 한다. 수축의 강도를 알려주는 수치가 20포인트를 넘으면(간호사가 이 숫자를 보는 법을 알려줄 것이다), 다음과 같이 말하며 격려한다.

"21, 30, 40…… 이제 아기가 내려오도록 힘을 더 줘요.…… 70, 80, 96, 100, 됐어! 바로 그렇게! 이제 아기를 위해 숨을 쉬어요.…… 그리고 다시 힘을 줍시다. 73, 80, 91, 100, 120, 127! 와! 대단해! 숨을 쉬어요. 잘했어요! 수축이 없는 동안 숨을 쉬어요. 좋아! 힘을 주니까 수축의 강도가 두 배로 올라갔다는 거 알아? 대단해!"

이런 식으로 반응을 하면 임신부는 자신이 얼마나 잘하고 있는지 알게 되고 성취감을 얻게 된다.

✢"아야! 느낌이 와요!": 아기의 머리가 직장을 누르고 회음부에 도달하면 질 입구가 팽창한다. 무통 마취를 하지 않았다면 타거나 찢어지는 듯한 느낌을 가질 수 있다. 이는 임신부가 얼얼한 느낌만 받고 있던 터라 원치 않은 충격으로 다가올 수 있다. 두려움을 흥분으로 바꾸기 위해 임신부에게 아기가 거의 태어날 때가 되었다고 위로를 한다. 아기 머리가 보여 의사가 힘을 주지 말라고 한다면, 수축을 하는 동안 임신부가 출산 호흡을 하도록 돕는다.

✢흡입 분만: 의료진이 기구를 이용한 분만(주로 무통 마취를 한 경우가 더 많음)이 필요하다고 판단하면, 지칠 대로 지친 임신부는 그것을 환영할 것이다. 이때 출산 동반자는 성공적인 출산이 되도록 "할 수 있는 모

든 것을 다 하자"라며 임신부를 설득해야 한다. 만약 그렇게 한다면 출산의 속도를 올릴 수 있을 것이며 진공 흡입기 사용을 피할 수 있을 것이다.

의사가 기구 분만을 시도하기로 결정하면, 임신부는 그 기구가 아기에게 상처를 주지나 않을까 두려워할 것이다. 의사는 아기가 수축 한두 번으로도 움직이지 않으면 기구 사용을 멈출 것이라고 말해주어야 한다. 또 의사는 기구 분만이 성공적이지 않으면 제왕절개가 필요하다는 것도 말해주어야 한다. 이런 사실을 알고 있으면 임신부는 더 힘껏 밀어낼 동기를 얻게 된다.

✛드디어 아기가 태어났다!: 이 순간 산모를 지배하는 감정은 더 이상 밀어내지 않아도 된다는 안도감과 아기에 대한 놀라움이다. 출산 동반자도 같은 감정을 갖게 될 것이며, 아기와 엄마에 대한 사랑과 존경을 함께 가지게 될 것이다.

감정적 지원까지 했다면 출산 동반자는 만족스러운 출산 경험을 갖게 하는 데 크게 공헌한 것이다.

부분 마취(국소 마취)

부분 차단제는 주사로 주어진다. 외음부, 회음부 등 부분 차단제가 있다. 신경축 차단에 사용되는 것과 같은 카인계 약물을 사용한다.

부분 마취의 기술

부분 차단제는 시술이 쉽기 때문에 마취과 전문의의 기술을 요구하지는 않는다.

부분 차단의 경우 신경축 차단에 비해 더 많은 양의 약물이 필요하며 통증 완화 효과는 그보다 작다. 회음부 차단제는 분만 직전 회음절 개술을 할 때 사용되거나 분만 직후 봉합을 할 때 사용된다. 만약 분만 이 가까웠을 때 시술을 하면 태아는 약물의 영향을 덜 받게 될 것이다.

통증 완화 약물에 관한 임신부의 결정

출산 동반자는 임신부가 진통제에 관해 무엇을 원하는지, 그리고 그 약물 사용에 대한 자신의 생각은 무엇인지 아는 것이 중요하다. 많은 출산 동반자들은 이 주제에 관해 다양한 개인적 의견을 가지고 있다. 많은 여성이 출산의 진통이 생리적인 현상이라는 것을 믿고 있지만, 진통은 조절하고 싶어 한다. 일부는 자연주의 출산·비약물 출산이 더 좋다고 깊게 믿는다. 어떤 사람들은 자연주의 출산은 피할 수 있다면 안 하는 것이 좋은 '고통'이라고 믿으며 약물의 사용을 장려하기도 한다. 가장 중요한 것은 사전에 부부가 각자의 생각을 서로 공유하고 여기에서 설명된 것들을 함께 적어보는 것이다. 344~345쪽의 '통증 완화제 선호도 등급표'를 참고한다.

'통증 완화제 선호도 등급표Pain Medications Preference Scale(PMPS)'를 이용하면 임신부는 약물 사용 여부에 관해 단순히 '네, 아니요'의 대답만 하는 것이 아니라, 자신의 생각을 다각도로 점검해 보는 기회를 가질 수 있을 것이다. 출산 동반자 역시 그 등급표를 작성함으로써 자신의 생각은 어떤지, 임신부의 생각에 동의하고 있는지 알 수 있다.

물론 아무도 임신부의 진통이 얼마나 길지, 통증이 얼마나 심할지, 혹은 어떤 문제가 생길지 알 수 없으므로 유연하게 접근하는 것만이 합리적인 태도이다. 이러한 사실을 고려하여 등급표에는 다양한 가능성들을 포함해 놓았다.

이런 알 수 없는 사실들에 대해 깊이 생각한 후 등급표를 작성한다면 어떤 환경에서 통증 약물을 사용할지 예측할 수 있는 자료가 될 것이다. 또한 등급표는 임신부를 돕는 모든 이들에게도 유용한 안내자가 되어줄 것이다.

통증 완화제 선호도 등급표 사용

충분한 시간을 들여 등급표를 작성한다. 임신부에게 가장 잘 맞는 통증 완화제는 무엇인지, 출산 동반자와 둘라에게서 필요한 도움은 어떤 것인지 알기 위해 이 등급표를 사용한다. 왼쪽 항목의 +10에서 아래 +3의 숫자는 약물 사용 희망 정도를 나타내는데, +10은 통증을 최대한 완화하기 위한 가장 높은 등급의(그리고 비현실적인) 바람이다. 0은 선호도가 없다는 뜻이다. –3에서 –10은 통증 약물을 피하고자 하는 바람으로써, –10은 +10과 마찬가지로 불가능한 극단이다. 이 불가능한 극단을 등급표에 포함한 것은 그 사이의 점수에 의미와 명확성을 주기 위함이다.

임신부가 자신의 선호도를 반영하는 숫자를 골랐다면 이제 거기에 맞는 준비와 지원을 위해 오른쪽 항목을 보아야 한다. 당신은 그런 지원을 해줄 수 있는가? 만약 자신이 없다면, 당신이 더 잘할 수 있는 종류의 지원을 다시 생각해 보거나 둘라나 다른 사람의 도움을 받는 것에 대해서도 생각해 볼 수 있다. 또 통증 완화 약물을 피하기 위해서는 더 많은 준비가 필요하다는 사실을 숙지하고 있어야 한다.

암호

　많은 출산 동반자들은 약물을 피하고자 하는 바람(-5에서 -9)이 강한 임신부가 마음을 바꾸지나 않을까 염려하기도 한다. 약물 없이 견디라는 격려를 언제 멈추어야 할지 출산 동반자는 어떻게 알 수 있을까? 그 답은 '암호'를 정해두는 것이다.

　출산 동반자는 진통중인 임신부가 비약물 출산을 원하는 마음이 바뀔 때 사용할 수 있는 단어에 합의해 두어야 한다. 그 단어는 평소 대화할 때는 사용하지 않는 것들로 골라야 한다.(예컨대 '삼촌' '우주대장정' '호박나물' 등) 임신부가 이 단어를 사용하지 않는 이상, 비록 약물을 원한다고 말을 한다 하더라도 출산 동반자는 통증 완화 약물을 제시하지 말아야 한다. 암호를 말하면 그때는 정말 원하는 것임을 알고 임신부의 바람대로 해줘야 한다.

　이런 합의를 해두면 임신부는 부담감 없이 자신의 불편함을 자유롭게 표현할 수 있다.("난 못 하겠어" "너무 아파요" "마취해 주세요") 내 고객 중 한 명은 선호 등급이 -7이었는데, 진통중에 너무 심하게 스트레스를 받는 것 같아 걱정스러웠다. 나는 자연주의 출산을 원했던 그녀에게 계획을 포기하라고 말하고 싶지는 않았지만, 그녀가 암호를 잊어버리지 않았을까 걱정스러웠다. 그래서 이렇게 말했다. "암호 알고 있죠?" 그녀는 계속 암호를 쓰지 않았고, 나는 계속해서 그녀를 도와주었다. 나중에 말하기를 그녀는 암호를 잊지 않았으며, 마음대로 불평을 할 수 있어서 좋았다고 했다. 불평하기—언제나 리듬 안에서!—는 그녀가 진통을 견디는 방법이었다.

통증 완화제 선호도 등급표

점수	임신부의 느낌	출산 동반자와 둘라가 할 수 있는 일
+10	• 아무 느낌도 없기를 바라며, 통증이 시작되기 전에 마취를 하고 싶어 한다.	• 거의 나타나지 않는 극단적인 상황이다. 만약 임신부가 자신의 점수를 +10이라고 하는 경우, 진통에서 아무것도 느끼지 않는 것은 불가능하며 현명하지 않은 생각임을 받아들이도록 도와준다. 임신부는 약간의 고통을 느낄 것이고 이를 견뎌내는 데 집중해야 한다. • 임신부와 통증 약물에 대해 논의한 것을 다시 검토한다. • 임신부가 가능한 빨리 통증 약물을 사용할 수 있게 돕는다.
+9	• 고통에 대한 두려움이 밀려오며, 감당할 수 없다고 믿는다. 완전한 통증 완화를 위해 의료진에게 의지한다.	• +10점일 때와 같다 • 임신부가 가진 두려움을 의료진과 의논할 것을 권유한다.
+7	• 의사가 허용한 즉시 혹은 진통이 아프게 느껴지기 전에 바로 마취하기를 확고하게 원한다.	• 의사가 임신부의 바람에 대해 알고 있는지 확인한다. 해당 병원에서 조기 마취가 가능한지 확인한다. • 출산 동반자가 병원에 도착하면 임신부의 바람을 의료진에게 알린다.
+5	• 본격 진통기(4~5cm 정도 열림)에 경막외 마취를 원한다. • 필요시 진통제를 사용하면서 본격진통 전까지는 견딜 의지가 있다.	• 임신부에게 3R(154쪽)를 장려한다. • 통증 완화에 도움을 주는 방법과 적용법을 숙지한다. • 본격 진통 시기가 되면 약물 사용을 제안한다.
+3	• 약물 사용을 선호하나 가능한 적게 쓰고 감각을 느끼기 원한다. 스스로 편안함에 도움을 주는 수단을 사용하기 원한다. • 자연주의 출산이 목표는 아니다.	• 출산 동반자로서 임신부가 가능한 약을 적게 쓰도록 적극적으로 행동한다. 통증 완화 방법들을 사용한다. • 임신부가 원할 때 약물을 사용할 수 있게 돕는다. • 약간의 느낌을 가질 수 있게 적은 양의 마취제나 약한 경막외 마취제를 사용할 것을 권한다.
0	• 의견이나 선호도가 없다. • 출산 동반자나 둘라에게는 가능하나, 임산부에게는 드문 태도이다.	• 임신부가 정보를 충분히 알고 있는지 확인한다. • 약물에 대해 논의한다. • 임신부가 선호하는 것을 결정할 수 있게 돕는다. • 임신부의 선호도가 없는 경우, 의료진이 임신부의 통증을 관리하게 한다.

−3	• 견디기 힘들어지지 않는 한 통증을 위한 약물은 피하고 싶어 한다. 약물을 사용하더라도 실망하거나 죄책감을 느끼지는 않는다.	• 약물을 권하지 않는다. • 통증을 견딜 수 있는 방법들을 강조하지만, 임신부가 통증 약물을 원하는 경우 말리려고 하지는 않는다.
−5	• 아기나 출산에 미칠 부작용을 피하기 위해 약물 사용을 피하고자 하는 의지가 강하다. • 진통이 길어지거나 힘들어지면 약물 사용을 받아들일 수 있다.	• 매우 적극적으로 행동한다. • 가능하다면 둘라를 고용한다. • 병원에 가기 전에 미리 전화해 자연주의 출산을 지지하는 간호사를 요청한다. • 진통시 편하게 해주는 방법들을 모두 함께 숙지하고 연습하며, 3R에 대해서 알고 있어야 한다. • 임신부가 진심으로 통증 약물을 사용하기 원할 때 쓸 수 있는 암호를 미리 정한다. • 진통을 하는 동안에는 약물을 권하지 않는다. • 임신부가 약물 사용을 요청하는 경우 암호를 말할 때까지 기다린다. 임신부의 진행 상태를 점검할 수 있게 하며, 임신부에게 약물 사용을 결정하기 전에 세 번의 수축을 더 견뎌볼 것을 제안한다. 일상적인 임신부 돌보기를 활용한다.
−7	• 아기와 진통 과정에서의 이로움을 위해서만이 아니라 개인적 만족감을 느끼기 위해서 매우 강하게 자연주의 출산을 원한다. • 약물 사용이 필요한 상황이 되면 실망할 것이다.	• −5점일 때와 같으며 더 깊이 관여한다. • 통증 약물 사용을 요청하는 경우 더 많은 도움을 요청하는 것으로 해석한다. • 임신부가 암호를 말하지 않는 한 계속해서 임신부를 격려한다. • 임신부에게 약물을 사용하면 나중에 실망할 것임을 상기시킨다.
−9	• 임신부가 요청하더라도 출산 동반자와 의료진이 진통 약물 사용을 거부하기 원한다.	• −7점일 때와 같음 • 임신부가 암호를 말하지 않는 한, 약물 사용에 대한 요청을 모르는 척하는 것이 옳다. 걱정이 된다면 암호가 있다는 것을 임신부에게 상기시킨다. • 가능한 모든 도움을 줄 것을 약속하고, 마지막 결정은 임신부 스스로 내리는 것임을 상기시킨다.
−10	• 임신부는 모든 약물의 사용을 배제하며, 심지어 제왕절개 분만을 할 상황이 되어도 사용하지 않기 원한다.	• 불가능한 방법이다. • −9점일 때와 같다. 임신부가 이러한 선택의 위험성과 통증 약물의 이점에 대해 현실적인 이해를 할 수 있게 돕는다.

9. 제왕절개 분만과 제왕절개 이후의 질식 분만 (브이백)

아내의 자궁 경부는 5센티미터가 열렸다. 이제 두 시간만 지나면 다 열릴 것 같았다. 아기도 산도로 많이 내려와 있었다. 아내는 힘을 주고 또 주었다. 우리는 아는 자세는 다 시도했지만 수축의 간격은 더 벌어졌다. 결국 아내는 경막외 주사를 맞았고, 피토신도 맞았다. 그런데도 아무 소용이 없었다. 우리는 계속 기다려야만 했다. 이제 남은 것은 제왕절개 분만밖에 없었다. 아기의 머리는 약간 기울어져 있는데다 너무 컸다. 아내는 정말 있는 힘을 다했다. 그런데도 아기의 머리카락조차 보이지 않았다! 결국 아기는 나오지 않았다.

—폴, 새내기 아빠

이 책의 제왕절개 분만 부분을 미리 읽었더라면 얼마나 좋았을까!

—케빈, 새내기 아빠

아기는 임신부의 복부를 절개하는 외과적 수술을 통해 태어나기도 한다. 이를 제왕절개 분만이라고 하며, C 섹션C-Section이라고도 한다. 미국에서 가장 흔히 행해지는 외과 수술이다.[1] 미국의 경우, 1996년 다섯 명의 여성 가운데 한 명이 제왕절개 분만으로 아기를 출산한 이래로 그 비율은 꾸준히 증가해 오늘날은 세 명 가운데 한 명, 즉 해마다 130만 명이 제왕절개 분만을 하는 것으로 나타났다.

제왕절개 분만율의 급속한 증가는 그 원인이 매우 다양하고 복잡하며 논란의 소지도 많다. 하지만 대체로 제왕절개 분만에 대한 전반적인 태도는 예전보다 훨씬 더 많이 너그러워졌으며 문제시되지도 않는 편이다.

지난 40년 동안 학계에서는 제왕절개 분만 시술의 적정성 여부에 관해 지속적인 논쟁을 벌여왔다. 한편에서는 일반인들이 단체를 형성해 불필요한 제왕절개 분만을 자제하라고 주장한다. 산과 전문의들도 이 문제에 관해서 의견이 나뉜다. 한쪽에서는 제왕절개 분만 비율이 높아지는 것을 찬성하고, 다른 한쪽에서는 아기나 엄마의 건강에 필요할 때에만 제왕절개 분만을 하자고 말하고 있다. 의사들의 개별적인 제왕절개 분만 비율은 총 분만의 10~50퍼센트[2]에 이른다. 조산사나 가정의가 제왕절개 분만을 시행하는 비율은 대부분의 산과의(건강한 임신부가 건강한 임신 기간을 보낸 '저위험' 환자들만 계산에 넣더라도) 경우보다 낮다.

나는 이런 시대적 흐름에 슬픔과 낙담과 좌절의 감정을 느끼고 있다. 더불어 이 큰 수술이 가진 위험과 그것이 건강한 엄마와 아기에게는 장점이 없다는 것을 사람들이 알게 되면 이런 흐름이 바뀔 것이라고 확신한다. 하지만 그 이전에 제왕절개 분만이 여러 해 동안 수백만 명의 엄

---

1 이는 우리나라의 경우에도 마찬가지다.─옮긴이.
2 우리나라의 경우 평균 35퍼센트이다(WHO, OECD health data 2011)─옮긴이.

마와 아기들을 구한 것과 앞으로도 그럴 것이라는 사실에 눈을 감아서는 안 될 것이다.

출산 동반자는 제왕절개 분만이 건강한 엄마와 아기를 위해 반드시 해야만 하는 것인지 알 필요가 있다. 부부 모두 신뢰하는 의사를 선택하여 의사소통을 분명히 하고, 그 의사의 제왕절개 분만 비율도 확인해 두어야 한다. 혹시 임신부가 불필요한 정보를 갖고 있는 것은 아닌지도 알아두는 것이 좋다.

의사와 임신부가 제왕절개 분만을 선택하는 이유

제왕절개 분만을 선택하는 이유 중 가장 널리 알려진 잘못된 믿음은 임신부의 골반저의 손상을 막아 출산 이후의 배변에 이상이 없도록 한다는 것이다. 질이 늘어나면 영구적인 손상을 일으킬 것이라는 가정은 언뜻 보기에 논리적인 것 같지만, 실은 오해의 소지가 있다. 골반저의 약화와 기타 다른 문제를 일으키는 것은 질식 분만 자체가 아닌 질식 분만을 진행하는 방식이기 때문이다. 예컨대 기구 사용 분만과 때 이른 분만대 출산 유도, 규모가 큰 회음절개는 출산 후 수 주 동안 문제가 생기는 확률이 높아지게 한다. 의사는 대개 진통의 패턴과 아기의 크기와 위치, 그리고 자세로부터 흡입 분만기를 사용한 질식 분만이 골반저 손상을 일으킬 것인가를 예측하여, 골반저 손상이 큰 질식 분만을 피할 수 있다. 흡입 분만기를 사용하는 동안에도 의사는 아기가 움직이지 않는 것을 알면 기구를 그냥 제거할 수 있다. 그런 경우 제왕절개 분만이 해법이다. 숨을 참고 오랜 시간 동안 힘을 계속 쓰면서 등을 대고 누워 있으면 방광, 자궁, 직장을 지탱하는 관절의 인대가 늘어나 기능 저하를 가져올 수 있다.(고맙게도 이런 직접적 밀어내기는 173쪽에서 설명된 좀 더 생리학적인 힘주기 기법으로 발전하였다.)

중년이 되기까지는 제왕절개 분만을 한 여성이나 질식 분만을 한 여성, 그리고 출산 경험이 없는 여성들 사이에 이런 기능 저하율이 별 차이가 없다는 것이 연구에서 밝혀졌다. 이는 곧 출산 관리(신체의 상태와 선천적 신체 구조의 차이)가 아닌 다른 요인들이 기능 저하의 원인이 된다는 사실을 의미한다. 출산에 관련된 기능 저하는 대개 몇 달 안에 해결이 되지만, 드문 경우 심각한 손상이 생기기도 한다.

임신부가 제왕절개 분만을 선택하는 또 다른 이유는 (제왕절개 분만율이 매우 높은) 의사들이 이를 선호하기 때문이다. 그런 의사들은 산모의 골반 모양에 대한 기준, 산모의 나이, 아기의 크기나 유도분만의 실패, 경막외 주사의 지연, 예정일이 지난 진통, 또는 브이백Vaginal Birth After Cesarean(VBAC, 제왕절개 이후의 질식 분만) 도중의 양막 파열과 같은 가능성들을 토대로 질식 분만을 못할 것으로 미리 판단한다. 만약 임신부가 제왕절개를 원한다면, 차트에는 물론 '임신부의 요구'라고 기록될 것이다.

질식 분만에서 발생할 수 있는 모든 문제—긴 진통 시간, 탈진, 태아 스트레스—의 가능성을 피하려는 마음에서 일부 여성들은 아예 제왕절개를 선택하기도 한다. 그들은 제왕절개 분만보다 질식 분만에 따르는 만의 하나라는 상황과 예측 불가능성을 더 두려워한다. 이들에게 질식 분만의 어려움을 최소화하는 방법을 자세히 상담하고, 막연한 두려움이 있다는 것을 알게 해주며, 제왕절개 분만으로 인하여 생기는 문제점과 현실을 보게 하면, 임신부는 제왕절개 분만을 하고자 했던 마음을 다시 한 번 돌아보기도 한다. 물론 결정을 바꾸지 않을 수도 있지만, 그렇더라도 정확한 정보를 주는 것은 후회 없는 결정을 내리게 하는 데 매우 중요한 절차이다.

임신부가 출산 자체에 대해 극심한 공포를 갖고 있을 수도 있다. 이런 경우 두려움을 덜어줄 상담을 하면 좋다. 각각의 선택에 따르는 결과가 무엇인지 들었다면, 제왕절개 분만을 선택하거나 하지 않을 권리는 임신부에게 있다.

출산에 대한 편견과 두려움, 그리고 '사회적' 이유들—편리성, 시간 조절 가능, 단순함(계획대로만 하면 1시간 만에 아기를 안을 수 있다) 등—로 인해 제왕절개 분만을 선택하는 이들 가운데는 제왕절개 분만의 장단기 위험과 현실성 있는 회복에 관한 정보가 부족한 경우가 많다. 그럼에도 비록 그 수가 적기는 하지만 선택적 제왕절개 분만을 원하는 여성들의 수는 증가하고 있는 듯이 보인다. 다음 내용들은 이런 논란에서 자주 나오는 중요한 문제들을 밝혀보기 위한 것들이다.

명확한 의료적 이유가 없이 행해지는 선택적 제왕절개 분만의 위험

제왕절개 분만은 큰 수술이므로 다른 큰 외과 수술과 마찬가지로 온갖 위험한 문제들(출혈, 감염, 회복 지연, 유착)을 가지고 있다. 더 나아가 수술 이후의 통증과 느린 회복을 생각하면 아기를 밤낮으로 돌봐야 하는 아기 엄마에게는 큰 도전(넘을 수 없을 정도는 아니라도)이 된다. 장기적으로 제왕절개 분만은 훗날 재임신과 출산에서 임신부에게 자궁 내 상처와 또 다른 반복 제왕절개 분만, 복강 내 장기 유착, 전치 태반과 태반 조기 박리(300쪽)와 같은 위험을 증가시킨다. 제왕절개 분만은 아기에게도 위험하다. 선택적 제왕절개 분만으로 태어난 아기는 조산 가능성이 높고, 호흡 문제와 다른 문제가 생길 가능성도 있다. 선택적 제왕절개 분만에 대해서는 추천 자료를 참고하라.

이득이 거의 없거나 전혀 없다면, 위험으로부터 피하는 것이 합리적이다. 하지만 때로는 제왕절개 분만의 장점이 분명할 때도 있다. 그런 상황에 대해서는 348~350쪽에 설명해 놓았다.

제왕절개 분만 피하기

많은 여성들의 경우 선택을 할 수 있다면 제왕절개 분만을 하는 비율이 낮은 의사와 병원 또는 조산원을 찾으려고 할 것이다. 그런 사람들은 자신의 건강을 유지하거나 개선할 수 있는 생활 태도를 잘 실천하고 있을 것이다. 잘 먹고, 정신적 건강의 문제도 잘 다루며, 운동과 스트레스 관리도 잘하고, 담배와 술, 향정신성 약물도 하지 않는 등 모든 것을 최상의 결과를 가져오게끔 유지하고 있을 것이다. 만약 임신부와 그 아기가 건강하다면 제왕절개 분만의 일부 원인들(비정상적 태아 성장, 태아 스트레스, 산모의 탈진)은 일어날 가능성이 적다. 부부는 통증을 완화하는 기술과 진통의 진행을 강화하는 기술을 배우고, 질식 분만의 기회를 높여줄 의사 결정(251쪽의 '후회 없는 결정을 위해 꼭 해야 할 질문들')에 참여한다. 많은 부부가 둘라를 고용하기도 한다. 연구에 의하면 둘라가 참여한 출산의 경우 제왕절개 분만 비율이 낮고 의료 개입도 적다고 한다. 그 이유는, 둘라가 스트레스가 적은 환경을 만드는 데 도움을 주고, 임신부를 격려하여 의료 개입의 선택을 신중하게 하도록 돕기 때문이라고 많은 이들이 말한다. 즉 정상 출산의 기회를 높이는 선택을 하도록 만들어 부부에게 자신감을 심어준다는 것이다. 그러한 선택에 관해서는 5장을 참고하도록 한다.

제왕절개 분만을 할 가능성에 대비하기

출산을 앞두고 있다면 제왕절개 분만을 하게 될 가능성에 대해서도 생각해 보아야 한다. 질식 분만을 하고 싶어도 제왕절개 분만을 해야 할 때가 있다.

출산 동반자의 역할을 잘하려면 다음의 질문에 답을 해야 한다. 제왕절개 분만 가능성을 줄일 수 있는 모든 방법을 다 취한 후에도 제왕절개 분만을 해야만 하는 환경에는 어떤 것들이 있는가? 만약 진통중에 제왕절개 분만이 필요하게 되면 당신은 어떻게 임신부가 바뀐 상황에 적응하고 수술을 받고 회복 기간을 거치도록 도울 것인가? 사태가 예기치 못했던 방향으로 갈 경우 임신부가 가능하면 좋은 경험을 할 수 있도록 출산 동반자가 도울 수 있는 것에는 무엇이 있을까? 사랑하는 아내와 아기의 안전이 달린 문제에 잘 알지도 못하는 고도의 기술적 의료 절차가 이루어지면 어떤 느낌이 들까? 이번 장에서는 그런 질문에 대한 답을 주려 한다.

제왕절개 분만의 의학적 이유들

출산 동반자와 임신부는 제왕절개 분만이 행해지기 전에 그 이유를 알고 수술을 할 것인지에 동의해야 한다. 만약 제왕절개 분만이 요구되는 의학적 문제가 임신부나 아기에게 있다면 수술에 대해 알고 사전에 감정적인 처리를 할 수 있을 것이다. 그러나 진통 중간에 제왕절개 분만을 하게 되는 상황에 이르면 임신부는 그에 적응하려고 노력해야 한다. 어느 쪽이 되었건 임신부와 출산 동반자는 둘라, 의사 그리고 간호사들과 그에 관해 얘기할 기회를 많이 가져야 한다.

진통에서 간혹 발생하는 문제들에 대한 정보와 그 문제들을 어떻게 탐지하고 다룰 것인지에 대해서는 6장과 7장을 참고한다. 제왕절개 분만은 다른 선택들이 성공적이지 못할 때의 해결책이다.

다음은 제왕절개 분만을 하는 가장 흔한 이유들이다. 그런 상황에서 항상 제왕절개 분만이 필요한 것은 아니지만, 늘 그 가능성이 고려되고 실제로 매우 자주 행해지고 있다.

1. 응급 상황: 이 경우에는 질문을 할 시간이 없다. 긴급한 조치가 요구된다.

  + 제대 탈출(308쪽)
  + 진통중 과다 출혈(300쪽)

2. 진통의 정지(진행 장애): 이는 제왕절개 분만을 하게 되는 가장 흔한 원인이다. 많은 전문가들이 아래와 같은 이유로 진통이 더 이상 진행되지 않아 제왕절개 분만을 한다고 말하는데, 실제로 이는 진행의 실패라기보다는 기다림의 실패라고 보는 것이 맞다. 진통이 진행되지 않는 이유로는 다음과 같은 것들이 있다.

✤아기의 자세나 위치

✤자궁 수축력 약화(부적절한 수축)

✤아기의 머리가 임신부의 골반에 잘 맞지 않음(305쪽)

✤아기에 비해 작은 엄마의 골반, 엄마의 몸에 비해 큰 아기

3. 태아의 문제

✤태아 가사(310쪽)

✤역아(239쪽), 쌍태아

✤조산아, 후숙아, 또는 질식 분만 진행 과정에 아기가 지나치게 큰 스트레스를 받는 경우

4. 반복 제왕절개 분만

이전에 제왕절개 분만 경험이 있는 경우: 제왕절개 분만 비율이 높아지고 있는 또 다른 큰 이유이다. 현재 이전에 제왕절개 분만을 했던 여성의 90퍼센트 이상이 제왕절개 분만이 그다지 절실히 요구되지 않는 이후 분만에서도 제왕절개 분만을 하고 있다. 브이백 비율은 실제로 그 위험이 상당히 낮은 데도 불구하고 지난 10년 동안 급감하였다. 그러나 의사와 병원을 잘만 선택하면 브이백이 가능하다. 만약 그런 가능성을 찾아보고자 한다면 244쪽의 '출산의 트라우마가 있는 경우'와 365쪽의 '제왕절개 분만 이후의 질식 분만(브이백)'을 읽어보라.

5. 기타

심각한 질병(심장병, 당뇨병, 임신중독증)이나 상처가 있는 경우: 때로 그런 경우에 제왕절개 분만이 미리 예정된다. 임신부를 주의 깊게 관찰하다가 만약 모든 조건이 잘 맞으면 질식 분만을 하게 된다. 그러나 문제가 악화되면 제왕절개 분만을 해야 한다.

✤ 외음부 포진(298쪽)

제왕절개 분만을 하기로 결정했다면 출산 동반자는 온전한 사랑의 힘으로 임신부를 돕고 아기를 맞는 데 집중한다.

제왕절개 분만시 알아야 할 것들

일단 제왕절개 분만을 하기로 결정하고 나면 의료진이 얼마나 신속하게 움직이는지, 그리고 관계된 사람들이 얼마나 많은지에 놀라게 될 것이다. 수술이 결정되면 집도의를 비롯하여, 조력하는 의사와 조산사, 수술실 간호사, 수술실을 준비하고 외과 팀을 돌보는 간호사, 마취과 의사, 신생아를 살필 소아과 간호사 등이 일사불란하게 움직인다. 게다가 아기에게 문제가 있을 것이 예상되면 소아과 전문의나 신생아과 전문의까지 협력한다. 이 모든 사람들이 함께 팀을 이루어 최선의 결과를 얻고자 노력하는 것이다.

출산 동반자는 임신부와 아기에 대해 염려를 할 수밖에 없다. 길고 힘든 진통을 겪은 후라면 끝이 보이는 것에 대해 안심할 수도 있을 것이다. 의료진의 팀워크와 전문성에 깊은 인상을 받을 수도 있다. 그들은 서로 농담을 할 수도 있고, 마치 거기에 있지 않은 양 출산 동반자나 산모에게는 거의 눈길도 주지 않을 수 있다. 출산 동반자는 수술실의 소리와 냄새, 풍경에 압도될 수도 있으며, 질문을 해야 할지 말아야 할지, 임신부가 원하는 것이 지켜지도록 해야 하는지, 아니면 한쪽으로 비켜나서 의료진이 일상적 의료 절차를 밟도록 두어야 하는지 혼동을 느낄 수도 있다. 또한 자신의 역할과 중요성이 훨씬 약하게 느껴질 것이다. 하지만 단지 방식이 달라졌을 뿐 출산 동반자의 역할은 여전히 임신부에게 가장 중요하다.

수술 준비

제왕절개 분만을 위해서는 다음과 같은 준비가 필요하다.

＋수술 동의서에 서명을 한다.

＋간호사가 임신부의 팔에 정맥 수액을 투여하고, 임신부의 혈압을 수시로 점검한다.

＋임신부에게 진정제가 주어진다. 수술하는 동안이나 출산 직후 깨어 있고 싶다면 거부할 수도 있다.(선택할 수 있도록 병원이 허락하는 곳에서만)

＋마취과 의사, 마취 간호사 또는 드물지만 산과 의사가 마취제를 준다. 이때 사용되는 마취제는 임신부의 상태, 의료진의 훈련과 자격, 그리고 시설에 따라 다르다. 제왕절개 분만을 급속히 진행해야 하는 경우에는 전신 마취를 한다. 하지만 시간이 허락한다면 무통 마취나 척추 마취를 하는 것이 훨씬 더 안전하다.

✛마스크나 비관(코로 산소를 불어넣는 튜브)을 통해 임신부에게 산소를 공급한다.

✛혈류의 산소 농도를 측정하기 위해 임신부의 손가락이나 발가락에 맥박 측정기를 장착한다.

✛가슴에 초음파기를 달아 수술 내내 임신부의 심장 박동을 측정한다.

✛임신부의 몸은 복부만 보이도록 수술포로 둘러준다. 수술포의 끝은 머리와 배를 가리도록 들어 올려지기 때문에, 임신부는 의식이 있더라도 수술 장면을 볼 수 없다.

✛병원에 따라서 제왕절개 분만 수술에 출산 동반자(혹은 둘라나 다른 사람)가 참관하는 것을 허용한다.[3] 출산 동반자는 임신부의 머리 옆쪽에 앉는다. 마취 전문의도 수술실을 지킨다.

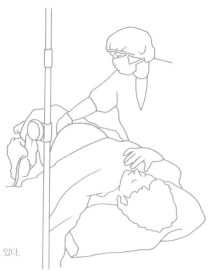

수술을 위해 임신부의 복부를 소독하고 있다.

3 남편이나 둘라의 수술실 동반을 허락하는 병원도 있다. 수술실에서의 긴장을 줄이는 데 남편이나 둘라가 도움이 되기 때문이다. ─옮긴이.

✦일부 출산 동반자는 수술 장면을 사진 찍고 싶어 한다. 그렇다면 먼저 임신부와 의사와 상의한다. 그리고 마취과 의사의 허락을 받아야 한다. 수술실 안에서의 사진 촬영 등은 간호사와 상의한다.

✦임신부의 복부를 잘 닦아주고 면도를 한다.

✦방광을 깨끗하게 비울 수 있도록 카테터가 방광에 장착된다.

수술 시작

✦마취 효과가 나타나면 의사는 수술용 메스로 임신부의 복부를 절개한다.

✦대부분은 복부의 가로로 절개(이를 '비키니 절개'라고 부른다)하지만 때로는 세로로 절개하기도 한다.

✦복부의 근육은 절개하지 않는다. 그것들은 서로 분리되어 따로 펼쳐진다. 그래서 수술 이후 근육의 회복이 빠른 것이다.

✦대개 자궁의 낮은 부분에서 수평으로 절개한다.

✦양수는 플라스틱 튜브로 빨아낸다.

✦지혈을 위하여 전기 장치를 사용한다.

✦무통 마취를 한 경우는 산모가 깨어 있을 수 있다. 때로 산모가 통증을 느낀다는 의사 표시를 하면 마취제가 좀 더 투여될 때까지 수술을 중단한다. 이런 일은 자주 일어나지는 않지만 마취제의 효과가 사람마다 다르기 때문에 가끔 필요한 부위의 마취가 풀릴 수 있다.

아기 탄생

아기는 대개 수술이 시작된 지 15~20분 이내로 출생한다.

✛ 의사는 한 손을 자궁에 넣어서 아기의 머리나 엉덩이를 잡거나, 때로 아기 머리에 진공 추출기를 부착한다.(복부의 절개 부위가 작은 경우 더 절개하지 않기 위해 사용하기도 한다.) 보조자는 임신부의 복부를 눌러 아기가 절개된 부분으로 움직이도록 한다. 의사는 아기를 꺼낸다. 산모는 압박과 당기는 느낌을 받을 수 있지만 통증은 느낄 수 없다. 이때 이완과 느린 호흡을 사용하도록 산모를 돕는다.(169쪽) 산모가 통증을 느낀다면 의사나 마취 전문의가 마취제를 더 주사하도록 한다. 때로 재워달라고 요청할 수도 있다.

✛ 의사나 간호사는 아기의 기도를 빨아내고 탯줄을 자른다. 출산 동반자는 의사에게 수술포를 내려서 아기 엄마가 아기를 볼 수 있게 해달라고 요청하거나, 아기를 잠깐 들어 올려달라고 요청할 수 있다. 그 다음 아기는 수술실 한쪽에 마련된 신생아실이나 가까운 방으로 옮겨져서 검사와 필요한 처치를 받는다. 이즈음이면 아기는 아마 힘차게 울 것이

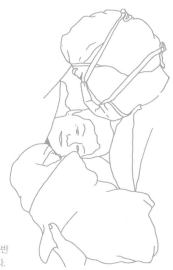

산모의 절개 부분이 봉합되는 동안 출산 동반자가 아기를 안고 엄마를 만날 수 있게 한다.

다. 출산 동반자는 가서 아기를 보고 싶어 할 것이다. 이때 둘라가 산모를 지켜주는 것이 좋다.

+ 산모의 얼굴에서 산소 기구가 제거된다.

태반 제거

엄마가 아기를 만나고 있는 동안 의사는 자궁벽에서 태반을 분리하여 제거한다.

때로 봉합을 하기 전에 복부에서 자궁을 복부 밖으로 들어내어 전체적인 점검을 하는 의사도 있지만, 그 장점이 명확하지 않으며 산모에게 불편함을 준다는 사실 때문에 요즘은 많은 의사들이 그렇게 하지 않는다.

봉합

봉합에는 30~45분이 걸린다. 그 절차는 다음과 같다.

+ 자궁과 다른 내부 기관들은 외과용 실로 봉합한다.

+ 피부는 봉합사를 이용해 바느질하거나 스테인리스 스틸 클립으로 닫는다. 클립을 사용하면 스테이플러의 소리를 들을 수 있다.

+ 절개면 위로 붕대를 감는다.

+ 산모에게 어깨 통증이 있을 수 있다. 이를 '연관통'(문제가 있는 부위가 아닌 곳에 느껴지는 통증)이라고 한다. 어깨 통증은 대개 산모의 골반 주위에 공기가 유입되어 생긴다. 마취 의사는 수술대 머리 부분을 살짝 들어 올려 공기 방울이 움직이도록 도와줄 수 있다. 어깨를 주물러주는 것도 그다지 도움이 되지 않는다. 이 통증은 수술 후 일정 시간이 지나

면 사라진다.

✢산모가 전신을 떨거나 구역질을 한다면—큰 수술을 받은 후에 흔히 있는 반응—이완과 수면을 유도하는 약물이 주어질 것이다.

✢산모는 회복실로 옮겨진다.

회복

✢산모는 몇 시간 동안 회복실이나 출산실에 머물게 된다.

✢간호사는 산모의 맥박, 체온, 혈압, 자궁 근육과 마취 상태를 자주 확인한다.

✢아기는 엄마와 함께 있거나 아기의 상태와 병원의 방침에 따라 신생아실로 보내지기도 한다.

✢산모는 신생아실에서 돌아온 아기에게 수유할 수 있다. 수유 자세를 잡을 땐 둘라나 간호사의 도움을 받는다. 마취가 풀리기 전에 수유를 시작하면 좀 더 수월하다.[4]

✢산모가 잠이 오거나 약물 치료로 인해 힘이 빠져 있다면 아기를 양육하기가 힘들다. 그래서 어떤 여성은 힘들어도 30분에서 1시간 정도는 구토와 경련에 대한 약물을 거부한다. 아기와의 첫 몇 시간을 놓치고 싶지 않기 때문이다.

✢산모가 아기를 양육하거나 안고 있을 수 없다면 출산 동반자가 안아준다.

✢간호사는 아기의 호흡, 피부색, 체온, 맥박을 자주 검진한다.

✢마취가 풀리고 산모의 상태가 안정되면 산모는 산후 회복실로 옮

---

4 병원에 따라 허락하지 않는 곳도 있다.—옮긴이.

겨져서 퇴원할 때까지 머물게 된다. '출산 후 며칠'에 관한 정보는 10장을 보라.

제왕절개 분만시 출산 동반자의 역할

질식 분만을 계획했던 여성에게 제왕절개 분만은, 비록 그것이 건강한 아기를 낳기 위한 불가피한 선택이었다고 해도 실망스러운 일이 될 수 있다. 어떤 여성들은 그런 감정을 빨리 극복하지만 어떤 여성들을 그렇지 못하다. 이 경우 산모에게는 감정을 조절하고 제왕절개를 받아들일 시간이 필요하다. 특히 의료 개입이 적은 출산을 강하게 희망한 경우라면 더욱 그러하다. 그 실망감이 얼마나 깊은지 알면 많은 사람들이 놀란다. 출산 동반자는 산모가 자신의 제왕절개 분만을 받아들이도록 도와주고 이해해 주어야 한다.

산모가 제왕절개 분만을 결정하게 된 과정에 대해 다 알고 있다면 그다지 오래 힘들어하지는 않을 것이다. 그러나 산모가 당황했거나 그 과정에 자신이 할 수 있는 일이 없었거나 제왕절개의 필요성에 대해 질문을 하지 못했다면 분노, 우울증 또는 죄책감이 길어질 수 있다. 이 시기를 어떻게 보내느냐 하는 것은 제왕절개 전후에 출산 동반자가 산모를 어떻게 대하는지에 따라 크게 달라진다.

✛이미 발생한 일에 대한 출산 동반자의 인식은 산모가 상황을 파악하는 데 매우 중요하다. 수술이 진행되는 동안 출산 동반자는 임신부 옆에서 질문을 하고 그녀의 손을 잡아주며 벌어진 일에 대해 알려준다. 임

신부가 사진을 찍어주길 원할 수도 있으므로 미리 의료진에게 허락을 받도록 한다. 대부분의 여성들, 특히 수술중에 의식이 없었던 여성들은 나중에 그 사진들을 귀하게 여긴다. 사진을 보면 자신이 놓친 부분들을 볼 수 있기 때문이다. 비록 산모가 수술 사진에 관심이 없다 해도 아기 사진만큼은 큰 의미가 있을 것이다. 만약 임신부가 깨어 있다면 수술중에 약간의 불편함을 느낄 것이다. 압박감이나 당기는 느낌 이외의 통증을 느낀다면 마취제를 더 달라고 요청해야 한다. 출산 동반자는 임신부가 계속해서 긴장을 풀고 느린 리듬 호흡을 해서 그 압박감과 당기는 느낌을 견딜 수 있도록 도와주어야 한다.

✛ 수술이 끝나면, 출산 동반자는 아기에게 다가가서 말을 걸고 손을 잡을 수 있다. 수술실에서 아기에게 말을 하거나 노래를 부르는 것이 이상하게 보일 수도 있지만, 당신이 아기 아빠라면 아기는 당신의 목소리를 알아듣고 반응할 것이다. 엄마 외에는 아무도 할 수 없는, 아기를 달래는 능력이 당신에게도 있다는 것을 알게 될 것이다. 아기의 관점에서 출산을 생각해 보라. 따뜻하고 익숙한 엄마의 태에서 갑자기 눈이 부시고 춥고 시끄러운 장소로 끌려나온 것이다! 아기는 전문적이지만 사무적으로 다루어지고 있고, 낯선 사람들의 목소리만 듣게 된다. 그럴 때 아빠가 가까이 가서 "안녕, 아가야! 널 만나서 기쁘구나. 다 잘되고 있단다. 내가 여기서 널 돌봐줄게"라고 하거나, 임신 기간에 주로 불렀던 노래를 불러주며 팔을 만지고 손가락을 아기의 손바닥에 놓아보라. 아기는 당신의 눈을 마주보고 당신의 손가락을 꽉 잡을 것이다. 마침내 익숙한 목소리와 사랑의 손길이 주어진 것이다! 당신은 평생 이 순간을 잊지 못할 것이다.

✛ 가능하면 아기를 빨리 엄마에게 데려다준다. 엄마는 아기를 보고

만지고 뽀뽀를 해줄 것이다. 나는 내가 겪었던 제왕절개 분만 중에서 가장 아름다웠던 한 광경을 지금도 잊지 못한다. 그 부부는 임신 초기에 아기가 아들이라는 것을 알고, "여기 태양이 떴네!"라는 가사의 노래를 불러주었다. 그리고 아기가 태어나자 그 아빠는 너무나 감동한 나머지 큰 소리로 울먹거리며, "여기 아들이 떴네!"('sun'과 'son'의 발음이 같음을 두고 하는 말)라고 노래했다. 엄마도 온몸이 떨리는 중에도 작은 소리로 함께 불렀다. 그러자 아기는 울기를 멈추고 아빠를 말똥말똥 쳐다보았다. 수술실 안에 있던 모든 사람이 감동을 받았고 내 눈에서는 눈물이 흘렀다. 얼마나 행복한 아기인가!

✛ 회복실에서 산모가 모유 수유를 하도록 돕는다. 아마 산모가 수유를 위해 아기를 안으려면 주변의 도움이 필요할 것이다.

아기가 특별한 치료를 받으러 가야 한다면 출산 동반자는 함께 가서 어떤 일이 이루어지는지 보고 나중에 산모에게 알려준다. 혹은 산모 옆에서 걱정을 덜어주고 위로해 줄 수도 있다. 이것은 어려운 선택이다. 만약 가족이나 둘라가 한쪽에 있으면 출산 동반자는 다른 한쪽을 돌볼 수 있기 때문에 마음이 불안하지 않을 것이다.

✛ 제왕절개 분만을 한 후 회복을 하는 데는 몇 주 혹은 몇 달이 걸리기도 하며, 처음에는 그 피로감이 상당해서 며칠 동안 마약성 마취제나 다른 약물(주사, 알약, 또는 정맥 수액)을 요구할 수도 있다. 임신 전의 상태로 돌아가기까지는 몇 주에서 몇 달이 걸린다. 집안일은 다른 사람에게 넘기고, 산모가 휴식을 취하고 아기의 수유에 집중하도록 격려한다.

✛ 신체적 회복보다 정서적 회복에 시간이 더 걸릴 수도 있다. 산모에게 시간을 허락하고 일어나는 일들을 인내하며 이해하도록 노력하라.

✦ 제왕절개 분만 경험을 통합적으로 받아들이는 데에 걸리는 시간은 사람에 따라 차이가 난다. 어떤 산모에게는 제왕절개 분만이 긍정적인 경험이지만, 어떤 이들에게는 그렇지 못하다. 만약 산모가 제왕절개 분만을 한 것에 실망하고 있다면 그 감정이 지극히 정상적임을 이해하라. 산모를 아끼는 사람들이 알아두어야 할 것은 건강한 아기를 낳았으니 됐다며 제왕절개 분만에 대한 생각 자체를 무시하려고 하면 안 된다는 점이다. 산모에게는 어떤 출산을 했는지가 중요하기 때문이다. 그녀의 감정 또한 중요하며, 사랑하는 사람들의 인내, 수용 그리고 그 감정들에 대한 관심이 그녀가 힘든 마음을 이겨내도록 도울 것이다.

✦ 만약 산모의 출산 경험이 아주 부정적인 것이라면 전문적인 상담이나 치료를 받아야 한다. 406쪽의 '산후 우울증 자가 진단법'을 참고한다.

✦ 출산시 문제가 발생했을 때 출산 동반자의 역할에 대해 7장의 내용을 확인한다.

출산 과정이 실망스러웠어도 산모는 아기를 보면 기뻐할 것이다. 제왕절개 분만도 결국은 출산이고, 출산과 함께 오는 모든 감정은 똑같다. 아기를 사랑하고 먹이고 기뻐하며 보호하는 엄마의 사랑은 아기가 제왕절개 분만으로 태어났다는 상황 때문에 바뀌지 않는다. 출산 동반자도 아기의 탄생을 기뻐할 것이다.

제왕절개 분만 이후의 질식 분만(브이백)

2000년 이후 브이백을 대하는 태도는 크게 달라졌다. 미국의 브이백 비율은 1990년대 중반에 비해 약 3분의 1로 떨어졌으며, 이 글을 쓰고 있는 지금은 9퍼센트 이하이다.[5] 수백 개의 병원이 브이백을 전부 중지하였다. 이 책의 많은 독자들은 장거리 여행을 하거나, 의사나 조산사의 능력 여부에 상관없이 집에서 출산을 하는 위험을 무릅쓰지 않고는 브이백을 선택할 수도 없다. 의료적인 정당한 이유 없이 제왕절개 분만을 할 권리는 너무나 당연시되지만, 질식 분만을 할 권리는 심각한 위험에 빠져 있다.

브이백 비율이 갑작스럽게 낮아진 이유는 분명치 않다. 보험 회사, 정부 기관, 그리고 의료 전문가 단체에서 브이백을 권장하던 1990년대 중반에 비해 브이백이 위험하다고 드러난 증거는 없다. 연구자들은 최근의 두 가지 관행으로 인해 제왕절개 분만 상처가 분리될 가능성이 더 많다는 사실을 발견했다. 하나는 제왕절개 분만 이후 이중 봉합으로 튼튼하게 하지 않고 단층 봉합을 사용한 것이고(360쪽), 다른 하나는 자연 진통이 오기 전에 브이백 출산시 진통을 유도하기 위해 프로스타글란딘을 사용한 것이다. 제왕절개 분만에 이중 봉합을 했고 그 이후 진통에서 프로스타글란딘을 사용하지 않았다면, 브이백은 매우 흔하게 행해졌던 때와 마찬가지로 안전하다.

비록 브이백이 매우 드물어지기는 했지만, 임신부가 원한다면 브이백을 하는 의사를 찾아볼 수 있을 것이다. 현대의 외과 기술과 좋은 출산 환경 아래서라면 브이백을 시도하는 여성의 60~70퍼센트는 성공할 수 있다.

5 우리나라의 경우 2012년 기준 VBAC 비율은 3.5퍼센트이다.(출처: 국가통계포털)—옮긴이.

브이백의 장점들

질식 분만을 한 경우, 제왕절개를 한 경우보다 출산 이후 회복하기가 훨씬 쉽고 빠르다. 뜻하지 않은 제왕절개 분만으로 인해 크게 실망했던 여성이라면 브이백을 함으로써 정서적인 치유 효과를 볼 수도 있다.

질식 분만 기회의 증가

산과 의사들마다 브이백에 대한 의견은 크게 차이를 보인다. 그에 대한 태도는 반복 제왕절개 분만의 비율에서 나타난다. 브이백에 반대하는 의사나 조산사는 임신부의 브이백에 대한 희망을 꺾거나 잠재 위험을 강조한다. 그런 부정적인 태도는 임신부의 자신감을 떨어뜨리고, 어떤 여성의 표현대로 "또 다른 제왕절개 분만의 길로 내려가게" 만들 것이다.

상대적으로 제왕절개 분만 비율이 낮은 병원을 알아보고 거기에서 일하는 의사와 조산사들과 면담해 보는 것이 현명하다. 보험 적용이 되는 병원인지도 알아보아야 한다. 또 출산 교실 강사에게 의사에 관한 조언을 구할 수도 있을 것이다.

출산 동반자는 임신부와 함께 상담에 참석하여 기운을 북돋워주고 다음과 같은 질문을 하도록 도와주어야 한다.

"브이백을 찬성하나요? 기존에 제왕절개를 했던 산모들의 몇 퍼센트가 브이백을 계획하고 있나요? 성공률은 몇 퍼센트인가요? 결국 브이백이 제왕절개로 끝났다면 주된 이유는 무엇인가요? 내가 브이백을 할 수 있도록 어떤 방법을 추천해 주실 수 있나요? 브이백에 관한 선생님의 의견을 다른 의료진도 공유하고 있나요?"

임신부는 여러 의사들의 다양한 태도를 비교해 본 후 브이백에 대해 가장 우호적인 의사를 선택하면 된다. 브이백에 대한 임신부의 바람을 존중하고 할 수 있다고 믿어주는 사람들이 주변에 있다면 임신부에게는 큰 도움이 된다. 가족과 친구, 의사, 그리고 무엇보다 출산 동반자의 믿음이 중요하다. 둘라는 정신적인 지지와 현실적인 조언을 해줄 수 있다. 브이백을 지지하는 경험 있는 둘라는 두 사람 모두에게 자신감을 고취시킬 것이다.

브이백 진통에 관한 도전들을 어떻게 다룰지 알게 되면 두 사람 모두 자신감을 갖게 되고 대응 전략도 알게 될 것이다. 출산 교실은 귀중한 준비 과정 중 하나이다. 좋은 출산 교실은 브이백이 가진 독특한 도전에 대해 다룬다. 또한 책과 웹사이트, 인터넷 기사(추천 자료) 등에서 도움을 얻는 것도 좋다. 마지막으로 정서적으로나 신체적으로 이전의 출산 경험에서 상처를 받은 여성이라면 출산 사회복지사, 심리치료사, 경험 많은 둘라나 출산 교실 강사, 혹은 환자를 중요하게 여기는 조산사나 의사와의 상담이 자신감을 회복하는 전략을 세우는 데 도움이 된다.(244쪽)

브이백에 대한 두려움

대부분의 브이백이 정상적으로 진행된다는 사실을 알고 있음에도 불구하고, 자궁에 제왕절개 분만으로 인한 봉합 자국이 있다는 사실은 브이백에 작은 위험 요소가 하나 더 있음을 뜻하는 것에는 분명하다. 브이백에 관한 가장 큰 두려움은 자궁 파열이라고 하는, 상처가 갈라지는 것이다. 그 확률은 약 0.5퍼센트이며, 제왕절개를 한 번 이상 한 여성은 가능성이 조금 더 높다. 하지만 태아 심박에 대한 주의 깊은 모니터링, 산모에 대한 관찰만 잘 한다면 봉합 부위의 분리는 대개 충분히 탐지될 수 있다. 비록 그런 염려가 있어도 대개는 즉각적이고 적절한 대처를 하면 좋은 결과를 낳는다.

자궁의 상처는 때로는 분리되지 않더라도 진통중에 얇아지기도 한다. 이 경우 자궁은 비임신 상태로 돌아올 때 저절로 치유된다.

브이백을 둘러싼 정서적인 우려

일단 제왕절개 분만을 했던 여성이 다시 임신을 하면 첫 번째에 비해 출산에 대한 자신감이 줄어들 것이다. 전에는 잘 모르는 부분도 있었지만 지금은 현실적으로 다시 제왕절개를 하게 될 수도 있다는 사실을 인지하고 있기 때문이다. 질식 분만을 준비하더라도 제왕절개와 다가올 출산과 관련해 자신의 감정이 어떤지 알아보아야 한다. 또한 안전하고 만족스러운 경험을 줄 수 있는 자원을 찾아야 한다.

브이백을 준비하도록 다음과 같이 도울 수 있다.

✢ 제왕절개 분만과 관련해 주로 어떤 감정을 느끼는지 알아본다. 그 감정은 필요한 것인지, 그로 인해 상처를 받았는지, 또 보살핌은 잘 받았는지 알아야 한다.

✢ 임신부가 다가올 진통을 두려워하고 있지는 않은지, 그 두려움이 진통에 대한 두려움인지, 아니면 뭔가 잘못될 것 같다는 막연한 두려움인지(봉합 부위가 분리될 수 있다, 또다시 제왕절개를 할 수도 있다, 의사나 간호사 혹은 출산 동반자의 지원을 못 받을 수 있다 등) 알아야 한다.

✢ 첫아이를 출산했던 의사와 병원에 대해 어떤 생각을 가지고 있는지, 임신부가 그 병원으로 가고 싶어 하는지, 그 병원과 의사가 문제의 일

부로 작용하는지, 그녀가 신뢰할 수 있는 의사를 찾을 수 있는지도 알아야 한다.

✦임신부가 어느 정도로 브이백을 원하는지, 진통의 경과를 돕고 통증을 완화하는 자가 방법을 배울 준비가 되어 있는지, 또 약물과 다른 의료 개입을 적절하게 사용하려고 하는지, 주변에 진정으로 도움이 되는 친구들과 친척들이 있는지도 알아야 한다.

✦길고 힘든 진통을 겪고 결국에는 제왕절개 분만을 한 여성이라면 브이백을 시도한다는 생각만으로도 온갖 종류의 두려움이 일어나게 될 것이다. 그 모든 일을 또 겪느니 차라리 제왕절개 분만을 하겠다고 말할지도 모른다. 그런 상황에서 출산 동반자는 임신부가 진통을 견딜 의지를 갖도록 도울 수 있다. 만약 임신부가 첫 번째 출산과 같은 시련을 겪지 않아도 된다는 보장만 있으면 브이백을 시도하겠다고 한다면, 그에 대한 생각을 의사와 상의하고, 자신들의 계획을 출산 계획서에 포함시킨다. 첫 번째 출산에서와 같은 일이 생기지 않을 것이라면, 임신부는 마음을 편안히 하고 자신이 통제할 수 있는 긍정적인 출산 경험에 초점을 맞추게 될 것이다. 만약 진통이 그녀와 의사가 정해둔 한계를 넘는다면 제왕절개 분만이라는 선택을 할 수 있다. 비록 결과가 또다시 제왕절개 분만이라고 해도, 그 과정에서 무기력이 아닌 통제력을 가질 수 있었다면 정신적인 상흔은 입지 않을 것이다.

출산 동반자 또한 질식 분만을 계획하는 것에 여러 감정이 들 수 있다. 특히 첫 진통에서 스트레스를 받았다면 더욱 그럴 것이다. 임신부의 노력을 지원할 수 있도록 이 책을 읽고, 질문에 대한 답을 의사에게서 얻고, 브이백 지원 단체에 참가하고, 둘라와 상담을 준비한다.

브이백의 특이한 문제

브이백을 하는 임신부는 일반적으로 대부분 진통에서 생기는 정신적인 문제들(3장)을 넘어서는 다른 도전들을 하게 된다. 5장을 보면 그런 도전과 그것들을 다루는 내용이 설명되어 있다.

만약 진통을 하다가 결국 제왕절개 분만으로 이어진 이전의 진통에 대한 기억 때문에 걱정이 된다면 그에 관해 누군가에게 얘기를 하는 것이 최선이다. 출산 동반자는 자신의 걱정을 임신부의 염려에 보태지 말아야 한다. 둘라가 있다면 그녀에게 자신의 걱정을 얘기할 수 있다. 그렇지 않으면 임신부가 듣지 않는 곳에서 간호사에게 말하는 게 좋다. 둘라나 간호사가 당신이 힘들어하는 것을 알고 있다는 것 자체만으로도 위로가 될 수 있다.

우리는 지금 제왕절개 분만 비율이 급속히 높아지는 시대에 살고 있다. 이는 제왕절개 분만이 몇 가지 조건을 제외하면 질식 분만보다 안전하다는 증거가 있기 때문이 아니다. 정말 필요할 경우 제왕절개 분만을 선택할 수 있다는 것을 염두에 두고 질식 분만을 준비한다면, 적절한 의사를 적극적으로 찾는 노력을 해야 할 것이다. 적절한 의사와 환경과 준비를 갖추고 나면 질식 분만 성공 확률은 아주 높아질 것이다.

PART 4

출산 이후

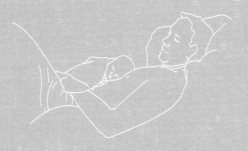

아기가 태어나고 태반이 만출되고 나면 갑자기 모든 상황이 느려지는 것같이 느껴진다. 모든 사람은 그 순간 한숨을 돌릴 것이다. 의료진은 의료적인 과제를 마치고 정리를 하느라 정신이 없어 보인다. 아빠와 엄마, 아기는 서로의 모습과 손길 그리고 냄새에 푹 빠져서 가족이라는 세상으로 들어간다. 둘라는 사진을 찍어주고 산모가 젖을 먹이는 일을 도와준다. 또 음료와 먹을 것을 챙겨주고 산모와 아기가 편안하도록 돕는다.

아기가 내는 조그만 소리, 찡그린 얼굴이나 기지개와 같은 몸짓 하나하나에도 부모는 감탄하고 감동한다. 어떤 아기들은 조용하고 침착하게 주변의 모든 광경과 소리를 흡수한다. 그중에서도 엄마 아빠의 얼굴과 목소리에 가장 집중한다. 또 어떤 아기들은 낯설고 새로운 환경에 놀라서 많이 울고 짜증을 내기도 한다. 그런 아기들은 바로 부모의 관심을 요구하는 것으로 이해해야 한다.

전화벨은 여기저기서 울리고 같은 질문에 몇 번이나 반복해서 답해 주어야 한다. 딸인지 아들인지, 이름은 지었는지, 몸무게와 키는 얼마인지, 누구를 닮았는지, 진통은 어땠는지, 아기 엄마는 어떤지…… 아, 그렇다. 아빠가 된 기분이 어떤지도 물어볼 것이다. 그런 이야기들은 아무리 해도 질리질 않는다.

당신이 아기의 아빠이거나 산모의 동반자이거나, 지금 이 순간 세 사람의 허니문이 시작된 것이다. 이때 일어나는 일들은 신혼 부부가 허니문 기간을 가지는 것과 유사하다고 한다. 세상 모든 일에서 멀어져 서로에게 집중하며 깊은 사랑의 감정과 만족감을 느끼고, 더불어 수면 부족도 경험하게 된다.

10. 출산 후 며칠

진통이 끝나자 나는 아기를 만나게 될 생각에 푹 빠져 있었다. 아기가 태어나기 전에는 아기의 출생에 대해, 그리고 부모가 된다는 것에 아주 많이 생각했다고 자부했지만, 나는 우리가 얼마나 빠른 시간에 서로에게서 멀어질 수 있는지를 알고 놀라지 않을 수 없었다. 그때는 마치 멈춤 단추를 눌러준 뒤 쉬면서 서로에 대해 알아보고 잠도 좀 잔 후에 부모 노릇을 시작할 것이라고 생각했던 것 같다. 물론 현실은 전혀 그렇지 않았다.

—매트, 새내기 아빠

출산 뒤 일주일 정도는 산모나 아기에게 신체적으로나 의료적으로 그리고 감정적으로 많은 일들이 일어난다. 이번 장은 이 시기에 아기와 엄마에게 어떤 일이 생기는지, 그리고 이 모든 일들 속에서 의사와 출산 동반자의 역할은 무엇인지를 설명할 것이다. 물론 출산 동반자의 주된 임무는 산모와 함께 있으면서 가능하면 많은 정서적인 지원을 제공하고 현실적으로 도와주는 것이다.

첫 만남

아기는 출생 직후 여러 가지 기본 검사를 받는다. 모든 것이 괜찮다고 판단되면 의료진은 옷을 입히지 않은 채 아기를 엄마 곁에 눕히고 두 사람에게 따뜻한 이불을 덮어준다. 이렇게 피부를 서로 맞닿게 해주는 것이 따뜻하게 싸거나 불빛 아래 노출시키는 것보다 아기 체온을 유지하는 데 좋다. 아기는 새로운 환경에 적응하며 울음을 터트린다. 진료로 인해 현실적인 일들을 해야 할 때를 제외하면 출산 동반자는 산모와 아기에게 집중하는 게 좋다. 의료진의 관심은 부모의 관심과 약간 다르다. 그들은 아기와 산모의 신체적인 건강에 초점을 둔다. 그래서 부모가 아기에게 빠져 있는 동안 의료진은 다음과 같은 즉각적인 의료적 문제를 다룬다.

산모의 회음부 관리

질식 분만 이후 의사는 조심스럽게 산모의 질과 회음부를 검사하고 봉합이 필요한지 판단한다. 회음절개술(284쪽)을 했거나 큰 열상이 있으면 봉합이 필요하다. 의사는 부분 마취를 하고 봉합을 한다. 저절로 녹는 실을 사용하지 않는다면 추후 실을 제거해야 한다.

제왕절개 분만 후

제왕절개 분만 후, 산모는 수술실에서 나와 회복실에서 몇 시간을 보내거나 마취가 사라질 때까지 출산실에 있게 된다. 산모는 약물로 인해 매우 졸려 할 수 있다. 산모 주변에는 간호사가 항상 있을 것이다. 부부는 함께 있을 수 있으며, 아기도 달리 특별한 문제가 없는 한 함께 있을 수 있다.

자궁 수축

간호사는 산모의 자궁이 잘 수축되고 있는지 자주 확인할 것이다. 자궁이 부드럽고 처져 있으면 피가 많이 흐를 것이다. 수축이 원활히 진행되게 하기 위해 세 가지 방법을 쓸 수 있다.

＋유두 자극: 아기가 젖을 빨면 옥시토신 호르몬이 분비되어 자궁이 수축한다. 아기가 아직 준비가 되어 있지 않다면 출산 동반자나 산모가 비슷한 효과가 나도록 유두를 건드려준다.

＋자궁 마사지: 간호사나 조산사 또는 산모 스스로도 할 수 있다. 이는 자궁이 큰 포도송이 정도의 크기로 수축할 때까지 아랫배를 치대듯이 마사지하는 것이다. 산모가 스스로 하는 방법을 배워 강도를 조절한다면 다른 사람이 하는 것보다 덜 아프면서 같은 효과를 얻을 수 있다.

＋피토신, 카베토신 또는 메덜진 등의 약물 투여: 자궁을 수축시키는 가장 믿을 만한 방법으로 쓰인다.

산모와 아기의 활력 징후

의사는 엄마와 아기의 활력 징후(맥박, 호흡, 체온, 혈압)를 자주 점검하고 기타 필요한 의례적인 측정을 한다. 임신 기간이나 진통중에 산모와 아기에게 의료적 문제가 있었던 경우라면 더욱 면밀히 관찰한다. 간호사나 조산사는 산모의 오로를 확인한다.(302쪽)

제대혈의 제거와 보관

제대혈에는 백혈병, 빈혈, 유전 및 대사 불균형과 같은 질환에 사용할 수 있는 줄기 세포가 포함되어 있다. 일부 공공 혈액 은행에서는 이런 질환을 가진 환자들을 연구하고 치료하기 위해 제대혈을 기부받는다. 공적인 기부 대신에 아기나 다른 가족이 나중에 사용할 수 있게 개인적인 보관을 할 수도 있다. 제대혈 보관의 목적이나 장단점에 대해서는 충분한 공부와 상담이 필요하다.

신생아 보호의 일반적 절차

출생 후 첫 몇 분, 몇 시간 내로 아기는 검사를 받고 몇 가지 절차를 거쳐야 한다. 상당수는 의례적인 것이지만 선택 가능한 것들도 일부 있다. 어떤 심각한 질병이 있는지 알아내거나 예방하기 위해 법으로 정한 검사 항목들도 있다. 산모가 탈진하였거나 아직 출산이라는 상황에 빠져 있을 수 있기 때문에 아기에게 어떤 일이 있는지를 확인하는 일은 출산 동반자의 역할이다. 출산 동반자는 신생아 보호에 관해 산모가 원하는 바를 의료진에게 상기시키고 필요하다면 산모가 결정하도록 돕는다.

아기 코와 입의 이물질 제거

숨쉬기를 편하게 해주는 것은 호흡 곤란을 막는 중요한 과정이다. 아기의 기도에 점액과 양수, 태변이나 혈액이 있을 수 있다. 건강한 신생아는 대부분 스스로 뱉어내지만 웬만한 병원은 의료적인 조치를 취한다. 병원에서 이물질을 빨아내는 방법은 두 가지가 있다. 가장 흔한 방법으로, 고무 흡인기의 끝을 아기가 태어나자마자 혹은 머리가 나오자마자 아기 코와 입에 집어넣는 것이다. 대부분의 의사들이 신생아에게 이 방법을 실시한다. 이렇게 하는 것이 아기의 기도에 많은 이물이 있는지 판단하여 기침을 하게 하는 것보다 쉽고 간단하며 시간이 덜 걸리기 때문이다. 대부분의 조산사들과 일부 의사들은 아기에게 흡인기가 필요한지 기다려보기도 한다.

　때로 만약 양수가 태변으로 착색되어 있다면 석션이 더 깊이 행해지는데, 긴 튜브를 코로 통과시켜 아기의 기관(숨관)까지 내려가도록 집어넣는다.

튜브 석션의 목적

　튜브 석션은 기도에 있는 분비물을 빼내기 위해, 특히 아기가 스스로 기침이나 재채기를 할 수 없을 때, 혹은 숨을 쉬지 않는 아기를 도와주기 위해 시행한다.

　아기가 양수에 있을 때 태변을 보았다면 깊이 석션을 해야 한다. 그렇게 되면 태변이 아기의 기도에 있을 것이므로, 의사는 아기가 첫 호흡을 하기 전에 그것을 빼내어 태변이 아기 폐에 들어가지 않도록 하고, 아기가 태어나자마자 다시 시행한다. 그런데 최근의 연구 결과, 아기의 머리가 나올 때 하는 초기의 깊은 석션이 석션을 하지 않는 것과 비교했을 때 태변을 들이마시는 아기의 수에 큰 차이를 보이지는 않는 것으로 나타났다. 아기가 너무 빨리 나와 그런 석션을 할 여유가 없을 때가 간혹 있더라도 안심할 수 있다.

튜브 석션의 단점

　① 아기에게 불편함과 스트레스를 준다. 석션을 할 때 아기는 몸

을 움츠리거나 발버둥 친다. ② 기구의 끝으로 이물질을 빨아내다가 아기 코나 목의 점막에 상처가 날 수 있다. 대부분의 건강한 아기는 재채기나 기침을 통해 이물질을 스스로 빼낼 수 있기 때문에 대개 석션은 불필요하다.

고려해야 할 대안

산모와 출산 동반자는 아기의 기도에서 분비물을 제거할 수 없는 상황이 아니라면 석션을 멈추어달라고 요청할 수 있다. 만약 석션이 필요하다면 의사는 시린지syringe(세척기)를 가볍게 사용할 수 있다. 하지만 양수에 태변이 있다면 대부분의 의사는 아기가 나오자마자 깊은 석션을 하려고 할 것이다.

탯줄 자르기

탯줄은 두 곳을 묶고 가위로 자른다. 출산 동반자는 자기가 그 탯줄을 자르고 싶어 할 것이다. 간호사가 가위를 주고 어디를 잘라야 할지 알려줄 것이다. 두 클램프 사이를 자르면 된다.

탯줄은 즉각 자르기도 하지만, 최근의 과학적 분석으로 보면 적어도 2분 정도 혹은 맥박이 뛰는 것을 멈추는 5분 정도를 기다리는 것이 좋다고 한다. 이렇게 할 경우 아기에게 약 6개월 동안은 빈혈의 가능성이 줄어든다고 한다. 탯줄을 묶고 맥박이 멈추기까지 혈액은 아기와 태반으로 되돌아간다. 태반의 혈액은 자궁이 수축할 때 탯줄을 통과해서 아기에게 가며, 아기의 심장이 뛸 때마다 다시 아기에게서 탯줄을 통과하여 태반으로 돌아간다. 이런 순환은 탯줄이 묶이면서 맥박이 멈추면—혈관이 닫힐 때 일어나는 현상—그친다. 아기가 적절한 양의 혈액을 가지고 있는지 확인하는 가장 좋은 방법은 아기를 엄마의 배에 올려놓고 탯줄이 맥박을 멈추기를 기다리는 것이다. 아기에게 즉각적인 의료적 관심(양수에 태변이 있거나 아프가 점수가 낮을 때. 259쪽)이 필요하거나, 탯줄이 아기의 목을 감고 있어서 분만을 방해하고 있거나, 제대혈을 보관하려고 할 때(140쪽)에는 예외이다.

예방적 눈 치료

출생 직후 1시간 이내로 아기의 눈에 항생제(대개 에리트로마이신 연고)를 바른다.

✦눈 치료의 목적: 심각한 감염이나 임질, 클라미디아와 같은 성병이 야기하는 시각 장애를 예방한다. 그 질병들을 옮기는 박테리아는 때로 질에 있다가 출산 도중 아기에게 옮겨지기도 한다. 눈 치료는 만약 산모가 클라미디아나 임질에 양성 반응을 나타내거나 부모 중 어느 한쪽이라도 그런 병(다른 사람과의 성 경험으로 인한)에 걸린 적이 있다면 의학적으로 필요하다. 실험 결과를 100퍼센트 신뢰할 수 없지만, 그런 병원균이 발견되면 부모가 거부하고 간호사나 조산사(또는 책임 있는 다른 사람)가 그들의 의견에 동의하지 않는 한 모든 병원에서 눈 치료를 한다.

✦눈 치료의 단점: 연고가 녹을 때까지 잠깐 아기의 시야가 흐려진다.

✦눈 치료의 대안: 치료를 거부해도 의사나 간호사의 동의를 받기 힘들 수 있다. 가장 염려스러운 병원체인 클라미디아와 임질은 임신부가 감염 상태일 경우 출산시 산모의 몸에 존재하기 때문이다. 성인은 그 병원

균이 있다고 해서 특별한 증상이 나타나는 건 아니기 때문에 치료를 받지 않고 지나칠 수 있지만, 불행히도 신생아는 그런 병원체에 심각하게 감염될 수 있다. 하지만 만약 부모 양쪽이 다 검사 결과가 음성으로 나타나면—두 사람 모두 혼외 성관계가 없다면—그런 병원체가 있을 확률은 극히 낮다. 그럼에도 눈 치료를 거부한다면 의료진은 매우 불편해할 것이다. 그러나 경우에 따라서 '안 하겠다는 선택'을 받아주는 의사들도 있다.

흔히 쓰이는 대안은 생리 식염수로 세척하거나, 출생 후 1시간까지는 연고를 바르는 것을 연기해서 그동안 아기가 부모의 얼굴을 분명히 볼 수 있게 하는 것이다.

비타민 K 주사

북미 지역에서는 대부분 출생 후 1시간 안에 아기에게 비타민 K를 주사하도록 요구한다. 비타민 K는 혈액 응고에 필요한 필수 비타민이다. 신생아는 모유를 먹으며 스스로 비타민 K를 만들어내기 시작하지만, 첫 주 동안은 혈액 응고 속도가 비교적 느리다. 비타민 K를 주면 혹시 모를 과다 출혈(비타민 K 결핍 출혈 또는 VKDB라고 부른다)의 위험을 줄일 수 있다.

비타민 K는 출생 후 1시간 이내에 허벅지에 한 번 주사로 투입한다. 경구 복용을 하기도 하는데 이것이 VKDB의 발생을 예방하지 못한다는 의견이 있어 미국의 소아과학회는 주사가 가능한 비타민 K만 추천한다.[1]

✦ 비타민 K를 주는 목적: 주사는 쉽고 빠르며 값도 비싸지 않고 VKDB의 예방에 매우 효과적이다. 힘든 출산이나 겸자 출산을 해서 아

---

1 우리나라의 소아과에서도 주사제를 권한다.—옮긴이.

기에게 출혈의 위험이 더 크거나, 미숙아로 태어났거나, 포경 수술을 할 예정이거나 아기가 출생한 지 일주일이 지나지 않았다면 특히 비타민 K가 중요하다.

✛비타민 K 주사의 단점: 주사는 아기에게 통증을 준다. 비타민 K가 소아암과 황달과 관련이 있을지도 모른다는 염려가 있었지만 적은 양의 비타민 K는 신생아의 안전에 문제가 없다는 연구 결과가 나왔다.

✛비타민 K의 대안: 비타민 K를 거부하는 것은 약간은 위험한 선택일 수 있다. 왜냐하면 어떤 아기가 VKDB를 갖게 될지 예측할 수 없기 때문이다. 하지만 이 질병은 흔하지는 않다.

혈액 검사

혈액 검사 방법은 두 가지가 있다.

1. 다음과 같은 것을 알아보기 위해 발꿈치나 정맥에서 몇 방울 정도의 혈액을 채취한다.

① 빌리루빈의 수준: 이는 노르스름한 혈색소로, 높은 수준이면 황달을 일으킨다.(318쪽)

② 혈중 당(글루코즈) 수치

③ 감염: 산모가 진통중에 열이 있거나 아기에게 열이 있다면 감염이 있을 것이다.

④ 여러 유전적 또는 선천적인 이상(389쪽의 '신생아 선천성 대사 이상 검사')

2. 다음과 같은 것을 알아보기 위해 탯줄의 혈액을 채취한다.

① 혈액형 검사

② Rh 검사

③ 혈액 은행에 저장하거나 기부하기 위해(140쪽과 추천 자료)

✦혈액 검사의 목적: 신생아 혈액을 검사하는 목적은 심각한 잠재적 문제를 초기에 발견해 치료하고 위험한 결과를 예방하려는 것이다.

✦혈액 검사의 단점: 발꿈치 스틱은 아기에게 통증을 주며 일부 검사(빌리루빈과 혈당 검사)는 여러 번 해야 한다. 때로는 혈액 검사의 결과가 분명하지 않아 과잉 치료로 이어지기도 한다. 간혹 빌리루빈과 혈당 수준이 어느 정도일 때 치료를 해야 하는지에 관해 의사들 간에 의견이 일치하지 않을 수도 있다. 추천받은 검사에 관해 좋은 결정을 내리기 위해서는 주요 질문들(251쪽)을 참조하라.

✦혈액 검사의 대안: 부모는 혈액 검사를 통한 정보를 얻되, 좀 덜 아픈 방법을 의사에게 물어볼 수 있다. 예컨대 아기의 피부와 눈의 흰자위를 관찰하고 노란색을 띠는 경우에만 황달 검사를 위한 혈액 채취를 요청할 수 있다. 만약 아기가 저혈당증의 위험이 낮다면(예정일을 다 채우고 태어났으며 엄마가 당뇨가 아니라면), 간호사에게 저혈당증의 초기 증세(유사 경련과 저체온)가 있는지 확인해 달라고 요청하고 산모는 가능하면 빨리 아기에게 수유한다. 의사가 다른 방법보다 혈액 검사를 선호한다면 그 이유를 설명해야 한다. 추천받은 검사와 치료로 인해 생길 수 있는 위험이나 문제의 효용을 비교해 보고, 그 후에 현명한 선택을 하도록 한다.

유아용 온실

유아용 온실은 위에 히터가 달린 특수 침대이다. 아기를 이 온실에 놓고 아기의 배에 작은 체온계를 붙여둔다. 아기가 추위를 타면 체온계가 자동적으로 온도를 올린다. 체중이 적게 나가는 아기나 미숙아인 경우, 평균 크기이거나 막달을 채우고 나온 아기에 비해 추위를 더 많이 탄다.

✦온실의 목적: 이 장치는 체온이 떨어져서 생길 수 있는 유해한 결과(무력증, 비정상적 혈당 수준, 폐 기능 이상 등)를 예방하거나 추위를 타는 아기를 따뜻하게 하는 데에 사용한다.

✦온실의 단점: 아기가 부모와 떨어져야 한다. 또 온실이 위험에서 자유로운 것도 아니다. 피부와 (습기를 먹은 공기를 마시는) 폐에서 습기를 증발하게 하여 건조하게 만든다. 이는 미숙아에게는 더 큰 잠재적인 문제가 된다. 수분의 손실이나 수분 부족의 징후는 조심스럽게 관찰되어야 한다. 자주 젖을 주고 물이나 분유를 먹이거나 정맥 수액을 주며 온실의 히터를 조절하는 것이 가장 흔히 이용되는 해결책이지만, 엄마와 피부를 맞대는 것이 가장 좋은 방법이다.(아래를 보라)

✦유아용 온실의 대안: 아기가 태어나면 바로 수건으로 아기를 닦아주어 한기를 예방하고 아기를 보호한다. 엄마와 피부를 맞대도록 하고 모자를 씌워주고 엄마와 아기가 함께 덮을 수 있게 따뜻한 담요를 덮어준다. 아기의 체온은 성능이 좋은 체온계로 자주 확인해야 한다. 아기가 의료적 관찰을 필요로 하는 상황이라면 온실을 이용해야 한다. 만약 엄마가 아기를 안을 준비가 되어 있지 않다면 출산 동반자가 아기의 피부와 닿도록 안고 담요를 두른다.

<u>청결</u>

산모의 침대보를 갈아준다. 간호사나 도우미가 산모를 씻기고 깨끗한 옷을 입도록 도와준다. 가운은 수유에 편리하도록 앞트임이 있어야 한다. 짧게는 며칠에서 길게 몇 주까지 질에서 혈액이 흘러나오므로 산모는 위생대를 착용한다.(394쪽) 아기는 깨끗하게 닦은 뒤 기저귀를 채우고 옷을 입히고 모자를 씌워준다. 아기 모자는 아기의 전신을 따뜻하게 해준다. 머리에 아무것도 씌우지 않으면 많은 열이 빠져나가 아기가 한기를 느끼게 된다. 이런 과정을 거치는 동안 산모는 아기를 가슴 가까이에 안고 있어야 한다. 그래서 준비가 되는 대로 수유를 하도록 한다. 간호사, 둘라 또는 조산사는 엄마가 수유 자세를 잘 잡을 수 있도록 도와줄 것이다. 아기가 힘들어하거나 엄마가 어떻게 해야 할지 모른다면 도움을 요청하라. 모유 수유에 관해서는 11장을 참고한다.

산후 조치가 끝나면 부모와 아기는 한동안 개인적인 시간을 가질 수 있게 된다. 조명을 낮추어 아기가 눈을 뜰 수 있게 도와주고, 함께 조용한 시간을 즐겨라. 두 사람 다 식사도 할 수 있다. 만약 산모가 제왕절개 분만을 했을 경우, 원한다면 적은 양의 음식물 섭취가 허락될 것이다. 혹은 맑은 액체를 먹기까지 몇 시간 동안 기다려야 할 수도 있다. 의사의 지시는 다양하다. 제왕절개 분만을 한 후 최대 하루 동안 정맥 수액을 계속해서 맞는 경우도 있다.

아기를 위한 처음 며칠

일단 산모와 아기가 정리되면, 세 사람은 쉬면서 아기를 달래고 젖을 먹이거나 그냥 잠을 잘 수도 있다. 대개 출산 후에 엄마와 아기가 떨어져 있을 이유는 없다. 둘을 떨어뜨려놓는 것은 특별한 이유가 없는 병원의 오랜 관습일 뿐이다.(요즘도 일부 병원이 그렇게 하고는 있다.)

만약 산모나 아기가 건강하지 않다면, 아기는 치료실로 가거나 방에 있어도 엄마가 아기를 안을 수 없을 것이다. 만약 산모가 아기를 안을 수 없다면(또 안을 수 있다 하더라도) 출산 동반자야말로 아기를 안아주거나 아기와 함께 있어줄 유일한 사람이다. 만약 출산 직후 혹은 첫날 동안 아기를 안고 있었다면, 출산 동반자는 아기에게 더욱 강한 사랑의 감정을 갖게 될 것이다. 피부를 맞대어 아기를 안고, 아기의 눈을 바라보며, 아기에게 말을 걸거나 노래를 불러주는 것에는 어떤 마법 같은 힘이 있다. 나는 한 아빠가 아기를 꼭 안고서 "네가 여섯 살이 되면, 몬태나로 가서 말을 타자꾸나!"라고 말하는 소리를 들은 적이 있다. 아기는 마치 알아듣는 것 같았다. 이제 그들은 서로 함께하는 삶을 계획하기 시작한 것이다.

신체 검사와 측정

의사나 조산사 또는 간호사는 전체적인 아기 신체 검사를 실시한다. 그런 검사를 지켜보는 것은 흥미로운 일이고, 아기에 대해 많은 것을 배울 수 있는 시간이기도 하다. 출생 직후 세밀한 신체 점검 후에도 앞으로 며칠 동안 아기 부모와 의료진은 아기를 관찰할 것이다. 배변 횟수와 내용물, 소변의 빈도, 수유의 횟수와 걸리는 시간, 호흡, 체온, 맥박 등이 그런 것들이다. 무엇을 관찰해야 하는지는 의료진이 알려줄 것이다. 집에서 첫 며칠 동안 그런 일은 출산 동반자의 책임이 될 것이다.

배변

아기는 출생 후 몇 시간 내에 배변을 한다. 처음 몇 차례의 배변을 태변이라고 하는데, 이것은 이후의 배변과는 다르다. 태변은 검고 끈적거려서 닦아내기가 힘들다. 태어나자마자 아기의 엉덩이와 성기 주변을 식물성 기름이나 마사지 오일을 발라주면 태변을 훨씬 쉽게 닦아낼 수 있다.

다음 며칠 동안 산모의 젖은 초유에서(389쪽) 성숙유로 바뀌게 되고, 아기의 배변은 검은색에서 갈색으로, 또 초록색에서 노란색으로 변하며, 아주 묽고 거의 냄새가 없거나 살짝 단 냄새가 난다. 며칠이 지나면 아기는 매번 먹을 때마다 배변을 한다. 배변 횟수와 양은 점차 늘어난다. 이것은 아기가 충분히 먹고 있다는 좋은 징표이다.

아기 목욕시키기

아기는 첫 이틀 내로 목욕을 할 것이다. 아기 부모가 신생아 목욕시키는 것이 서툴다면, 간호사나 조산사가 가르쳐줄 것이다. 일반적인 조언을 하자면 위에서부터 아래로 씻기면서 내려오며, 언제나 팔로 아기를 단단히 안고 손은 아기의 팔 위쪽을 잡아야 한다.

탯줄 관리

탯줄 집게는 청결하게 관리하고 젖지 않도록 해야 한다. 아기의 기저귀를 갈 때 탯줄을 건드리지 않도록 주의한다. 병에 담은 물로 탯줄을 닦아내는데, 간호사나 조산사가 그 방법을 보여줄 것이다. 탯줄 집게는 대개 이틀째 되는 날 간호사나 조산사가 제거하며, 자르고 남은 검게 마른 부분은 한동안 두면 저절로 떨어진다. 탯줄은 고유한 냄새가 있는데,

만약 고름이나 붉은 피가 보이면 의사에게 알린다.

수유

모유 수유를 하는 아기는 초유와 모유 외에는 첫 여섯 달 동안 다른 음식이 필요치 않다. 분유나 물이 필요 없으며, 저혈당이 있는 경우를 제외하면 글루코즈 워터(설탕물 용액)도 필요치 않다. 아기가 태어나자마자 약 20~60분 내에 먹고 싶어 하면 모유 수유를 시작하는 것이 좋다. 분유를 먹는 아기는 빨 준비가 되어 있어 보이고 상태가 안정적일 때 먹이기 시작해야 한다.

아기의 수유에 관한 출산 동반자의 역할에 대해서는 11장 '모유 수유 시작하기'를 참고한다.

신생아 선천성 대사 이상 검사

신생아 검사 프로그램 중 '발꿈치 스틱 검사'는 다양한 내분비 문제, 대사와 혈액 이상 여부를 탐지해 준다. 이 검사에서 문제가 일찍 발견되면 정신적·육체적 발달 장애나 다른 심각한 장애, 영아 사망 등을 예방하는 치료를 받을 수 있다. 발꿈치 스틱 하나로 모든 검사에 필요한 충분한 혈액을 채취할 수 있다. 생후 3일 이후 일주일 이내에 실시해야 정확한 결과를 얻는다.

청력 검사

첫 며칠 내로 아기는 청력 검사를 받게 된다. 생각보다 원인 모를 청력 이상의 빈도가 높다. 이 검사로 부모가 알아차릴 수 있는 것보다 훨씬 더 일찍 청력 이상을 발견할 수 있다.(검사를 하지 않고 청력 이상을 알아내는 평균 시기는 14개월이며, 이때 아이는 이미 언어 발달이 뒤처지게 된다.) 청력 문제를 조기에 알아내면 조기 치료가 가능하다.

대부분의 병원은 의례적으로 청력 검사를 한다. 검사는 아기가 자고 있는 동안 행해진다. 의료진은 아기 머리에 헤드폰을 씌우고 여러 전자 장치를 부착하는데, 이 장치들이 뇌파의 활동과 중이의 활동을 기록한다.

만약 아기 청력에 이상이 있는 걸로 나타나거나 검사 결과가 분명하지 않으면 검사를 더 진행할 것이다. 거듭된 검사에도 아기의 청력이 약하다고 나타나면 청력 전문가와 언어 치료사를 소개받아 아기의 청력을 정상화하고 소통 기술을 익히도록 하는 프로그램을 시작해야 한다. 신생아 난청은 조기 발견하면 완치할 수 있다.

포경 수술

신생아에게 포경 수술을 행해야 할 의학적인 이유를 두고 논쟁이 많다. 즉 의학적으로 반드시 해야 하는 것이 아니라는 뜻이다. 아기에게 포경 수술을 행하는 것은 극히 개인적인 결정이다. 주요 의료 단체들의 포경 수술에 관한 공식적인 입장은 중립적이다. 그들은 부모가 찬반 양론에 관해 알고 자신에게 맞는 결정을 해야 한다고 권고한다.

만약 아기에게 포경 수술을 한다면 그 시술은 출생 후 첫날이나 다음날 병원에서 행해질 것이다. 유대인 전통에서는 8일째 되는 날 집이나 회당에서 이루어진다. 병원에서는 주로 간단한 기구로 성기 앞면의 피부를 음핵 귀두(끝부분)에서 손상 없이 분리해 낸다.

미국의 포경 수술률은 평균 약 65퍼센트로 추정되며, 미국 서부 37

퍼센트에서 중서부 81퍼센트까지 지역에 따라 크게 다르다. 캐나다의 경우는 그 비율이 현저히 낮아 약 20퍼센트 정도이다.

포경 수술의 목적

✦성기의 모양을 바꾸기 위해(부모 형제가 이미 시행한 경우 같은 모양을 가지려고)

✦종교적 관습을 지키기 위해

✦위생 관리 문제로 인해 전달되는 병의 감염을 줄이기 위해: 아프리카와 뉴질랜드의 연구를 보면 포경 수술을 한 남자가 모든 종류의 성병에 걸릴 확률이 적다. 그러나 이를 다른 나라에까지 적용하는 문제에 관해서는 논란이 많다.

✦매우 드물기는 하지만(10만 명 중 1~2명 정도) 성기에 발생하는 암의 위험을 줄이기 위해: 그러나 암은 위생 상태가 좋지 못한 비수술 노인에게 더 흔하다.

포경 수술의 단점

✦포경 수술 역시 모든 수술이 갖고 있는 위험을 갖고 있다. 감염, 출혈, 협착, 통증, 그리고 실수에 의해 귀두에 상해가 발생할 수 있다.

✦마취제를 사용하지 않는 한 매우 아픈 시술이다. 부분 마취는 대개 통증을 줄이기 위해 성기 여러 군데에 주사된다. 주사는 아프기는 하지만 수술 자체의 통증을 예방할 수 있다. 때로 주사 대신 크림 타입의 마취제를 바르기도 한다. 하지만 그 크림이 효과를 나타내려면 20분 정도 기다려야 하므로 널리 사용되지는 않고 있다.

✦약 200번의 수술 중 한 번 정도의 비율로 감염이나 출혈이 발생한다. 이런 경우 대개 약물로 조절하고, 병원에 입원하는 날이 길어지기도 한다.

✦경험이 적은 의사가 집도했을 때 피부가 너무 크게 혹은 너무 적게 절제될 가능성이 있다.

✦수술 부위가 나으려면 7~10일이 걸린다. 부모는 이 기간 동안 수술 부위에 특히 신경을 써야 하며, 기저귀를 항상 보송보송한 상태로 유지하고, 상처가 잘 아물고 있는지 주의 깊게 살펴야 한다.

✦신생아가 아프거나 성기의 구조가 비정상적일 경우 포경 수술은 매우 해로울 수 있다.

<u>포경 수술의 대안</u>

아기 부모는 다음과 같이 할 수 있다.

✦포경 수술을 하지 않을 경우 성기를 적절히 관리하는 방법을 배워라.(추천 자료)

✦포경 수술을 할 경우 경험 있는 의사가 부분 마취를 한 상태에서 시술할 것을 요구한다. 가능하다면 아기와 함께 있도록 한다. 포경 수술을 한 부분이 빨리 낫도록 적절한 관리법을 배워둔다.

✦아이가 성인이 되었을 때 <u>스스로</u> 결정할 수 있도록 놔둔다.

포경 수술을 하거나 하지 않거나, 이후에 아이가 성병으로부터 자신을 보호할 수 있도록 책임 있는 성생활에 대해 알려주는 것이 좋다.

아기 양육

간호사나 조산사가 이 책에서 다루지 않은 아기 양육의 기술, 기저귀 갈기, 목욕시키기, 칭얼거릴 때 달래기 등에 대해 가르쳐줄 것이다. 책이나 동영상, 강좌 등을 통해서도 배울 수 있다. 추천 자료를 참고하라.

산모를 위한 처음 며칠

산모의 초기 산후 조리 기간은 피로와 감정의 들쑥날쑥함, 아기에게의 몰입, 약간의 통증, 그리고 몸의 대부분에 영향을 미치는 신체적인 변화로 특징지어진다. 피곤하면서도 동시에 흥분이 되어 잠들기 어렵다면 샤워나 간단한 산책을 하는 것이 도움이 된다. 산모는 신체가 얼마나 다양하게 변하는지 보고 놀랄 것이다. 그러한 신체 변화가 나타나면 생각보다 많은 관심을 스스로에게 기울여야 한다.

자궁 관리

간호사나 조산사 그리고 산모 자신이 첫 며칠 동안은 자주 자궁을 확인하고 수축했는지 점검해야 한다.(377쪽)

후산통

자궁 수축은 멈추었다가 다시 시작된다. 산모의 후산통은 아기에게 젖을 물릴 때 상당히 심해지는데 경산일 경우 더욱 그렇다. 후산통은 산모의 자궁이 임신 전의 크기로 돌아가고 있다는 좋은 표시이다. 출산 동반자는 산모가 이완과 호흡 기술을 사용하도록 상기시켜야 한다.

만약 통증이 심하면 통증 완화제를 요구할 수 있다. 며칠 후면 후산통은 사라진다.

질 분비물

산모에게서는 '오로惡露'라고 하는 질 분비물이 나온다. 그것은 마치 생리와 유사하여, 덩어리가 포함된 짙고 붉은 액체가 나오다가 점차 옅어진다. 오로 현상은 2주에서 6주까지 지속된다.

출산 후 누워 있는 며칠 동안은 출혈이 매우 적지만, 일어서면 갑자기 많은 양의 피가 흐를 수 있다. 그것은 중력이 작용해 피를 아래로 흐르게 할 때까지 피가 질에 모여 있었기 때문일 것이다. 만약 많은 출혈이 몇 분 이상 지속되거나 어지럽다면 병원에 전화해야 한다.

오로의 양이 줄어들었다가 갑자기 증가하면, 또 골프공만 한 크기의 덩어리가 나온다면 의사에게 전화한다. 태반 앞부분에 있는 혈관에서 출혈이 있을 수도 있기 때문이다. 때로 심한 무리한 활동이 원인이 되기도 한다. 대개 쉬면 출혈은 진정되지만, 걱정이 된다면 의사에게 전화하는 게 좋다.

회음부

질식 분만 이후 회음부를 봉합하는 시술을 했다면 그 부위가 따가울 것이다. 시술을 했건 안 했건 어떤 경우라도 붓고 상처가 생긴다. 이때는 다음과 같은 통증 완화 방법이 도움이 된다.

✛ 아이스팩을 사용한다. 아이스팩은 특히 첫 24시간 동안에는 크

게 도움이 된다.

✦ 하루에 두세 번 20분 동안 따뜻한 물 속에 앉아 있는 것도 좋다. 그러나 이 물로 씻어서는 안 된다. 청결한 상태를 유지해야 하기 때문이다.

✦ 회음부를 조심스럽게 말려주거나(앞에서 시작하여 항문 쪽으로 옮겨가며) 소변이나 대변을 본 후에 따뜻한 물로 씻는 것이 화장지로 닦는 것보다 덜 아프다.

✦ 골반저 근육 운동(슈퍼 케겔, 42쪽)을 하면 치유가 빨라지고 붓기가 가라앉는다.

배변과 배뇨

산모가 배변과 배뇨를 얼마나 자주 하는지 알게 되면 놀랄 것이다! 회음부가 아프고 복부 근육이 일시적으로 약해져 있어 힘을 주기가 어렵기 때문에 배변과 배뇨가 더 힘들어진다. 그리고 진통중에는 음식과 물의 섭취가 자유롭지 못하므로 변비가 생길 수도 있다.

소변을 보기 어렵다면 여러 방법을 사용한다. 수돗물을 틀어두거나 목욕이나 샤워중에 소변을 보거나(다 보고 나면 바로 나온다), 골반뼈의 바로 위 아랫배를 압박한다.(제왕절개를 하지 않았다면) 대개는 거의 효과를 보지만 반나절 이상이나 소변을 보지 못한다면 의사를 불러야 한다. 방광을 비우기 위해 카데터를 설치해야 할 수도 있다. 카데터를 설치하면 불편할 수 있지만 방광이 꽉 차는 것보다는 낫다.

긍정적인 측면을 보자면 방광이 더 이상 아기에게 눌리지 않기 때문에 임신 기간보다는 훨씬 여유가 생겨서 소변을 자주 보지 않아도 될 것이다.

산모가 출산을 한 후 첫 배변에서 어려움을 겪지 않도록 식이섬유가 높은 음식—프룬prune 주스, 생과일과 야채, 통밀빵이나 시리얼 등—을 먹도록 추천한다. 설사약이나 연화제도 도움이 된다. 그에 더하여 배변을 할 때에 화장지로 아픈 회음부를 눌러주면 도움이 된다. 이런 방법은 치질로 고통받을 때에도 도움이 된다.

산모가 평상적인 장의 패턴을 회복하는 데는 1~2주가 걸린다. 위에서 말한 방법들을 썼는데도 불편함을 느끼거나 변비가 생긴다면 의사에게 연락해야 한다.

제왕절개 분만에 따르는 통증

제왕절개 후의 통증은 절개와 봉합, 그리고 수술 후에 복부에 차오르는 가스 등이 원인이 된다. 돌아눕거나 침대에서 나와서 걷고 아기에게 젖을 먹이는 등의 활동은 며칠 동안 매우 고통스럽겠지만 그렇게 하는 것이 회복에 좋다. 출산 동반자는 산모가 그런 활동을 좀 더 쉽게 할 수 있도록 옆으로 도는 방법을 알려주고, 침대에서 나올 때 손을 잡아주며, 걸을 때 팔을 기댈 수 있도록 해주고, 아기에게 젖을 먹일 때 베개를 대준다. 이렇게 하면 산모는 날마다 조금씩 좋아질 것이다.

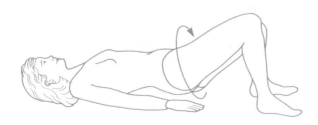

옆으로 돌아누울 때 통증을 줄이기 위해 엉덩이를 들고 어깨를 돌리기 전에 옆으로 엉덩이와 다리를 돌린다.

복부의 통증을 줄이기 위해서 다음과 같이 하도록 산모를 격려한다.

✦옆으로 돌아누울 때에는 먼저 무릎을 구부려서 발바닥을 침대에 붙인다. 엉덩이를 들고(그래서 머리, 어깨, 발만 침대에 닿도록), 한쪽으로 튼 다음 어깨를 옆으로 돌린다. 앞의 그림을 참고하라. 이렇게 하는 것이 평소와 같은 방식으로 도는 것보다 훨씬 더 쉽고 덜 고통스럽다. 옆으로 누운 자세에서 일어나 앉기 위해서는 손으로 자신을 밀어 올려야 한다. 이 방법은 절개 부위에 힘이 들어가는 것을 피하게 해준다.

✦가스가 차게 하는 음식(렌틸콩, 배추군에 속하는 음식, 차가운 음식이나 탄수화물 음료)은 피한다.

✦처음 몇 번 침대에서 나올 때 어지럼증을 피하려면 발목을 먼저 돌리고 머리 위로 여러 번 팔을 올린다. 그리고 일어나서 팔을 다시 여러 번 올린다. 일어설 때 출산 동반자가 붙잡아준다.

✦아기를 엄마의 무릎에 올리는 경우 베개로 절개 부위를 가려 보호한다.

✦간호사에게 수술 부위에 압력이 가해지지 않게 하려면 아기를 어떻게 안는 것이 좋은지 물어본다.

집으로 돌아오다

출산 후에 선택할 수 있는 것들과 기대할 수 있는 것들을 알기 위해 보험 정관을 확인한다. 보통 병원은 정상적인 질식 분만을 한 경우

24~48시간 정도 입원하게 된다. 제왕절개를 했다면 보통 72시간 이상을 입원해야 한다. 출산 센터에서 출산한 산모는 3~6시간 후면 집으로 가기도 한다. 가정 출산을 했다면 조산사는 서너 시간 정도 산모와 아기 곁에서 머무른다.

산모는 퇴원 후 자신과 아기를 어떻게 돌보고 관찰해야 하는지에 관해 병원측의 정확한 안내를 받고, 혹시라도 문제가 있을 경우를 대비해서 전화번호를 받아둔다. 아기를 받은 의사의 이름과 전화번호를 알아두면 좋다.

산모와 아기의 건강을 점검하기 위해 대개 퇴원 첫 주(퇴원 후 3~4일 후가 좋다)에 진료를 한다. 불행히도 병원과 보험 회사들이 비용을 줄이기 위해 추가 진찰 서비스를 제공하지 않을 수도 있다. 그렇다면 산모에게 문제가 있을 때 누구에게 전화해야 할지 미리 알아두고 특별히 더 신경 써야 한다. 아기가 집에서 태어나면 조산사는 며칠 후에 가정을 두 번 이상 방문할 것이다.

출산 동반자는 산모와 아기가 집으로 오기 전에 집안을 둘러본다. 집안이 어지럽지는 않은지, 설거지거리가 쌓여 있지는 않은지, 침대는 잘 정리되어 있는지, 아기가 있을 곳(아기 침대, 요람, 기저귀 가는 곳)은 준비되어 있는지 등을 미리 점검한다. 산모가 돌아왔을 때 집이 지저분해 짜증을 내는 일은 없어야 한다. 기분 좋은 홈커밍을 위해 출산 동반자는 다음과 같은 준비를 하면 좋다.

+ 깨끗한 새 침대보를 깔아둔다.
+ 집을 청소하고 설거지를 한다.

＋맛있는 음식을 준비한다.

＋기저귀를 충분히 준비해 둔다.

＋집안에 환영의 손길을 몇 가지 준비한다.(아름다운 꽃, 환영 문구를 적은 플래카드나 포스터 등)

집으로 돌아오는 차에도 준비할 것이 있다.

＋아직 준비되어 있지 않다면 영아를 위한 카시트를 설치한다.(39쪽)

＋차 내부를 청소한다.

＋기름을 채워서 집에 가는 길에 주유소에 들르는 일이 없도록 한다.

＋산모와 아기가 집으로 돌아갈 때 입을 옷과 포대기를 준비한다.

집에 도착하면 산모는 축제 기분을 느낄 것이다. 아기에게 자신의 세상이 될 집을 소개하는 것이기 때문이다. 산모는 아주 오랫동안 집을 비운 것 같은 느낌을 받을 거고(겨우 며칠에 불과한데도!), 다시 친숙한 환경으로 돌아온 것에 마음을 놓을 것이다. 그리고 곧바로 피로를 느낄 것이다. 아마 가장 좋은 일은 바로 침대로 가서 사랑하는 사람과 함께 따뜻한 기분을 만끽하는 일일 것이다. 적어도 다음날까지는 방문객을 받지 않도록 한다.

가정 출산을 했다면

가정 출산을 하고 나면 여러 가지 치워야 할 게 많아진다. 설거지, 빨래, 쓰레기 비우기, 이부자리 정리 등 할 일이 많다. 조산사와 둘라를 비롯해 출산에 참여했던 사람들은 가능하면 빨리 주변을 정리해 주는 것이 좋다. 하지만 그들이 떠난 후에도 여전히 해야 할 일은 많이 남아 있을 것이다. 다음과 같이 계획을 잘 세워두도록 한다.

✤ 출산을 담당한 의료진에게 미리 청소에 관해 물어둔다.
① 어느 정도 해놓아야 하는 건지?
② 어떤 일을 해야 하는지?
③ 태반은 어떻게 할 것인지? 때로 의료진이 가져가서 폐기하기도 하며, 어떤 가족은 땅에 묻고 그 위에 수목을 심기도 한다. 그런 일을 할 여유가 생길 때까지 냉동고에 얼릴 수도 있다. 그런 경우에 표시를 잘 해두어 다른 사람이 그것이 음식인 줄 알고 꺼내지 않도록 주의한다!
✤ 큰 봉투를 준비해, 하나는 쓰레기용으로 또 하나는 세탁용으로 사용한다.
✤ 만약 도와줄 사람이 있다면 출산 전후의 청소 작업을 지정해 준다. 설거지와 빨래, 쓰레기 버리기, 집 정리 등을 맡길 수 있다.

도움과 조언 얻기

아기 부모는 집안일 하랴, 자신들이 먹을 음식 준비하랴, 아기 보살 피랴 손이 부족하다고 느낄 것이다. 특히 산후 조리 과정에는 잠이 부족하기 때문에 산모에게는 이런 일들이 더욱 큰 부담으로 다가올 수 있다. 그러나 아기를 향한 말할 수 없는 깊은 사랑이 있어서 이 모든 일을 감당해 내게 되는 것이다. 하지만 이런 일들을 좀 더 쉽게 할 수 있는 방법들을 생각해 봐야 한다. 주변의 도움을 받는 것도 좋다!

가족과 친구의 제안은 어떤 것이든 받아들여라. 집안일이나 심부름, 식사 준비 같은 일들은 다른 사람의 도움을 받아도 좋다.

가장 좋은 건 산모가 필요로 할 때면 언제라도, 즉 낮이나 밤이나 도움을 주는 일일 것이다. 이런 도움을 줄 수 있는 사람은 바쁘고 정신없는 상황을 잘 다룰 수 있는 친척이나 가까운 친구이다. 매일 도와주러 오는 사람이 있다면 정말 좋겠지만, 그렇지 않으면 아기 할머니나 이모가 한두 주 정도 함께 지내줄 수도 있을 것이다. 이들은 집안이 잘 돌아가도록 하고, 두 사람의 식사를 준비해 주고, 아기 돌보는 일에 도움을 줄 것이다. 도움을 주는 사람은 아기 엄마가 아기의 필요를 채워주는 데 자신감을 갖도록 기운을 북돋워주는 역할까지 해주면 좋다.

화합의 분위기를 만드는 한 가지는 산모가 가장 필요로 하는 사람을 부르는 것이다. 산모가 원할 때(출산 직후나 한두 주 이후가 좋다) 방문하도록 계획한다. 출산 동반자는 그에게 어떤 도움을 받고 싶은지 자세히 표현하는 것이 좋다.

"우리는 집안일과 요리에 도움을 받고 싶어요. 아기 엄마가 집안이 어질러져 있는 걸 정말 싫어하거든요. 아기와 함께 많은 시간을 보내는 것이 무엇보다 중요한데, 모든 일을 스스로 하려다간 지치고 말 거예요. 수유하는 것도 배우고 휴식도 충분히 취해야 하고요. 오셔서 우리를 도와주시면, 아내가 좋은 엄마가 되는 데 더 전념할 수 있을 거예요."

산후 조리를 돕는 둘라가 새로운 가족의 적응이라는 문제에 좋은 해결책이 될 수 있다. 훈련된 둘라는 일주일 혹은 그 이상의 기간 동안 매일 또는 하루 걸러 몇 시간씩 고용된다.

산모의 산후 감정

출산 후 얼마 동안 산모의 감정은 예측이 불가능할 정도로 변덕스러워지기 쉽다. 금방 에너지가 넘치고 황홀해하다가, 다음 순간에는 지치고 좌절하여 눈물을 흘리기도 한다. 이는 호르몬의 생산과 신체 기능의 급작스런 변화를 위해 지불하는 정서적인 비용이라고 할 수 있다. 게다가 힘들었던 진통과 출산, 출산 후 몇 주 동안 잠을 제대로 못 자서 생긴 피로에 더하여, 역할의 변화가 주는 스트레스까지 합쳐질 테니 감정의 기복은 놀랄 일이 아니다.

만약 당신이 산모의 출산 동반자이자 인생의 동반자라면 역시나 감정적인 적응 기간이 필요할 것이다. 비록 당신이 일시적인 도움을 주는 친척이나 친구라 하더라도 산모와 신생아를 돌보는 일은 당신을 매우 피곤하게 만들 것이다.

피곤에 지친 두 사람은 서로에 대한 감정과 아기에 대한 기쁨과 헌신을 공유한 채 이 시간을 견뎌나갈 것이다. 이 경우 상황이 앞으로 점점 좋아질 것이라는 것을 상기시키는 것이 도움이 된다. 다음 내용은 아기가 태어난 이후 첫 며칠 동안 찾아올 감정적인 변화를 이겨내는 데 도움이 될 것이다.

산후 우울증

산모가 우울해하거나 많이 울면 출산 동반자는 어쩔 줄 몰라 당황하게 된다. 자신이 뭔가 잘못한 건 아닌지, 일을 바로잡기 위해서는 어떤 역할을 해야 하는지 죄책감이나 무력감을 느낄 수도 있다. 이런 상황이 계속될까봐 걱정할 수도 있다.

출산 동반자는 어떻게 도울 수 있을까?

✦먼저 무엇을 도울지 물어본다. 산모가 그 답을 가지고 있을 수도 있고 그렇지 않을 수도 있다. 왜 우는지는 산모 자신도 모를 수 있다. 다른 사람으로 인해서가 아니라 그냥 울어야 하기 때문에 우는 것일 수도 있다. 그런 감정을 인내와 온화함과 공감으로 받아주어야 한다. 산모가 눈물을 흘리도록 한동안 조용히 안아준다면 도움이 될 것이다.

✦출산 호르몬의 영향으로 대부분의 산모가 산후 며칠 동안 감정의 롤러코스터를 탄다. 이 사실을 산모에게 알려주고, 낮잠을 자거나 휴식을 취하도록 도와준다.(408쪽 '충분한 수면을 취하기 위한 레시피')

✦아내의 친구나 친척들, 특히 출산을 경험한 이들이 방문하도록 요청한다. 그래도 염려가 된다면 출산을 도왔던 의료진, 출산 교실 강사 또는 수유 컨설턴트에게 물어본다.

✦아내를 도울 수 있는 사람의 명단을 적어본다.

✦서로의 느낌을 나누고 대화할 수 있는 엄마들 모임이나 산후 조리 교실을 찾아본다.

때로는 우울한 기분이 일주일 이상 지속되기도 한다. 그렇다면, 또는 그로 인해 압박감을 느낀다면, 산모가 산후 우울증이나 다른 정서적인 문제를 가진 것이다. 산모에게 당신이 염려하는 바가 무엇인지 말하고, 도움을 줄 사람들을 부른다. 뒤에 나오는(406쪽)'산후 우울증 자가 진단법'을 함께 해보자고 하여 산모가 자신의 기분을 분명히 알게 한다. 의사에게 사회복지사, 심리학자, 상담가 등을 소개받아 심리 치료를 하는 것도 좋다. 갑상선 호르몬을 포함한 여러 호르몬 검사를 하여 우울증과 관련 있는 신체적 조건을 알아본다.

출산 동반자의 기분

산모와 마찬가지로 출산 동반자도 출산 후 극심한 정서적·환경적 변화를 겪게 된다. 누적된 피로와 계속되는 요구들 사이에서 적절하게 반응하고 안정된 태도를 취하는 일은 매우 중요하다. 많은 출산 동반자들이 이같이 정신없고 예측 불가능한 시기를 잘 넘기고 있지만, 어떤 사람들은 우울해하거나 화를 내기도 한다. 아무리 출산 동반자의 필요가 우선순위에서 밀려나 있는 것처럼 보일지라도 당신은 자신을 위한—즉 잠을 자고 친구를 만나고 휴식을 취할—시간을 가질 자격이 있다. 다른 사람이 산모 옆을 지켜줄 때 몇 시간 정도 시간을 낼 수 있도록 계획을 세워보는 것도 좋다. 자신과 데이트를 하며, 하고 싶은 일을 하라. 그러면 더욱 기운이 나서 가족과 함께 다시 기쁘게 생활할 수 있게 될 것이다!

가정에서의 현실적인 문제들

산후에 생기는 혼란은 사전에 준비를 잘했다면, 그리고 잠시 동안 생활을 단순하게 한다면 피할 수 있다. 다음의 제안은 가정이 자리를 잘 잡게 될 때까지 며칠 동안 거쳐야 할 것이다.

피로와 수면 부족

산모는 피로하다. 출산 동반자 또한 그럴 것이다. 남편이 산후 도우미라면 아마도 에너지가 동이 나 있을 것이다. 새내기 부모의 수면 부족은 자주 무시되고 있는데 이는 심각한 문제이다. 산모에게 잠이 부족하면 젖의 양이 줄고, 심각한 기분의 변화(산후 우울증을 포함하여)가 생기며, 아기가 울어도 대응하지 못하게 된다. 또 아주 간단한 의사 결정(예를 들어 저녁 식단)도 하지 못하게 된다. 피로는 모든 것을 악화시키고, 적절한 휴식은 모든 것을 좋아지게 한다.(산모의 식욕, 아기와 당신을 향한 감정, 젖의 양, 인내심 등)

많은 사람들이 쉽게 모든 부모, 특히 엄마들은 충분한 잠을 잘 수가 없다는 사실에 동의한다. 하지만 그것은 사실이 아니다. 대부분의 새내기 부모들도 잠을 충분히 잘 수 있다. 하지만 그렇게 하려면 수면의 우선순위를 높여야 한다. 수면은 아기를 먹이고 돌보는 일 다음으로 중요하다. 사람들이 흔히 하는 "아기가 잘 때 자라"는 말은 현실성이 없다. 만약 산모가 잠이 필요할 때 아기가 깨어 있으면 다른 사람이 아기를 돌봐주어야 한다.

새로운 생활에 적응할 때까지 산모는 잠을 충분히 자는 일에 우선순위를 두어야 한다. 전화기는 꺼놓고, 아직 일어날 때가 되지 않았으면 현관문에 "방해하지 마시오"라는 글귀를 달아둔다. 출산 이후 처음 몇 주 동안은 정오 전에 어떤 약속도 하지 않는다. 그 시간이면 너무 이른 시간이다!

물론 큰아이가 있는 경우에는 아침 활동을 피하기가 어렵다. 그렇다

오늘을 포함한 지난 7일 동안, 자신이 느낀 감정과 가장 가까운 곳에 표시하세요.

1. 우스운 일을 보면 웃을 수 있었다...

a. 예전과 마찬가지로 그렇다.   b. 그전처럼 많이는 아니었다.

c. 예전보다 훨씬 적었다.   d. 전혀 그렇지 못했다.

2. 나는 재미있는 일을 기대하고 있다...

a. 예전과 마찬가지로 그렇다.   b. 그전처럼 많이는 아니었다.

c. 예전보다는 훨씬 적었다.   d. 전혀 그렇지 못했다.

3. 일이 잘못되었을 때 그럴 필요가 없는데도 나 자신을 탓한다...

a. 전혀 아니다.   b. 아주 조금 그렇다.

c. 가끔 그렇다.   d. 대부분 그렇다.

4. 별 이유가 없는데도 걱정하거나 염려한다...

a. 전혀 아니다.   b. 아주 조금 그렇다.

c. 가끔 그렇다.   d. 대부분 그렇다.

5. 별 이유가 없는데도 겁이 나거나 당황한다...

a. 전혀 아니다.   b. 아주 조금 그렇다.

c. 가끔 그렇다.   d. 대부분 그렇다.

6. 격렬한 감정에 휩싸일 때가 있다…

a. 전혀 아니다: 나는 아주 잘 대처하고 있다.

b. 아주 조금 그렇다: 그저 그렇다

c. 가끔 그렇다: 평소와 같지는 않다.

d. 상당히 그렇다: 전혀 대처를 못하고 있다.

7. 너무 우울해서 아기가 자고 있고 집안이 조용할 때에도 잠을 자기 어렵다…

a. 전혀 아니다.   b. 아주 조금 그렇다.

c. 가끔 그렇다.   d. 대부분 그렇다.

8. 슬프거나 비참한 기분이 든다…

a. 전혀 아니다.   b. 아주 조금 그렇다.

c. 가끔 그렇다.   d. 대부분 그렇다.

9. 너무 불행해서 울기도 한다…

a. 전혀 아니다.   b. 아주 조금 그렇다.

c. 가끔 그렇다.   d. 대부분 그렇다.

10. 나 자신이나 아기를 해치고 싶다는 생각이 든다…

a. 전혀 아니다.   b. 아주 조금 그렇다.

c. 가끔 그렇다.   d. 대부분 그렇다.

이 설문을 다 작성한 후 뭔가 잘못되었다거나 자신의 정서적 상태에 대해 의문이 있다면, 의사, 출산 교실 강사 또는 둘라나 다른 정신 건강 치료사에게 연락한다.

J. L. Cox와 J.M. Holden의 "산후 우울증 문진표: 10 항목 에딘버르 산후 우울증 등급", *British Journal of Psychiatry* 150 (1987): pp. 782~786.

충분한 수면을 취하기 위한 레시피

이 방법은 출산 동반자가 직장으로 돌아가기 전, 출산 동반자와 산모 둘 다에게 해당된다. 그때가 되면 낮보다는 밤에 잠을 더 많이 자야 한다. 집에 돌아온 첫날밤부터 바로 이 방법을 시작하라.

각자 24시간 중에서 최소 몇 시간 정도 수면을 해야 무리 없이 활동할 수 있는지 생각한다. 여섯 시간? 여덟 시간? 그 시간은 날마다 자기 자신이 취해야 할 수면의 양이 될 것이다.

아기를 먹이고 돌보다 보면 한 번에 그 정도의 수면을 다 채울 수는 없으므로 할당된 수면 시간보다 더 많은 시간을 잠자리에 있어야 한다. 할당된 시간을 다 채울 때까지 잠자리에 있거나 할 일을 마치면 다시 잠자리에 들도록 한다. 식사할 때와 화장실 갈 때를 제외하고 아침에 일어나지 않는다. 어느 정도 잠을 잤는지 기억해 두고, 필요한 시간을 다 채워 잘 때까지는 잠옷을 입고 지낸다. 때로는 여덟 시간의 수면을 채우기 위해 밤 10시에서 다음날 12시까지 잠자리에 있어야 할 수도 있다! 그래도 할 수 없다. 그 다음엔 이를 닦고 샤워를 하고 옷을 입고 하루를 맞는다! 출산 후 며칠 동안은 하루 종일 침대에 있어야 할 수도 있다. 많은 부모들이 아기가 함께 자거나 주위에 있다면 이 제안을 따르기가 쉽다는 것을 안다. 아기가 자라서 한 번에 긴 시간을 자게 되면 부모도 충분하게 수면을 취할 수 있을 것이다.

면 여러 가지 방법을 사용하여 산모가 적어도 11~12시간의 수면을 취하도록 시간을 조정해야 한다.

'충분한 수면을 취하기 위한 레시피'는 아기가 첫 아기인 경우 도움이 된다. 원한다면 이것과 함께 '당번 수면'을 활용할 수 있다. 큰아이가 있다면 한 사람이 잘 때 다른 한 사람이 그 아이를 돌봐주는 것이다. 이런 경우에 '당번 수면'은 두 사람 모두의 수면 시간을 늘려주는 좋은 방법이 될 것이다.

당번 수면

당번 수면이란 이른 저녁 아기를 먹이자마자 부모 중 한 사람이 그 아기(아기가 자거나 깨어 있거나)와 다른 아이들을 맡아주면 그 시간에 다른 한 사람은 자는 것이다. 그러면 저녁에 잠을 잔 사람이 일찍 일어나서 다른 사람이 아침에 잘 수 있게 한다. 자신의 차례가 돌아오면 아기를 흔들거나 말을 걸거나 달래서 가능하면 아기가 깨어 있게 만든다. 아기가 잠들면 당번이 된 사람은 졸거나 TV를 보거나 다른 일을 한다. 산모가 한번에 적어도 두세 시간은 자도록 도와주어야 하지만, 아기가 많이 배고파하면 엄마에게 데려다준다. 그리고 간헐적인 수유와 기저귀 갈아주는 일을 하면서 잠을 자려고 노력한다. 이런 과정을 산모가 필요한 만큼 잘 수 있을 때까지 한다. 그리고 산모가 아기와 함께 일어나면 출산 동반자는 몇 시간의 잠을 더 자도록 한다.

칭얼대고 우는 아기

칭얼대는 아기는 대개 다음과 같이 하면 달랠 수 있다.

+ 수유나 트림

+ 기저귀 갈기

+ 아기에게 부모의 (깨끗한) 약지를 빨게 한다. 아기 혀에 손가락을 놓는다. 아기 혀 천장에 손가락의 부드러운 부분이 닿게 한다. 손가락을 적셔주면 처음에 더 열심히 손가락을 빨 것이다.(아기가 젖을 먹은 지 얼마 되지 않았을 때에만 손가락을 준다. 그렇지 않은 때에는 정말 배가 고파서 우는 것일 수도 있다.)

✦아기를 포대기로 꼭 싸준다.

✦아기를 안고 흔들어주거나 걷는다.

✦아기를 어깨에 올려놓고 짐볼 위에 앉아 아래위로 움직인다.(193쪽의 그림) 이것은 놀라운 효과가 있다.

✦의자를 뒤로 젖히고 앉아서 아기를 배 위에 올리고 노래를 불러준다.

✦백색 소음—설거지 소리나 식기 세척기 돌아가는 소리, 귀에 대고 작게 '쉬~' 하는 소리—을 만들거나 평화로운 음악을 틀거나 낮은 소리로 자장가를 불러준다.

우는 아기를 달래는 단계별 접근법에 관해서는 추천 자료를 참고한다.

아기를 울게 놔두지 말아야 한다. 생후 며칠은 아기에게도 대단히 힘든 적응의 시기이다. 아기 부모에게도 마찬가지이다. 이 시기에 신생아는 부모의 신체를 느끼고 가까이에서 목소리를 들으며 위로와 안정감을 느껴야 한다. 아기의 버릇을 나쁘게 한다는 걱정은 하지 않아도 된다. 아기의 기본적인 필요를 채워준다고 해서 버릇이 나빠지는 것은 아니다.

아기의 수면과 수유 계획

몇 주 동안은 어떤 일정도 계획하지 않는다. 그 대신 아기 스케줄을 파악해서 그것에 부모의 생활 리듬을 맞추도록 한다. 아기의 필요를 채워주는 데에 초점을 둬야 한다. 아기가 배고파하거나 궁금해 하거나, 흥미 있어 하거나 지루해하거나, 불편해하거나 과도한 흥분 상태이거나 아기의 모든 표현법을 알아내도록 노력한다. 아기에게 결정권을 넘겨라. 처음에는 집안일에 아기를 적응시키려 하지 말고 집안일을 아기에게 맞추는 것이 훨씬 쉽다. 아기의 필요를 채워주는 것에 목표를 두어야 한다. 아기가 표현을 할 때 그 필요를 채워주는 부모의 기쁨은 말로 할 수 없을 정도이다.

식사

집에 온 며칠 동안은 식사 준비를 할 시간이 거의 없다. 하지만 식사는 간단하더라도 제대로 챙겨먹어야 한다. 다음과 같이 해보도록 노력한다.

✦사전에 식사를 준비해 둔다. 출산 전에 몇 가지 요리를 해둔다. 국이나 반찬 등 여러 날 먹을 수 있는 음식을 준비해서 얼려둔다.

✦신속하게 조리할 수 있는 영양 많고 맛있는 음식을 사둔다. 처음 몇 주 동안에는 조리하는 데 거의 시간이 들지 않는—그냥 먹으면 되는—음식들을 선택하는 게 좋다. 그런 음식에는 요구르트, 과일, 견과류, 치즈, 생야채, 통곡물 빵과 크래커 등이 있다. 출산 전에 이런 음식을 손쉽게 먹을 수 있게 준비해 두면 바로 쇼핑을 가야 할 필요가 없다. 그때 영양 많고 맛있는 조리된 식품을 파는 식료품점이나 빵집 등을 알아둔다.

✦한동안 보관할 수 있는 음식을 요리한다. 예컨대 일주일 분량의 쿠키를 구워둔다. 씻어 먹을 수 있는 생야채를 씻고 잘라서 냉장고에 보관한다.

✦친구나 친척이 제공하는 요리를 먹는다. 사람들이 무엇을 도와줄

지 물어온다면 요리를 해주면 고맙겠다고 말한다. 때로 친구들이 '음식물 기차'를 만들어 1주일이나 2주일 동안 한두 가지 음식을 제공하도록 서로 날짜를 정하는 것도 좋다. 한 가지 힌트를 주자면, 친구들에게 하루 걸러 하루씩 음식을 가져오도록 부탁한다. 대개 사람들은 한 번에 많은 양을 가져오기 때문에 날마다 가져오면 음식이 냉장고에 넘치게 된다. 하루 걸러 음식을 가져다달라는 부탁을 하게 되면 그 음식물 기차를 더 오래 유지할 수 있다.

✦ 산모의 식습관을 기억하라. 산후의 식사는 임신 기간중의 식사만큼 질이 좋은 것이어야 한다. 만약 산모가 모유 수유를 한다면 평소보다 200~300칼로리 정도의 에너지가 추가로 필요하다. 또 적어도 하루에 약 2리터의 음료수가 필요하다.

집안일

처음 며칠 동안은 집안일이 많아 분주하다. 산모를 위해 큰 편의를 봐주어야 한다. 다른 사람의 도움이 없다면 집안일은 최소한의 것들만 하도록 계획해야 한다. 즉 위생을 유지할 정도로만 하는 것이다. 아기가 태어나기 전에 대청소를 했다면 그러기가 더 쉬울 것이며, 만약 사전에 청소를 하지 못했다면 눈을 감고 한동안은 그런 상태를 참아야 한다. 생활을 단순하게 하여 아기를 돌보고 함께 놀아주며 충분한 휴식을 취하는 데에 집중한다.

도움을 얻을 곳이 있다면 정말 필요로 하는 일을 주저하지 말고 요청해야 한다. 산후 조리 둘라가 당신이 해야 할 일을 대신 해줄 수 있다. 둘라는 집안일이나 요리를 할 때에도 부모가 잠을 잘 수 있도록 아기를 업거나 안고 있을 것이다!

　결론적으로 출산 후 첫 며칠 또는 몇 주간은 모두에게 적응의 시기이다. 산모에게는 신체가 임신 전의 상태로 돌아가는 시기이고, 아기 아빠에게는 부모의 역할을 배우고 새로운 생활 방식을 익히며 서로의 관계를 재정립해 가는 기간이다. 이제 아기 부모는 이전과는 전혀 다른 사람이 될 것이며, 또 예전으로 돌아가고 싶지 않을 것이다.

11. 모유 수유 시작하기

엘리엇이 태어나기 전에 우리는 왜 사람들이 모유 수유를 하지 않는지 궁금하게 여겼다. 그런데 아내가 모유 수유를 한번 잘못하고 난 뒤 유두가 지독히 상해버린 것을 보고 잠깐 모유 수유를 선택한 것을 후회하기도 했다. 하지만 우리는 그대로 밀고 나아갔다. 아기가 먹는 양과 질이 놀라웠기 때문이다. 우리는 아기에게 최고의 것을 주고 있다는 사실에 마음을 놓았다.

—매트, 새내기 아빠

산모가 모유 수유를 할 때 출산 동반자는 어떤 역할을 해야 하는지 잘 알 수 없을 것이다. 산모가 힘들어하는데 수유를 요구하기는 쉽지 않다. 모유 수유에 대한 산모의 결정을 지지하고 수유를 하는 동안 다른 일을 도와주는 것이 출산 동반자의 역할이다. 모유 수유의 장점에 대한 지식과 소신이 있으면 더 도움이 될 수 있다.

모유 수유의 장점

모유 수유의 장점은 매우 많다. 모유 수유가 산모 가족 전체에 미치는 영향은 다음과 같다.

✦ 분유를 먹이는 것보다 모유를 먹이는 것이 훨씬 비용이 적게 든다.
✦ 분유를 준비하고 젖병을 세척하는 일을 피할 수 있다.

산모에게 좋은 점은 다음과 같다.

✦ 모유 수유는 자궁이 원래의 상태로 되돌아오게끔 매번 수유를 할 때마다 수축을 촉진시킨다.
✦ 모유 수유에 관계된 호르몬은 긴장을 풀게 하고 산모에게 만족감을 준다.
✦ 일단 처음 적응 기간이 지나면 대부분의 여성은 모유 수유에 대해 매우 만족스러워한다.
✦ 모유 수유는 빠르고 편리하다. 산모는 그냥 셔츠를 들어 올리고 젖을 주면 된다. 아기가 보채는데 정신없이 젖병을 준비할 필요가 없다.

아기에게 좋은 점은 다음과 같다.

✦ 모유는 아기에게 필수적인 영양을 완벽하게 공급한다.
✦ 모유는 질병 예방에 중요한 물질들(면역글로불린과 엄마로부터 오는

항체)을 함유하고 있다.

✛모유는 아기가 자라면서 달라지는 필수 영양소에 맞추어 성분이 변화한다.

✛알레르기, 소화불량, 과식 등의 문제가 인공식의 경우보다 적다.

✛모유는 항상 적절한 온도를 유지하며 즉각 제공될 수 있다.

✛모유는 성인 비만을 예방한다.

✛모유 수유는 다른 장기적 건강상의 이점, 즉 턱의 발달, 천식의 감소, 음식물 지방을 조절하는 능력을 키워준다.

이런 장점들 때문에 대부분의 산모들은 모유 수유를 선택한다. 그러나 모유 수유가 쉽고 빠르며 편리하게 되기까지는 거쳐야 할 과정이 있다. 경험 부족으로 인해 부모들은 아기가 충분히 먹고 있는 것인지, 또 아기가 너무 자주 혹은 너무 느리게 먹는 것은 아닌지 걱정한다. 그들은 자신들이 제대로 하고 있는지 확신하지 못한다.

모유 수유를 제대로 시작하기 위해서는 알아야 할 것이 많다. 아기가 태어나기 전에 다음과 같은 자료를 알아두면 도움이 된다.

✛좋은 모유 수유 관련 도서는 한밤에 비추는 등불이 될 수 있다.(추천 자료)

✛대부분의 병원에 수유 상담원 또는 국제 모유 수유 전문가가 있지만 지속적인 도움을 받기는 어렵다. 아기의 의사나 출산 교실 강사에게 좀 더 장기적인 도움이 가능한 전문가를 소개받는 것이 좋다.

✛모유 수유 관련 단체의 웹사이트 등을 찾아보고 도움을 얻는다.(추

천 자료)

+ 아기의 의사에게 문의한다.

+ 모유 수유를 하는 친구들로부터 필요한 정보에 관해 조언을 얻고 그들의 공감과 지원을 받는다.

+ 인터넷 사이트에서 물품과 정보를 얻고, 뉴스 그룹에서는 조언과 지지를 얻는다.(추천 자료)

+ 기본적인 원칙을 상세히 일러주는 동영상 자료를 구해 본다.(추천 자료)

도움이 될 만한 사람이나 단체의 이름과 연락처를 적은 목록을 만들어 산모가 잘 볼 수 있는 냉장고 위에 붙여둔다. 가능하다면 출산 전에 기본을 배우기 위해 모유 수유 강좌를 듣는 것이 좋다. 출산 교실을 여는 많은 단체와 병원이 모유 수유 교실도 함께 운영하고 있다.

자상한 동반자는 비록 모유 수유 자체에 대해서는 잘 알지 못해도, 수유하는 아기 엄마에게 가장 좋은 지원자이다. 산모는 자신이 수유를 잘할 수 있다고 믿어주고 아기에게 젖을 주는 자세를 취할 수 있도록 도와주고, 잘 먹고 마실 수 있게 해주며, 가능하면 많이 쉴 수 있도록 해주고, 아기의 기저귀를 갈아주는 동반자에게서 큰 도움을 얻는다고 했다. 또 아기를 목욕시키고 달래고 흔들어주며, 잠깐씩 걷거나 차를 태워주는 등의 일을 도와주는 동반자 덕분에 초기의 어려움을 참고 견딜 수 있다고 했다. 그러나 산모에게는 아기에게 가장 좋은 것을 주고 있다는 걸 인정해 주는 것이 무엇보다도 중요하다. 당신이 얼마나 고마워하고 있는지를 가능하면 많은 도움을 주는 것으로 표현하고, 문제가 생겼을 때에도 계속 격려해 준다. 그리고 필요한 경우 산모가 전문적인 도움을 얻을 수 있도록 한다.

성공적인 모유 수유

모유 수유의 성공은 다음에 달려 있다.

+ 아기가 젖을 먹고 싶다는 신호를 보낼 때마다 먹인다. 출산 직후부터 아기는 빨기 시작하며, 적어도 하루에 여덟 번 이상 젖을 먹어야 한다.
+ 아기의 신호를 알아둔다. 손을 입으로 가져가면 무조건 그쪽으로 고개를 돌리며, 빠는 소리를 내면서 입과 혀가 빠는 모양을 한다. 입에 손가락을 넣으면 활기차게 빤다. 아기는 대개 배고파서 울기 한참 전부터 젖을 찾는 신호를 보낸다.
+ 엄마의 젖을 '물리는 자세'가 중요하다.
+ 수유 상담사나 수유를 잘 아는 사람의 조언이 필요하다.
+ 남편의 도움과 긍정적인 지원이 큰 역할을 한다.
+ 산모가 모유 수유를 감당하기 어렵게 만드는 일은 없어야 한다.

때로 모유 수유를 정말 원하는데도 실패하거나 또 다른 문제를 만나는 경우도 있다. 가까운 친구나 가족 대부분이 모유 수유를 했다면 자신도 반드시 그렇게 해야 한다는 부담감을 갖게 된다. 그러다 결국 포기하게 되면 실망감으로 우울해할 수 있고, 자신의 결정에 대해 부끄러워할 수도 있다. 하지만 상황에 따른 장점과 단점 사이에서 균형을 잘 잡아야 한다. 가족으로부터 최선의 지지와 조언을 얻어도 모유 수유가 여전히 어려운 상황이라면 분유 수유를 하는 것이 옳으며, 이런 경우 산모는 자신을 탓하지 말아야 한다.

이때 산모의 결정에 대한 출산 동반자의 이해와 지지가 중요하다. 가장 중요한 것은 산모가 모유 수유를 위해 온갖 노력을 다했다는 것을 이해하지 못하는 '모유 수유 예찬론자'를 다루는 일이다. 그런 사람들은 때로는 함부로 판단하여 산모에게 죄책감과 실망감을 주는 경우가 있다.

모유 수유 초기 주의 사항

대부분의 여성에게 모유 수유가 처음부터 쉬운 것은 아니다. 아기를 가슴 가까이에 두고 빨게 하는 지점에 이르기까지는 2~4주가 필요하다. 그 기간에는 일시적인 문제들—유두가 아프거나 수면이 부족하거나 젖의 양이 걱정되거나 하는—을 넘어서야 할 것이다. 부부는 어떤 것이 정상인지, 그리고 그런 문제를 어떻게 해결할 것인지에 관해 정보를 알아두어야 한다. 그런 자료는 다음과 같은 걱정들을 덜 수 있게 한다.(416~417쪽)

모유의 양

모유의 양이 충분한지 그렇지 않은지는 어떻게 알 수 있을까? 아기가 자주 먹으려고 한다면 산모가 아기의 배고픔을 충분히 채워주지 못했기 때문이 아닐까? 때로 모유 수유와 같은 부정확한 과정을 믿기가 어렵다면 다음의 사실을 아는 것이 도움이 될 것이다.

✦출산 후 이틀에서 나흘 사이 아주 적은 양의 초유가 나온다. 초유엔 생후 첫 며칠 동안 아기가 필요로 하는 영양 성분이 모두 들어 있다.

✦출산 후 3~4일이 되면 초유는 젖으로 바뀐다. 아기가 젖을 빠는 데 걸리는 시간과 빈도로 젖이 잘 나오고 있는지, 그 양이 어느 정도 되는지 판단할 수 있다.

✦영아는 대개 하루에 8번에서 18번까지 수유한다. 날마다 수유를 해야 하는 산모의 입장에서는 놀랄 일이다. 일반적으로 아기에게 젖을 더 많이 빨릴수록 양이 늘어난다.

✦아기들은 정해진 시간을 두고 젖을 먹지 않는다. 한 번에 몰아서 먹기도 하고 비교적 긴 시간 동안 먹지 않고 잘 수도 있다. 여섯 시간 만에 4번을 먹고 다음 수유 때까지 서너 시간을 내리 자는 일도 정상이다.

✦젖의 양은 다음과 같은 것을 보면 알 수 있다. 산모의 유방이 어떻게 느껴지는지(젖을 먹이고 나면 훨씬 더 가볍게 느껴진다), 젖이 유방에서 흐르는지, 아기가 기저귀를 적시고 대소변을 보는지(하루에 여섯 번에서 여덟 번 정도 기저귀를 갈아주어야 한다. 그리고 첫 4주 동안은 하루 네 번 이상 대변을 보는 것이 좋은 표시이다), 아기가 몇 번 빨고 난 후에 젖을 넘기는지 등을 지켜본다. 몸무게가 느는 것은 아기가 충분히 먹고 있다는 표시이다. 아기는 생후 며칠 동안은 몸무게가 늘지 않는다. 만약 아기가 젖을 충분히 젖을 먹지 못하는 것처럼 보인다면 425쪽의 '24시간 휴식'을 시도해 보라.

피로와 수면 부족

산모는 출산 후 얼마 동안 숙면을 취하기 어렵다. 젖을 먹이고 아기를 달래느라 밤잠을 설치는 일이 다반사이기 때문이다. 아마 수유를 하는 사이 두세 시간의 쪽잠을 잘 수밖에 없을 것이다. 이런 수면 패턴의 변화는, 부부가 낮잠을 잘 수 있다면 큰 문제가 되지 않지만 그렇지 못한 경우 피로가 쌓여서 부모의 역할과 일상 생활의 모든 면이 원활하지 않게 된다. 408쪽의 '충분한 수면을 취하기 위한 레시피'의 지시대로 따르도록 한다.

밤에 잠자리에서 아기에게 수유를 하고 아기와 함께 자면 산모도 잠을 더 잘 수 있고 아기도 덜 보챌 것이다. 이런 경우 산모는 아기에게 젖을 먹이면서 졸 수도 있고 일어날 필요도 별로 없다. 하지만 만약 산모가 아기와 함께 자는 것이 불편하다면 이 방법은 통하지 않을 것이다. 만약 피로나 부족한 젖의 양, 혹은 아기가 엄마의 젖을 좋아하지 않는 것 등이 문제가 된다면 '24시간 휴식'을 시도해 보라.(425쪽)

유방과 유두의 통증

젖몸살

2~4일이 지나면 초유를 대체하는 젖이 생긴다. 일부 산모는 유방의 통증을 호소하거나 젖몸살로 고생한다.

젖이 생기기 전에 수유를 자주 하면 심각한 젖몸살을 예방할 수 있다. 하지만 아기의 입맛과 젖을 빼는 능력이 젖의 양과 맞지 않을 수가 있다. 가슴이 너무 단단해서 아기가 젖을 빨지 못하면, 산모는 아기에게 젖을 주기 전에 적은 양의 젖을 손이나 유축기로 짜내 유두를 부드럽게 한다. 그리고 따뜻한 수건을 대거나 샤워를 해서 젖이 흐르도록 돕는다. 젖꼭지가 부드러워질 정도로 젖을 짜낸 뒤 아기의 입 속에 젖꼭지가 들어갈 수 있게 한다.

수유가 끝나면 통증과 젖몸살을 줄이기 위해 유방에 냉팩을 하는 것이 좋다. 이부프로펜과 같은 진통제도 도움이 된다.(모유 수유시 아기에게 안전한 약이지만 복용하기 전에 의사와 상의해 보는 것이 좋다.) 며칠 후 젖몸살이 가라앉으면, 아기가 필요로 하는 젖의 양과 엄마가 생산해 내는 젖의 양이 균형이 맞게 된다.

젖몸살은 모유 수유를 하지 않는 산모에게도 일어난다. 이때는 젖을 빨리지 말고 압박대로 젖을 멈추게 한다.

유두의 통증

유두의 통증은 다음과 같은 것이 원인이 될 수 있다.

✦아기가 젖꼭지를 무는 자세가 잘못되어 장시간 무리하게 빨 때: 어떤 아기들은 더 길고 힘들게 빤다. 초기의 유두 통증은 대개 그로 인한 것이다. 하지만 일주일 정도 지나면 대개 이런 증상은 없어진다. 젖이 나오고 무는 자세가 편안해지기 때문이다. 수유시 처음에 드는 따가운 느낌은 정상이며 수유를 하다 보면 가라앉는다. 수유하는 내내 통증이 가라앉지 않는다면 아기가 젖을 무는 방법이 잘못된 것이다.(423쪽의 '잘못된 젖꼭지 무는 자세') 한쪽 가슴마다 3~5분 정도로 빠는 시간을 제한한다면 따가움이 어느 정도 가라앉을 것이다. 아기가 한쪽 가슴에서 15분을 지속적으로 빨면 한쪽 가슴이 완전히 비기 때문에 그때 바꿀 수도 있다.

통증이 극심해지지 않는 한, 가슴을 '쉬게' 하기 위해 젖병에 의존하려는 유혹에 빠지지 않는 것이 중요하다. 통증이 극심하거나 유두가 터져서 피가 나면 전문적인 수유 상담사나 수유에 관한 도서(추천 자료), 또는 경험이 있는 사람의 도움을 구해야 한다.

✦ 잘못된 젖꼭지 무는 자세: 유두가 아픈 가장 큰 원인은 잘못된 자세이다. 아기가 젖꼭지를 씹거나 빨다 말다 하면, 아기 엄마의 유두는 예상보다 훨씬 더 아플 것이고, 충분한 젖을 내지도 못할 것이다. 그럴 땐 간호사나 조산사, 수유 상담사, 출산 교실 강사에게서 도움을 받는다.

좋은 자세는 아기가 유륜乳輪(유두 주변의 검은 부분, 젖꽃판)을 크게 입속으로 넣는 것이다. 엄마의 팔에 안겼을 때 등이 아닌 엄마 옆으로 (배가 서로 맞닿도록) 뉘어야 한다. 다른 좋은 자세는 엄마가 앉아 있고, 아기를 옆으로 안고 얼굴을 마주하는 것이다. 아기의 발은 엄마의 뒤로 가고, 아기의 머리는 엄마의 유방에 닿도록 안는다. 일반 베개 또는 말굽 모양의 수유 베개를 이용하면 편안한 자세를 취하기가 쉬워진다. 또한 어떤 자세에서나 아기의 얼굴은 유방에 아주 가까이 닿도록 해서 아기가 빨 때마다 유두를 세게 잡아당기지 않도록 해야 한다. 젖꼭지를 물 때 아기의 입이 크게 벌어져야 한다.

✦ 아구창: 아기의 입에 생긴 감염이 엄마의 유두로 옮겨와서 수유하는 동안 심각한 통증을 유발하는 경우가 있다. 산모에게 그런 통증이 있으면 아기의 입을 확인해 혀나 잇몸이나 입천장에 하얀 막이 있는지 검사해야 한다. 또 산모의 유두가 부어 있거나 희끄무레한 발진이 있지는 않은지 검사해야 한다. 아구창은 산모나 아기가 최근에 항생제를 맞았거나 산모가 아구창의 감염에 약할 때 발생하기 쉽다. 아구창이 의심된다면 소아과 의사에게 문의한다. 이 문제에 대한 좋은 치료 방법이 있다.

아픈 유두의 치료

산모는 다음과 같은 방법으로 따가운 유두를 치료할 수 있다.

✢약간의 초유나 젖을 젖꼭지에 발라놓고 마르게 둔다.

✢젖을 먹이고 난 뒤 헤어드라이기를 팔 길이만큼 떨어진 위치에서 가장 낮은 세기로 하여 유두를 말린다. 이렇게 하면 기분이 좋아지고 유두를 완전히 말릴 수 있다.

✢감각을 둔하게 하기 위해 젖을 먹이기 전에 유두에 냉찜질을 한다.

✢향이 없는 정제된 라놀린(또는 의사가 추천하는 다른 연고)을 유두에 발라준다.

✢라놀린을 바른 뒤 비누로 씻지 않도록 한다. 비누는 상태를 악화시킨다. 물로 헹궈내는 것만으로도 충분하다.

✢속옷(브라)을 내리거나 아예 착용하지 않은 채 가슴을 노출시킨다.

✢덜 아픈 쪽부터 수유를 시작한다.

✢따가운 느낌이 가라앉을 때까지 한쪽당 15분 정도로 수유 시간을 제한한다.

✢만약 따가움이 극심해지고 유두에서 피가 나면, 수유를 멈추고 하루 이틀 정도 회복될 때까지 유축기를 활용한다. 아기에게 젖병에 담은 젖을 먹이도록 한다.

✢젖이 흘러나올 수 있게 구멍이 있는 얇은 실리콘 젖꼭지 덮개로 유두를 보호한다. 이런 덮개를 사용하려면 수유 전문가에게 문의하거나 수유에 관한 책을 참고하는 것이 좋다.(추천 자료)

✢산모가 원할 경우 통증 완화 약물에 관해 의사에게 문의한다.

24시간 '휴식'

출산 후 몇 주 동안은 산모와 아기가 수유하는 법을 익히는 기간이다. 24시간 회복은 다음과 같은 문제를 해결할 수 있다.

+ 산모의 젖이 충분한지에 대한 걱정
+ 피로, 수면 부족 또는 산모의 걱정
+ 산모의 식욕 감퇴, 영양 부족 또는 수분 부족
+ 아기의 저체중
+ 유두 혼란(아기가 고무 젖꼭지나 유두 덮개를 엄마의 가슴보다 더 좋아하는 것)

산모와 아기 둘 다를 위해 회복의 시간은 꼭 필요하다. 산모는 휴식을 잘 취하고 좋은 음식과 음료를 충분히 먹고 마심으로써 수유와 아기 돌보기에 집중할 수 있으며, 아기는 엄마와 살을 맞대는 시간이 길어지고 엄마의 젖에 지속적으로 접근할 수 있다.

회복의 과정을 시작하기 전에 아기의 체중을 며칠 동안 기록하여, 느리지만 지속적으로 늘고 있는지 확인한다. 체중이 늘고 있지 않으면 회복의 과정을 시작하기 전에 소아과 의사나 수유 상담사와 상의한다. 또 산모의 유두가 따갑거나 물집이 생기거나 갈라져 있지는 않은지 확인한다. 그런 문제는 회복을 시작하기 전에 해결해야 한다.(424쪽 '아픈 유두의 치료') 회복의 방법은 아래와 같다.

+ 24시간 내내 산모가 도움을 받을 수 있는 날을 정한다. 하루를 휴

가 내거나 친구나 친척이 24시간 맡아줄 수 있도록 부탁한다. '하루 종일'이라는 조건이 필수이다.

✦산모는 아기와 함께 침대에 눕는다. 가능하면 얇은 옷을 입고 이불을 함께 덮어 아기와 엄마가 피부를 맞대도록 하며, 아기가 젖을 빨 수 있게 자극한다.

✦산모는 뭔가를 읽거나 TV를 보거나 동반자(손님은 사절해야 한다)와 대화를 한다. 가장 중요한 것은 조는 것이다. 쪽잠이라도 많이 자는 것이 크게 도움이 될 것이다. 잠이 드는 데 시간이 걸려도 잠자리에 머무는 것이 좋다. 화장실에 갈 때에만 잠자리에서 일어난다. 집안일도 다른 무엇도 일체 하지 않는다.

✦산모의 손이 닿는 곳에 물이나 주스를 놓아둔다. 24시간 동안 2리터 이상의 물을 마셔야 한다.

✦맛있고 영양가 많은 식사를 준비해 준다. 혼자서는 조리할 수 없으며, 식욕을 당기게 해주는 음식이면 좋다. 그동안 사가지고 온 음식이나 냉동 조리 식품을 먹었다면, 집에서 만든 따뜻한 음식을 좋아할 것이다.

✦아기도 엄마와 함께 있어야 한다. 아기가 보챌 때는 출산 동반자가 가볍게 안거나 걷거나 흔들어준다.

✦아기가 깨어 있거나 젖을 먹고 싶어 할 때마다 산모는 아기에게 젖을 내줄 수 있어야 한다. 의사나 수유 상담사가 권하는 경우(아기가 저체중인 경우)를 제외하고는 분유나 젖병에 담은 젖을 아기에게 주지 않는다.

아기에게 젖병을 주어야 할 때

대부분의 부모들은 아기가 젖병으로 우유를 먹을 수 있기를 바란다. 특히 산모가 정기적으로 집을 비워야 한다면 더욱 그럴 것이다. 젖병을 거부하는 아기에게 젖병을 물려야 할 때 부모들이 얼마나 당황하는지 다들 들은 적이 있을 것이다. 젖병 수유로 자연스럽게 옮아가려면 시기가 적절해야 한다. 너무 일찍 젖병 수유를 시작하면 아기의 젖 빠는 능력이 발달하지 않을 것이고, 반면 너무 늦게 시작하면 젖병을 거부하게 될 것이다.

모유 수유를 하던 아기에게 젖병 수유를 서두르지 않는 이유는 두 가지이다.

먼저, 아기가 엄마의 젖꼭지에 익숙해져 있으면, 고무 젖꼭지는 아기에게 혼란스러움을 주기 때문이다. 엄마 젖꼭지와 고무 젖꼭지를 빠는 데에는 다른 기술―다른 입과 턱의 동작―이 필요하다. 아기는 이쪽에서 저쪽으로 바로바로 적응하지 못한다.

둘째, 아기가 엄마의 가슴에서 직접 수유를 하지 않고 바로 젖병으로 수유할 경우 엄마의 젖가슴에서 보내는 시간이 줄어들기 때문이다. 이는 모유 수유가 정착되는 때에 젖의 양을 줄게 할 수 있다. 왜냐하면 젖이 돌게끔 자극을 하는 것이 바로 아기가 빠는 행위이기 때문이다. 이런 경우 모유 수유 사이에 유축기를 사용하면 젖의 양을 유지하는 데 도움이 될 것이다.

만약 한동안 아기에게 젖병을 물릴 필요가 있다면, 억지로 젖을 물리지 않아도 아기가 엄마의 젖을 쉽게 빨 수 있고 젖의 양이 충분해질 때까지 기다려야 한다. 대부분의 아기는 서너 주 정도가 되면(어떤 아기들은 더 시간이 필요할 수도 있다) 대개 젖을 잘 물고 잘 빤다. 만약 이 시기에 젖병을 물리면 아기는 아마 쉽게 적응할 것이다. 하지만 그 이후는 젖병을 정기적으로 주어야—일주일에 세 번에서 다섯 번까지—할 것이다. 그러지 않으면 아기가 고무 젖꼭지를 잊어버리고 엄마의 가슴만 찾게 되어 젖병으로 먹이기가 무척 힘들어질 수 있다.

젖병 수유는 산모가 아닌 다른 사람이 하는 것이 더 좋다. 엄마가 가까이 있으면 엄마의 가슴을 계속해서 찾기 때문이다. 아기가 엄마의 젖가슴에 적응이 되고 난 후에 젖병을 잘 받아들이려 하지 않는다면, 2주 정도 아기가 젖병에 적응할 시간을 주어야 한다.

많은 사람들이 아기가 정말 배가 고플 때 젖병을 주도록 권한다. 하지만 그 방법이 항상 맞는 것은 아니다. 아기가 정말 배가 고프면 화가 나서 엄마만 찾을 것이고 젖병을 빨 때 필요한 기술을 어려워할 것이다. 차라리 아기가 배가 부르지만 깨어서 기분이 좋을 때 젖병을 주어보도록 한다. 젖병으로 아기의 입술을 살짝 건드려주고 아기가 그 젖병을 가지고 '놀게' 한다. 아기는 호기심에서 살짝 빨아볼 것이다. 이렇게 여러 번 하면 배가 고플 때 젖병을 받아들이기가 더 쉬울 것이다.

하지만 산모가 아기를 돌볼 수 없고, 아기도 젖병을 받아들이지 않으면, 점안기로 입가에 살짝 우유를 흘려주거나 작은 소주잔 같은 것을 사용하여 흘려보낸다.

모유 수유가 적응이 되면

생후 3주에서 6주 정도가 되면 대부분의 아기와 산모들은 모유 수유가 빠르고 편리하다는 것을 알게 된다. 그 정도 되면 산모와 출산 동반자는 아기와 함께하는 생활의 기쁨을 공유하는 효율적인 팀이 되어 있을 것이다. 비록 아직도 넘어야 할 장애물들이 있지만, 가장 큰 어려움인 모유 수유라는 도전을 넘었으니 가족의 친근함과 기쁨의 공유는 무엇과도 견줄 수 없는 만족감을 줄 것이다.

책을 마무리하며

　이제 가족이 탄생했다. 아기가 태어나 세상에 적응하고 있다. 산모는 임신 상태를 벗어나 언제든지 아기가 원할 때 달려가는 엄마가 되는 데 적응하고 있고, 출산 동반자로서의 당신의 역할은 끝났다. 이제 당신은 아기 아빠로서 혹은 할머니로서 새로운 역할을 맡게 되었다. 출산의 흥분이 다하고 나면 이상하게 기분이 처지는 것을 느낄 수도 있다.

　자, 이제 출산 동반자였던 당신은 무엇을 해야 할까? 지금까지 일어난 모든 일을 받아들이는 데에는 시간이 걸린다. 아기의 출생으로 당신은 부모 혹은 조부모가 되었거나 어떤 친구보다 특별한 사람이 되었다. 이제는 예전의 당신이 아니다. 당신은 이 경험을 평생 간직하게 될 것이다.

　당신의 행복한 삶을 기원하며.

추천 자료

이 목록은 본문에 언급된 순서로 작성되었으며, 도서명, 영상 자료, 그리고 이 책의 보조적인 정보를 제공하는 웹사이트를 정리한 것이다. 정보가 없으면 찾기 어려운 출판물일 경우에만 출판사의 이름을 추가하였다. 그 외의 나머지 자료들은 서점이나 인터넷을 통해 쉽게 찾을 수 있다.

저자인 페니 심킨의 연락처는 다음과 같다.

www.pennysimkin.com

1장

둘라 찾기

—www.bcikorea.org

—www.dona.org

—www.doulaworld.com

—www.doulanetwork.com

—Klaus, Marshall, John Kennell, Phyllis Klaus, *The Doula Book: How a Trained Labor Companion Can Help You Have a Shorter, Easier, and Healthier Birth* (2002).

동생이 태어날 때 큰아이 준비시키기

—Overend, Jenni, and Julie Vivas, *Welcome with Love* (1999).

—Simkin, Penny, Janet Whalley, and Ann Keppler, *Pregnancy, Childbirth, and the Newborn: The Complete Guide,* 3rd ed. (16장) (2001).

아기 돌보기와 영아의 발달

—Klaus, Marshall, and Phyllis H. Klaus, *Your Amazing Newborn* (2000).

—Leach, Penelope, *Your Baby and Child* (2003).

—McKenna, James, *Sleeping with Your Baby* (2007).

—Pantley, Elizabeth, *Gentle Baby Care* (2004).

—Sears, William, and Martha Sears, *The Baby Book* (2003).

4장

히프노버딩, 평화로운 출산

—Mongan, Marie, *HypnoBirthing: The Mongan Method: A Natural Approach to a Safe, Easier, More Comfortable Birthing,* 3rd ed. (2005).

—O'Neill, Michelle Leclaire, *Hypnobirthing: The Original Method: Mindful Pregnancy and Easy Labor Using the Leclaire Childbirth Method* (2007).

출산 욕조 대여와 판매

—AquaDoula (www.aquadoula.com)

—Waterbirth International (www.waterbirth.org)

—www.yourwaterbirth.com

향기 요법

—Worwood, Valerie Ann, *The Pampered Pregnancy Bliss Box: An Aromatheraphy Kit for Wellness and Comfort* (2004).

5장

자궁에서 아기의 자세와 그 자세를 바꿀 방법

—www.spinningbabies.com

—Simkin, Penny, and Ruth Ancheta, *The Labor Progress Handbook,* 2nd ed. (2005).

사산, 태아 사망 또는 장애에 대한 애도 및 아픈 출산의 기억 이후의 회복, 아기를 잃은 뒤의 임신

—Church, Lisa, and Ann Prescott, *Hope Is Like the Sun: Finding Hope and Healing After Miscarriage, Stillbirth, or Infant Death* (2004).

—www.HopeXchange.com (on miscarriage, stillbirth, and infant death)

—Madsen, Lynn, *Rebounding from Childbirth—Toward Emotional Recovery* (1994).

—Simkin, Penny, and Phyllis Klaus, *When Survivors Give Birth: Understanding and Healing the Effects of Early Sexual Abuse on Childbearing Women* (2004).

—International Cesarean Awareness Network (www.ican-online.org)

—www.sheilakitzinger.com/BirthCrisis.htm (on birth trauma)

—Trauma and Birth Stress (www.tabs.org.nz/)

—Douglas, Ann, John Sussman, and Deborah Davis, *Trying Again: A Guide to Pregnancy After Miscarriage, Stillbirth, and Infant Loss* (2000).

7장

임신성 당뇨

—Geil, Patti Bazel, Patricia Geil, and Laura Hieronymus, *101 Tips for a Healthy Pregnancy with Diabetes* (2004).

조산과 캥거루 케어

—Bradford, Nikki, Jonathan Hellman, Sharyn Gibbins, and Sandra Lousada, *Your Premature Baby: The First Five Years* (2003).

—Sear, William, Robert Sears, James Sears, and Martha Sears, *The Premature Baby Book: Everything You Need to Know About Your Premature Baby from Birth to Age One* (2004).

9장

선택적 제왕절개 분만의 위험

—Childbirth Connection (www.childbirthconnection.org)

10장

보채고 우는 아기

—Brazelton, T. Berry and Joshua Sparrow, *Calming Your Fussy Baby: The Brazelton Way* (2003).

—Karp, Harvey, *The Happiest Baby on the Block* (2002).

—Pantley, Elizabeth, *The No-Cry Sleep Solution* (2002).

11장

모유 수유

—Huggins, Kathleen, *The Nursing Mother's Companion*, 5th ed. (2005).

—Mohrbacher, Nancy, and Kathleen Kendal-Tacket, *Breastfeeding Made Simple: Seven Natural Laws for Nursing Mothers* (2005).

—www.breastfeeding.com

—www.drjacknewman.com

—www.lalecheleague.org

감사의 말

이 책을 개정하는 내내 많은 분들의 도움을 받았다. 아래의 분들에게 특별히 감사를 표하고 싶다. 이분들 덕분에 분주하고 정신없는 생활 가운데서도 무사히 집필을 마칠 수 있었다.

몰리 커크 패트릭, 히더 스쿠클, 탄야 베이크는 사무실 직원 이상으로 큰 역할을 해주었다. 내가 글을 쓸 수 있도록 일정을 관리해 주고 광범위한 개정 작업을 준비할 수 있도록 도와주었다.

《임신, 출산 그리고 신생아 *Pregnancy, Childbirth, and the New Born*》와 《출산을 위한 쉬운 안내서 *The Simple Guide to Childbirth*》의 공저자인 내 친구 앤 케플러와 자넷 웨일리에게 감사드린다. 그들은 수많은 시간을 나와 함께하면서 자신들의 전문 지식을 폭넓게 나누어주고 임신 출산과 관련된 많은 정보를 제공해 주었다.

샌디 잘레이와 캐시 맥그래스는 탄생의 과정에 대한 내 호기심과 경외심을 자극해 주었다. 특히 내 딸의 가정에 구체적인 조언과 도움을 준 것에 감사드린다.

시애틀 조산학교와 출산지원협회 Pacific Association for Labor Support, 임신출산지원모임 Open Arms Perinatal Services, 위대한 출발과 가족교육협회 Great

Starts Birth and Family Education, 그리고 북미둘라협회DONA International에서 근무하는 동료들과 친구들에게 감사드린다. 이분들이 있었기에 내가 출산에 대한 열정을 유지하고 힘든 시절을 이겨낼 수 있었다. 특히 애니 케네디, 앤 그라우어, 수잔 마텐센에게 큰 감사를 표하고 싶다.

편집을 도맡아준 린다 지에드리히에게 감사드린다. 그는 부족한 내 원고에 온 정성을 쏟아 책이 되게 해주었다. 이 책에 수록된 대부분의 그림에 대한 저작권을 가지고 있는 루스 앤체타에게 감사드린다. 그는 나와 함께 《진통 진행 핸드북The Labor Progress Handbook》을 저술하기도 했다. 간략하고 정확하며 개성 있는 그림으로 책의 가치를 더해준 아티스트 샨나 델라 크루즈에게도 감사드린다. 예비 부모와 새내기 부모를 위한 강의 자료를 만드는 출산 그래픽Childbirth Graphics도 유용한 그림을 사용할 수 있도록 허락해 주었다. 그림의 초안이 되는 사진을 찍도록 흔쾌히 시간을 내어 자세를 취해준 모든 임산부와 남편들에게도 특별한 감사를 드린다.

베어풋 포토그래피의 패티 시마넥은 각 장의 첫 페이지에 사용된 좋은 사진을 헌사해 주었다.[1]

《성적으로 상처 입은 이들의 출산When Survivors Give Birth: Understanding and Healing the Effects of Early Sexual Abuse on Childbearing Women》을 나와 함께 쓴 필리서 클라우스, 마샬 클라우스 그리고 존 커넬에게 감사드린다. 부모와 영유아의 유대감에 대한 획기적인 연구와 그들의 깊은 통찰력은 출산에 대한 나의 이해를 더욱 깊게 해주었다.

각 장의 첫 부분에 실린 출산 동반자들과 내 출산 교실 회원들의 소감글은 현장의 목소리를 잘 전달해 주고 있는데, 그분들께도 감사드린다.

---

1 한국어판 번역본에서는 이 사진들이 모두 빠졌다.—옮긴이.

마지막으로 가장 중요한 사람, 사랑과 인내 그리고 관용의 마음으로 나의 모든 삶을 감싸주는 나의 영원한 동반자 남편 피터에게 감사의 말을 전한다.

샨티의 뿌리회원이 되어
'몸과 마음과 영혼의 평화를 위한 책'을 만들고 나누는 데
함께해 주신 분들께 깊이 감사드립니다.

개인

이슬, 이원태, 최은숙, 노을이, 김인식, 은비, 여랑, 윤석희, 하성주, 김명중, 산나무, 일부, 박은미, 정진용, 최미희, 최종규, 박태웅, 송숙희, 황안나, 최경실, 유재원, 홍윤경, 서화범, 이주영, 오수익, 문경보, 여희숙, 조성환, 김영란, 풀꽃, 백수영, 황지숙, 박재신, 염진섭, 이현주, 이재길, 이춘복, 장완, 한명숙, 이세훈, 이종기, 현재연, 문소영, 유귀자, 윤홍용, 김종휘, 보리, 문수경, 전장호, 이진, 최애영, 김진회, 백예인, 이강선, 박진규, 이욱현, 최훈동, 이상운, 김진선, 심재한, 안필현, 육성철, 신용우, 곽지희, 전수영, 기숙희, 김명철, 장미경, 정정희, 변승식, 주중식, 이삼기, 홍성관, 이동현, 김혜영, 김진이, 추경희, 해다운, 서곤, 강서진, 이조완, 조영희, 이다겸, 이미경, 김우, 조금자, 김승한, 주승동, 김옥남, 다사, 이영희, 이기주, 오선희, 김아름, 명혜진, 장애리, 신우정, 제갈윤혜, 최정순, 문선희

단체/기업

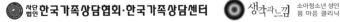

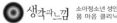

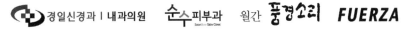

이메일로 이름과 전화번호, 주소를 보내주시면 샨티의 신간과 각종 행사 안내를 이메일로 받아보실 수 있습니다.

전화 : 02-3143-6360   팩스 : 02-6455-6367
이메일 : shantibooks@naver.com